烧伤科
专科护士实用手册
SHAOSHANGKE ZHUANKE HUSHI SHIYONG SHOUCE

主　编　李学拥　袁琰琴　蒋　玮

副主编　李　靖　吕小星　苏云云　骆　婧　卫　攀

编　者　（按姓氏笔画排序）

王云燕　王冬丽　王线妮　王渊渊　王增军

宁金斌　冯　剑　刘代宏　刘静莉　安　宁

苏　宁　李　云　李　沛　杨　明　杨　洋

杨茗炜　张　旭　张　庭　张　哲　张　娜

张茜茜　张瑞宁　罗　婷　周纹娟　郑婉君

赵　旭　赵妍丽　赵笑非　赵聪颖　侯米雪

袁亚翠　徐　望　徐　静　高　楠　郭　波

唐　龙　康文雯　梁　佩　梁　蓓　董毓敏

黑雪利　雷巧玲　薛　峰

西安交通大学出版社
XI'AN JIAOTONG UNIVERSITY PRESS

图书在版编目（CIP）数据

烧伤科专科护士实用手册／李学拥，袁琰琴，蒋玮
主编. —西安：西安交通大学出版社，2023.5
ISBN 978-7-5693-2407-5

Ⅰ. ①烧…　Ⅱ. ①李… ②袁… ③蒋…　Ⅲ. ①烧伤-
护理-手册　Ⅳ. ①R473.6-62

中国版本图书馆 CIP 数据核字（2021）第 249417 号

书　　名	烧伤科专科护士实用手册
主　　编	李学拥　袁琰琴　蒋　玮
责任编辑	郭泉泉
责任校对	赵丹青
装帧设计	任加盟
出版发行	西安交通大学出版社
	（西安市兴庆南路 1 号　邮政编码 710048）
网　　址	http://www.xjtupress.com
电　　话	（029）82668357　82667874（市场营销中心）
	（029）82668315（总编办）
传　　真	（029）82668280
印　　刷	西安五星印刷有限公司
开　　本	787mm×1092mm　1/16　印张　17.5　字数　384 千字
版次印次	2023 年 5 月第 1 版　　2023 年 5 月第 1 次印刷
书　　号	ISBN 978-7-5693-2407-5
定　　价	99.00 元

如发现印装质量问题，请与本社市场营销中心联系。
订购热线：（029）82665248　（029）82667874
投稿热线：（029）82668805

前　言

　　早期的急救和后续的危重症综合护理干预在烧伤救治过程中的作用至关重要，可直接影响到重症烧伤的预后与转归，一个小的疏忽可能引发不可挽回的结局。这就对烧伤护理人员的知识储备、技术水平、思维能力和反应速度提出了更高要求。尤其随着治疗技术的进步，如床旁连续血液净化、脉搏轮廓心排血量监测、纤维支气管镜肺泡灌洗、负压创面治疗等在烧伤临床的应用，要求烧伤护理人员不断更新知识。为此，我们编写了这本能够系统、全面地介绍烧伤护理新理念、新进展的专著，供烧伤科专科护士参考和借鉴。

　　本书紧密结合《烧伤科专科护士培训大纲》，既有前辈们在烧伤治疗、护理中成熟经验的归纳整理，也吸收了国内外本专业领域的新理念、新进展，引用了烧伤最新的专家共识及指南，强调内容的创新性、实用性。本书重点介绍了烧伤的基础知识，危重症伤员的现场急救和转运，烧伤休克、烧伤创面、烧伤常见并发症、吸入性损伤、特殊部位烧伤、特殊原因烧伤、小儿烧伤、老年烧伤、烧伤围手术期的护理，同时对烧伤后疼痛的管理、烧伤的营养支持、烧伤患者的心理护理、瘢痕的防治及功能康复护理进行了详细介绍。本书在兼顾护理质量管理，职业暴露预防及应急处理，气管切开套管脱出、胸引管脱出等应急预案的同时，还系统讲解了烧伤重症监护技术，如脉搏轮廓心排血量监测技术及其置管护理、机械通气操作技术护理、呼吸机相关性肺炎预防、透析机操作技术及并发症的防治等。此外，本书对临床常用专科操作技术中的悬浮床操作流程及注意事项、纤维支气管镜操作流程及护理、PICC置管及护理等重点内容进行了归纳、提炼，总结出了一套适合烧伤科专科护士临床应用的操作规程。

空军军医大学唐都医院烧伤整形科是硕士、博士学位授权学科，国家重点(培育)学科，是国内具有较大规模和影响力的烧伤诊疗专业机构之一，是陕西省烧伤科专科护士临床护理示范基地。本书是在总结专科护士培训经验的基础上，由我院多位从事临床医疗、科研和教学工作的专家及护理骨干历时近一年编写而成。

受限于编写人员的时间、能力，书中难免有欠妥和遗漏之处，敬请各位读者和同道批评指正。

李学拥　袁琰琴

2023 年 1 月

目　录

第一章

烧伤概论

第一节 皮肤的正常结构与生理功能

一、皮肤的正常结构

皮肤覆盖于整个体表，与人体所处的外界环境直接接触，在口、鼻、尿道口、肛门等处与体内管腔黏膜相移行，由表皮、真皮、皮下组织和皮肤附属器构成。表皮与真皮之间由基底膜带连接。皮肤附属器包括毛发、皮脂腺、小汗腺、大汗腺和指（趾）甲。皮肤内还含有丰富的血管、淋巴管、神经、肌肉及各种免疫细胞等（图 1-1）。皮肤为人体最大的器官，成人皮肤总重量约占个体体重的 16%。人体各部位皮肤厚薄不同，厚者能达 4mm，薄者则不足 1mm。

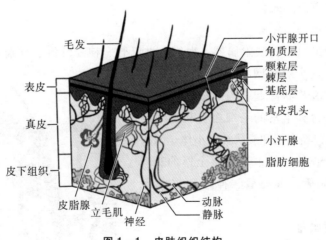

图 1-1 皮肤组织结构

（一）表皮

表皮是位于皮肤表层的上皮细胞层，由外胚层分化而来，属于复层鳞状上皮，主要由角质形成细胞和散在于角质形成细胞之间的树枝状细胞两大类细胞组成。

在光镜下，表皮由外向内依次为角质层、透明层、颗粒层、棘层与基底层，基底层借助基底膜带与真皮相连接。面部和腹部等处较薄的皮肤表皮则不完全具有五层结构，有的只有基底层和角质层，一般缺少透明层。基底层是表皮中最深在的一层，只有单层的细胞，称为基底细胞或基底层角质形成细胞，其胞质内含有从黑素细胞获得的黑素颗粒。棘层位于基底层上方，有 4～10 层多角细胞，细胞核大，呈圆形，细胞间桥明显，呈棘状，故称棘细胞。颗粒层在棘层之上，有 2～4 层细胞，呈梭形，细胞核和细胞器在该层内溶解。透明层仅见于掌跖部皮肤，由 2 或 3 层无核的嗜酸性粒细胞构成。角质层由 5～20 层扁平、无核的已凋亡细胞组成。正常情况下，基底层角质形成细胞具有活跃的细胞分裂能力和增殖能力（基底层又称为生发层），可不断地产生新的角质形成细胞，并逐渐向外层移动，一般由基底层移行至颗粒层最上约需14天，再移至角质层表面而脱落又需要 14 天，共约 28 天，这称为表皮更替时间。

树枝状细胞包括黑素细胞、梅克尔细胞和朗格汉斯细胞，均具有特殊的功能。黑素细胞和梅克尔细胞都分布于基底层角质形成细胞之间，黑素细胞约占基底层细胞的10%，向邻近的角质形成细胞输送黑素颗粒，形成表皮黑素单元。梅克尔细胞常贴附于基底膜，其细胞质中含有许多神经内分泌颗粒，与脱髓鞘的神经末梢之间连接，形成梅克尔细胞 - 轴突复合体，这是一种感受触觉的突触结构。每 $1mm^3$ 基底层以上的表皮含 460～1000 个朗格汉斯细胞，该细胞来源于骨髓，其功能与单核巨噬细胞系统有关。朗格汉斯细胞有 HLA - DR 抗原和 CD1 抗原等多种表面标记，具有很强的抗原递呈能力和抗原吞噬处理能力。朗格汉斯细胞在免疫应答的启动、自身免疫性疾病的发病、移植物的排斥反应及艾滋病病毒感染人体的过程中都起着重要的作用。皮肤经紫外线照射或冷冻后，朗格汉斯细胞的数量减少，进而会使皮肤的抗原性降低。表皮中没有血管和淋巴管，但有一些神经末梢。神经末梢除以梅克尔细胞 - 轴突复合体的形式存在外，还以游离形式存在。

（二）真皮

真皮由结缔组织、皮肤附属器、血管、淋巴管、神经纤维、神经末梢和一些细胞构成。真皮分为乳头层和网状层。乳头层通过凸向表皮底部的乳头状隆起，与表皮以犬牙交错样相接，其内含有丰富的毛细血管和毛细淋巴管，还有游离神经末梢和囊状神经小体。网状层与皮下组织相连接，约占真皮层全厚的2/3，其内有较大的血管、淋巴管、神经和皮肤附属器。

（三）皮肤附属器

皮肤附属器（也称皮肤附件）包括小汗腺、大汗腺、毛发、皮脂腺和指（趾）甲（图 1 - 2）。

1. 小汗腺

小汗腺又称外泌汗腺，人体全身皮肤共有300 万个以上的小汗腺，它存在于除唇红、甲

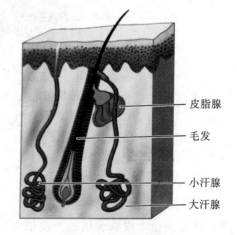

图 1 - 2　皮肤附属器

床、小阴唇及阴蒂、龟头及包皮内侧面皮肤以外的所有皮肤中，特别是在手掌、足掌和腋窝处数量最多。小汗腺在结构上分为分泌部和导管。分泌部位于真皮深部和皮下组织，由单层分泌细胞、一层肌上皮细胞和最外层的基底膜带构成。其中分泌细胞分为两种，即明细胞和暗细胞。前者主要分泌汗液，后者主要分泌黏蛋白和回收钠离子。导管穿行于真皮和表皮，开口于汗孔。小汗腺受交感神经系统支配。

2. 大汗腺

大汗腺又称顶泌汗腺，主要分布在腋窝、乳晕、脐周、肛周、包皮、阴阜和小阴唇。大汗腺在结构上分为分泌部和导管。分泌部位于皮下脂肪层，由单层分泌细胞、一层肌上皮细胞和最外层的基底膜带构成。导管的结构与小汗腺的相似，但是通常开口于毛囊的皮脂腺入口上方，少数直接开口于表皮。大汗腺主要起调节体温的作用，新鲜的大汗腺分泌物为无味乳状液，排出后因被细菌分解而产生异味，在腋部称为腋臭。人到青春期时，大汗腺的分泌部因充分发育而具有功能，分泌活动主要受性激素的影响，青春期分泌旺盛。

3. 皮脂腺

皮脂腺是一种可产生脂质的器官，属泡状腺体，由腺泡和短的导管构成，周围有基底膜带和结缔组织包裹，腺体细胞破裂后脂滴释放并经导管排出。导管由复层鳞状上皮构成，开口于毛囊上部，位于立毛肌和毛囊的夹角之间，立毛肌收缩可促使皮脂排泄。在颊黏膜、唇红、妇女乳晕、大阴唇、小阴唇、眼睑和包皮内侧等区域，皮脂腺不与毛囊相连，直接开口于皮肤表面。在人体除手掌和足掌外，各处皮肤均有皮脂腺分布。

4. 毛发

人体表面除手掌、足底、指（趾）侧面、足踝以下的足侧面、口唇、龟头、包皮、阴蒂、小阴唇、大阴唇等处外，皆有毛发。头发、胡须、阴毛及腋毛为长毛；眉毛、鼻毛、睫毛、外耳道毛为短毛；面、颈、躯干及四肢的毛发短而细软、色淡，为毫毛或毳毛。毛发位于皮肤以外的部分称毛干，位于皮肤以内的部分称毛根。毛发起源于毛囊。毛囊位于真皮和皮下组织中，在纵切面上分为三段。①下段：从毛囊的基底部向上扩展至立毛肌附着处。②中段（或称峡部）：自立毛肌附着处至皮脂腺管汇入处，此段较短。③上段：自皮脂腺管汇入处至毛囊开口处。毛囊的下段包括5个主要部分：真皮毛乳头、毛基质、毛发、内根鞘及外根鞘。

5. 指（趾）甲

指（趾）甲由已角质化了的细胞组成。这些细胞来源于甲母质的厚层表皮。它们进行角质化而不形成透明角蛋白。甲床的钉突排列并不像其他处皮肤那样互相吻合成网络嵴，而是呈互相平行的纵行嵴，致使表皮与甲床的真皮之间的界限在横切面上呈锯齿状，而在纵切面上却是平坦的。

（四）皮肤的神经、血管、淋巴管和肌肉

1. 神经

皮肤中有感觉神经和运动神经。它们分布在真皮和皮下组织中。皮肤通过它们与中枢神经系统联系，可以产生各种感觉，并支配肌肉活动，完成各种神经反射。皮肤感觉神经末梢包括游离神经末梢和神经小体，其中游离神经末梢主要分布在表皮下和毛囊周围，与痛觉、触觉、压觉和温度觉有关。皮肤运动神经来自交感神经的节后纤维，支配立毛肌、血管、大汗腺和小汗腺的肌上皮细胞。

2. 血管和淋巴管

皮肤的血液供应来自皮下组织的小动脉。这些小动脉分别在真皮的乳头下层、真皮层和真皮深层构成血管网，它们之间由垂直的交通支连接，分别供应表皮和真皮，其中真皮层血管网分支供应皮脂腺和立毛肌，毛囊和汗腺由皮下小动脉直接分支供应。皮肤淋巴管的盲端起始于真皮乳头层的毛细淋巴管，逐渐汇合成乳头下浅淋巴网和真皮淋巴网，经皮下组织通向淋巴结。

3. 肌肉

皮肤内最常见的肌肉是立毛肌。它起自真皮乳头层，另一端位于毛囊中部的结缔组织鞘内。精神紧张和寒冷时，立毛肌收缩，即所谓起"鸡皮疙瘩"。

（五）皮下组织

皮下组织位于真皮下方，又称皮下脂肪层，由疏松结缔组织及脂肪小叶组成，与深层的肌膜等组织相连。皮下脂肪层的厚度随所在部位、性别及营养状况的不同而差异较大。

二、皮肤的生理功能

皮肤覆盖于人体表面，是机体内、外环境的分界。皮肤除具有屏障、吸收、感觉、分泌及排泄、调节体温、参与各种物质代谢等功能外，同时还是一个重要的免疫器官，有多种免疫相关细胞分泌多种免疫分子，参与机体的免疫反应并发挥着免疫监视的作用。

（一）屏障功能

皮肤的屏障功能具有双向性，一方面可保护体内各种器官和组织免受外界有害因素的损伤，另一方面可防止体内水分、电解质和营养物质的丢失。

1. 机械性损伤的防护

人体全身均有皮肤覆盖，表皮外层有脂膜和角质层，可防止轻微的擦伤、扎伤和昆虫的叮咬。当皮肤受到机械外力时，表皮、真皮和皮下脂肪的缓冲保护作用可以使皮肤变形而不裂开，外力消失时又可以恢复原状。这种缓冲保护作用不仅能保护皮肤本身的完整性，还能避免或减轻外力对皮下的血管、肌腱、骨、关节、神经和脏器的损伤。

2. 物理性损伤的防护

皮肤角质层含水量少，电阻较大，对低电压电流有一定的阻抗作用，当皮肤潮湿时，电阻下降，易受电击伤。大剂量紫外线照射发生光化学反应和产生的氧自由基可以损伤皮肤细胞，并有致癌作用。皮肤表面的角质层有反射光线和吸收短波紫外线（波长为180～280nm）的作用，棘细胞和基底细胞可吸收长波紫外线（波长为320～400nm）。但防止紫外线照射损伤主要是依靠表皮基底细胞层中黑素细胞产生的黑素。黑素细胞有较强的吸收紫外线的能力，黑素细胞产生黑素并输送到表皮的其他层细胞中去，黑素聚集于细胞核，面向表层方向，保护细胞核内的遗传物质不受紫外线的影响。皮肤经长期日晒，可使角质层增厚，皮肤粗糙，使表皮生发层中的色素细胞内的黑素量增多、体积增大。不同肤色人群表皮内色素细胞的数量相似，但黑素的产生和分布不同，白色人种的色素细胞内黑素量少且体积小，并有膜包裹。而黑色人种的色素细胞的细胞质内含有大颗粒的、无细胞膜包裹的、散在的黑素体。肤色较深的种族对紫外线损伤的保护能力为肤色较浅的种族的 30 倍。此外，表皮中含有的氨基酸(如色氨酸、酪氨酸等)也可以吸收部分紫外线。

3. 化学性刺激的防护

表皮的角质层及脂膜有较强的斥水性，可以防止液体、有害气体及有害物质的侵入。但是这种屏障功能是相对的。皮肤长期浸泡浸渍、皮肤糜烂溃疡或缺损、药物外用时间过长和用量过大等均能促使化学物质的吸收，甚至引起中毒。

4. 微生物入侵的防护

皮肤表面致密的角质层能机械地防护一些微生物的侵入，角质细胞的代谢脱落也能清除一些寄居的微生物。皮肤表面的 pH 值为 4~6，偏酸性，有一定的抑菌作用。

5. 防止营养物质的丢失

正常皮肤的角质层有半透膜性质，体内的营养物质、电解质不会透过角质层丢失；同时角质层及其表面的皮脂膜也可使通过皮肤丢失的水分大大减少。如果把表皮全部去除，则体内的营养物质、电解质和水分就会大量丢失，对健康造成极大的危害。

(二)吸收功能

皮肤具有吸收外界物质的能力，经皮肤吸收是皮肤局部用药治疗的理论基础。皮肤主要通过三种途径进行吸收：①角质层(主要途径)；②毛囊、皮脂腺；③汗腺。皮肤的吸收功能受到很多因素的影响。

1. 皮肤的结构和部位

皮肤的吸收能力与角质层的完整性、厚薄及其通透性有关，不同部位皮肤的角质层厚薄不同，因而吸收能力会存在差异，一般而言，阴囊＞前额＞大腿屈侧＞上臂屈侧＞前臂＞掌跖。皮肤损伤所导致的角质层破坏会使损伤部位皮肤的吸收功能大大增强，故皮肤损伤面积较大时，局部用药治疗时要注意药物过量吸收所产生的不良反应。

2. 角质层的水合程度

皮肤角质层的水合程度越高，皮肤的吸收能力就越强。

3. 被吸收物质的理化性质

完整的皮肤只能吸收少量水分和微量气体，水溶性物质不容易被吸收，而脂溶性物质吸收较好(如脂溶性维生素和脂溶性激素)，油脂类物质也吸收较好，主要吸收的途径为毛囊和皮脂腺。此外，皮肤还可以吸收多种重金属(如汞、铅、砷、铜等)及其盐类。

4. 外界环境因素

环境温度升高可以造成皮肤血管扩张、血流速度增加，加快已透入组织内的物质弥散，从而使皮肤的吸收能力提高。环境湿度也可以影响皮肤对水分的吸收能力。当环境湿度增大时，角质层水合程度会增加，皮肤对水分的吸收能力增强；反之，则减弱。

（三）感觉功能

皮肤有着丰富的感觉神经末梢和特殊的感觉小体，能够敏捷地感受外部环境的变化和各类刺激，并迅速传导给神经中枢，从而让机体做出相应的反应，对维护机体的正常生理功能及避免发生伤害发挥着重要的作用。皮肤的感觉大体可分为两种：一种是单一感觉，如触觉、压觉、痛觉、冷觉和温觉；另一种是复合感觉，指由不同类型的感觉神经末梢共同感受的刺激传入大脑后，大脑综合分析形成的感觉，如干、湿、光、糙、硬、软等。此外，皮肤的感觉还有形体觉、两点辨别觉、定位觉、图形觉等。各种感觉小体在体表的分布部位和功能不完全相同，环层小体存在于真皮的深层和皮下脂肪内，在口唇、阴茎、阴蒂、乳头和手指等部位较丰富，主要传导压觉。迈斯纳小体分布于手掌、足底和会阴等处的真皮乳头层，主要传导轻的触觉。

外界刺激作用于皮肤能产生感觉的最低值称为感觉阈值。这种阈值在不同个体、不同部位有所差异，如手指、口唇、会阴部的触觉阈值最低，即对触觉最为敏感。皮肤感觉阈值也可因情绪的影响而发生改变。

（四）分泌和排泄功能

皮肤的分泌和排泄功能主要是通过皮脂腺和汗腺完成的。

1. 小汗腺的分泌和排泄

小汗腺几乎遍布全身，总数为 160 万～400 万个，其分布与部位有关，掌跖部最多，背部最少。小汗腺的分泌和排泄受体内外温度、精神因素和饮食的影响。当外界温度高于 31℃ 时，全身皮肤均可见出汗，称显性出汗；当温度低于 31℃ 时，没有出汗的感觉，但显微镜下可以见到皮肤表面出现汗珠，称不显性出汗；当精神紧张、情绪激动等引起大脑皮质兴奋时，可引起掌跖、前额等部位的出汗，称精神性出汗；口腔黏膜、舌背等处分布有丰富的神经末梢和味觉感受器，进食（尤其是辛辣、热烫食物）可使口周、鼻、面、颈、背等处出汗，称味觉性出汗。小汗腺的分泌对维持体内电解质平衡特别重要。另外，出汗时可以带走大量的热量，对人体适应高温环境也有着非常重要的作用。

2. 大汗腺的分泌和排泄

大汗腺在青春期分泌旺盛，并受情绪影响，感情冲动时其分泌和排泄的汗液量增加。

3. 皮脂腺的分泌和排泄

皮脂腺是全浆分泌，即整个皮脂腺细胞破裂。皮脂腺的分泌受各种激素（如雄激素、孕激素、雌激素、肾上腺皮质激素、垂体激素等）的调节，其中雄激素可以加快皮脂腺细胞的分裂，使其体积增大，皮脂合成增加；雌激素可以抑制内源性雄激素产生或直接作用于皮脂腺，减少皮脂分泌。

（五）体温调节功能

皮肤对保持体温恒定具有重要的调节作用，机体在高温或者低温的环境里，通过神经调节，使皮肤血管扩张或收缩，从而引起血流的增加或减少，同时可以通过调节汗腺分泌汗液使机体维持正常温度。当环境温度发生变化时，这些温度感受器就向下丘脑发送信息，引起血管扩张或收缩，出现出汗或寒战等反应。

正常成年人每日有 500~600mL 的水分从皮肤和肺部蒸发，称为无形的水分丢失，其中从呼吸道丢失的约占 30%。当人体处于高温环境、发热、进行高强度体育锻炼或体力劳动时，若皮肤血管扩张和血流增加后仍不足以散热，身体就开始利用出汗来散热降温，出汗是机体散热的主要手段。正常成人皮肤的体表面积可达 $1.5m^2$，约有 2.5×10^6 个汗腺，为吸收环境热量及散热创造了有利条件。体表散热主要通过空气对流、热辐射、热传导和汗液蒸发，其中汗液蒸发是环境温度过高时主要的散热方式。大面积深度烧伤者治愈后，因为汗腺破坏后不能再生，能出汗的正常皮肤又很少，所以在夏天特别怕热。

（六）代谢功能

皮肤中葡萄糖的浓度是血糖浓度的 2/3，表皮中含量最高，表皮细胞具有合成糖原的能力，皮肤中的无氧糖酵解在人体各组织中最快，这与表皮无血管而氧含量较低有关。糖尿病患者皮肤中糖含量升高，易受真菌和细菌的感染，因此这类患者的烫伤创面也很容易感染，严格控制血糖水平是治疗的关键。

皮肤内的 7-脱氢胆固醇在紫外线的作用下，合成维生素 D_3，再在肝和肾内羟化成具有强活性的 1，25-二羟维生素 D_3。1，25-二羟维生素 D_3 是维生素 D 在体内发挥作用的主要形式。维生素 D 对钙、磷的吸收，尤其对钙的吸收、利用，以及对骨的新生和维持坚韧性等具有重要作用。皮肤接受适量的紫外线照射对健康是有益的，将手、上臂和面部每日晒 1 小时就可满足人体合成维生素 D 的需要。而日晒时间过长，除了可使皮肤粗糙变黑外，尚有引起皮肤癌的可能。

皮肤是人体内的一个主要储水库，大部分水储存在真皮内。例如，65kg 体重的人，皮肤含水量约为 7.5kg；儿童皮肤含水量更高。皮肤内水分代谢受全身水分代谢活动的影响，当发生脱水时，皮肤可提供部分水分，以补充血容量。皮肤也是电解质的重要储存库之一。大部分电解质（包括钠、氯、钾、镁、磷等）储存在皮下组织内。其中氯和钠含量最高，主要存在于细胞间液中，对维持渗透压和酸碱平衡起着重要作用。大面积烧伤患者休克期补充大量生理盐水，导致皮下组织中氯和钠蓄积，是并发高钠血症的一个原因。许多酶含有微量锌，这与蛋白质、糖类、脂质和核酸代谢有关。锌缺乏时可导致多种物质代谢障碍。实验及临床实践证明，烧伤创面局部使用含锌的外用药能促进创面愈合。人类皮肤可呈红、黄、棕及黑色，这主要与皮肤内的黑素小体有关，黑素小体的数目、大小、形态、分布和降解方式的不同决定了肤色差异。皮肤浅度烧伤愈合后，往往发生色素沉着；深度创面植皮后，皮片的颜色一般也会有较大的变化。同一个体，皮肤内黑素小体的形成与紫外线的照射量有密切关系，因此，一般建议烧伤愈合的皮肤在早期应减少日晒，避免紫外线照射加重色素沉着。

（七）免疫功能

1970 年，Fichtelium 提出皮肤是"初级淋巴组织"，前体淋巴细胞通过皮肤分化成熟为有免疫活性的淋巴细胞；1978 年，Streileiln 提出"皮肤相关淋巴样组织"，初步提出了皮肤内的角质形成细胞、淋巴细胞、朗格汉斯细胞和血管内皮细胞在皮肤免疫中发挥的不同作用；1986 年，Bos 提出"皮肤免疫系统"（skin immune system，SIS）；1993 年，Nickoloff 提出"真皮免疫系统"，进一步补充了 Bos 的观点。皮肤免疫系统由两部分组成，即细胞成分和分子成分。

1. 皮肤免疫系统的细胞成分

（1）角质形成细胞：角质形成细胞在表皮的数量最多，能表达主要组织相容性复合体Ⅱ类抗原（MHCⅡ类抗原），在 T 淋巴细胞介导的免疫反应中起辅助作用。角质形成细胞能产生许多细胞因子，如 IL-1、IL-6、IL-8、IL-10、TNF-α 等，这些细胞因子主要参与局部免疫反应。此外，角质形成细胞有吞噬功能，能粗加工抗原物质，有利于朗格汉斯细胞摄取和呈递抗原。最近发现，角质形成细胞分泌的 IL-10 和 IL-12 在皮肤免疫应答中起重要作用。IL-12 可促进 Th1 细胞发育成熟，而 IL-10 可通过干扰抗原呈递细胞抑制 Th1 细胞发育。角质形成细胞通过选择性分泌 IL-10 或 IL-12，使皮肤局部 Th1 细胞或 Th2 细胞占优势，而 Th1 细胞与 Th2 细胞的平衡失调会导致病理改变。

（2）淋巴细胞：皮肤内的淋巴细胞主要为 CD4+T 淋巴细胞，其次为 CD8+T 淋巴细胞，主要分布于真皮乳头内的毛细血管后小静脉丛周围。T 淋巴细胞具有亲表皮性，且能再循环，可在血液循环和皮肤间进行交换，传递不同的信息。

（3）朗格汉斯细胞：朗格汉斯细胞在表皮内能摄取、处理和呈递抗原，为表皮主要的抗原呈递细胞。朗格汉斯细胞分泌许多 T 淋巴细胞反应过程中所需要的细胞因子，如 IL-1 等，并能控制 T 淋巴细胞迁移。此外，它还参与免疫调节、免疫监视、免疫耐受、皮肤移植物排斥反应和接触性变态反应等。

（4）肥大细胞：真皮乳头血管周围每平方毫米有大约 7000 个肥大细胞。肥大细胞表面有 IgE Fc 受体，能与 IgE 结合，与 I 型变态反应关系密切。肥大细胞可通过免疫机制和非免疫机制活化肥大细胞，使它产生和释放多种生物活性递质，如血管活性物质、趋化因子、活性酶等，参与机体的生理或病理过程。肥大细胞不仅参与 I 型变态反应，而且参与迟发型超敏反应。

（5）巨噬细胞：巨噬细胞主要位于真皮浅层，它参与免疫反应、处理、调节和呈递抗原，产生和分泌 IL-1、IFN、各种酶、补体、花生四烯酸及其他产物。巨噬细胞对外来微生物的非特异性和特异性免疫反应、炎症创伤修复起核心作用。

（6）真皮成纤维细胞：真皮成纤维细胞在初级细胞因子刺激下可产生大量次级细胞因子，真皮成纤维细胞是产生角质形成细胞生长因子的主要细胞之一。

2. 皮肤免疫系统的分子成分

（1）细胞因子：细胞因子在细胞分化、增殖和活化等方面具有重要作用，如 IL-1 可促进角质形成细胞和成纤维细胞增殖。表皮内的细胞因子主要由角质形成细胞产生。

（2）免疫球蛋白：分泌型 IgA 在皮肤局部免疫中通过阻抑黏附、溶解、调理吞噬、中和等发挥抗感染及抗过敏作用。

（3）补体：皮肤中的补体成分通过溶解细胞、免疫吸附、杀菌及促进介质释放等发挥非特异性和特异性免疫作用。

第二节　烧伤的临床表现和诊断

一、定义

烧伤(burn)泛指由热力、电流、化学物质、激光、放射线等所造成的组织损伤。热力烧伤(thermal brun)是指由火焰、热液、蒸汽、热固体等引起的组织损伤。通常所称的或为狭义的烧伤,一般指热力所造成的烧伤。由电、化学物质等所致的损伤,因有某些特性,故将在第三章第六节论述。

二、伤情判断与临床表现

伤情判断中最基本的要素是烧伤面积和烧伤深度,同时还应考虑全身情况,如休克、吸入性损伤和复合伤等。

(一)烧伤面积和烧伤深度估计

1. 烧伤面积

烧伤面积以相对于体表面积的百分率表示。估计方法有很多种,目前国内多采用中国新九分法和手掌法。

(1)中国新九分法:将全身体表面积划分为 11 个 9% 的等份,另加 1%,其中头颈部为 9%(1 个 9%)、双上肢为 18%(2 个 9%)、躯干(包括会阴)为 27%(3 个 9%)、双下肢(包括臀部)为 46%(5 个 9% + 1%)(表 1 - 1、图 1 - 3)。

表 1 - 1　中国新九分法

部位		占成人体表面积(%)		占儿童体表面积(%)
头颈	发部	3		
	面部	3	9 × 1	9 + (12 - 年龄)
	颈部	3		
双上肢	双手	5		
	双前臂	6	9 × 2	9 × 2
	双上臂	7		
躯干	躯干前	13		
	躯干后	13	9 × 3	9 × 3
	会阴	1		
双下肢	双臀	5*		
	双大腿	21		
	双小腿	13	9 × 5 + 1	9 × 5 + 1 - (12 - 年龄)
	双足	7*		

* 成年女性的臀和双足各占 6%。

儿童头较大，下肢相对短小，可按以下方法计算：头颈占体表面积 ＝［9 ＋（12 － 年龄）］％ ，双下肢占体表面积 ＝［46 －（12 － 年龄）］％ 。

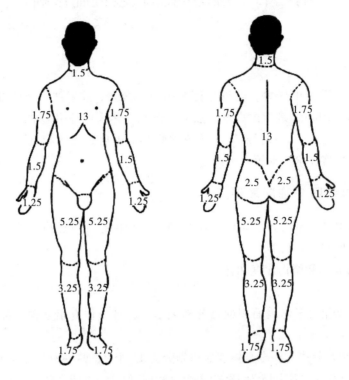

图 1 － 3　成人体表各部位表面积估计（％）

（2）手掌法：用患者自己的手掌测量其烧伤面积。不论年龄或性别，将五指并拢，单掌的掌面面积占体表面积的 1％ 。此法适用于小面积烧伤的估计，也可辅助中国新九分法评估烧伤面积（图 1 － 4）。

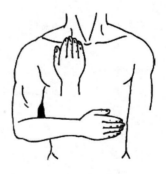

图 1 － 4　手掌法

2. 烧伤深度

目前普遍采用三度四分法，即Ⅰ度、浅Ⅱ度、深Ⅱ度、Ⅲ度。其中，Ⅰ度及浅Ⅱ度烧伤属浅度烧伤；深Ⅱ度和Ⅲ度烧伤属深度烧伤。烧伤深度的判断见表 1 － 2。组织损害层次见图 1 － 5。

表 1 - 2　烧伤深度的判断

烧伤深度		组织损伤	局部表现	预后
Ⅰ度(红斑性)		表皮浅层	皮肤红斑,干燥、灼痛,无水疱	3~7日脱屑痊愈
Ⅱ度(水疱性)	浅Ⅱ度	表皮全层、真皮浅层	红肿明显,疼痛剧烈;有大小不一的水疱,疱壁薄,创面基底潮红	1~2周内愈合,多有色素沉着,无瘢痕
	深Ⅱ度	真皮深层	水肿明显,痛觉迟钝,有拔毛痛;水疱较小,疱壁较厚,创面基底发白或红白相间	3~4周愈合,常有瘢痕形成和色素沉着
Ⅲ度(焦痂性)		皮肤全层,皮下、肌肉或骨骼	痛觉消失,创面无水疱,干燥,如皮革样坚硬,呈蜡白色或焦黄色,甚至炭化,形成焦痂,痂下可见树枝状栓塞的血管	3~4周后焦痂脱落,常需植皮才能愈合,愈合后留有瘢痕或畸形

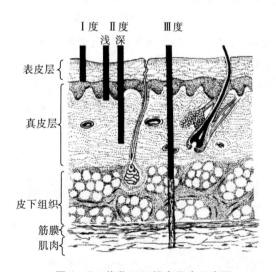

图 1 - 5　烧伤组织损害层次示意图

　　对烧伤深度的估计,目前还有四度五分法。四度五分法与三度四分法的不同之处在于,将三度四分法中Ⅲ度烧伤达深筋膜以下的烧伤,称为Ⅳ度烧伤。

(二)烧伤严重程度的判断

　　按烧伤的总面积和烧伤的深度将烧伤程度分为四类(通常情况下,烧伤总面积的计算不包括Ⅰ度烧伤)。

　　1. 成人烧伤严重程度分类

　　(1)轻度烧伤:Ⅱ度烧伤面积在10%以下。

　　(2)中度烧伤:Ⅱ度烧伤面积在11%~30%,或有Ⅲ度烧伤但面积不足10%。

　　(3)重度烧伤:烧伤总面积在31%~50%;或Ⅲ度烧伤面积在11%~20%;或Ⅱ度、

Ⅲ度烧伤面积虽不到上述百分比，但已发生休克、合并较重的吸入性损伤和复合伤等。

（4）特重度烧伤：烧伤总面积在50%以上，或Ⅲ度烧伤面积在20%以上。

2. 小儿烧伤严重程度分类

由于小儿的生理解剖特点，小儿烧伤后，休克的发生率、创面感染导致脓毒症的发生率均较成年人高，因此小儿烧伤严重程度的分级与成年人不同。我国制定的小儿烧伤严重程度分类标准见表1－3。

表1－3　小儿烧伤严重程度分类

严重程度	总面积(%)	Ⅲ度面积(%)
轻度	<5	0
中度	5~15	<5
重度	16~25	5~10
特重度	>25	>10

（1）轻度烧伤：总面积在5%以下的Ⅱ度烧伤。

（2）中度烧伤：总面积在5%~15%的Ⅱ度烧伤或Ⅲ度烧伤面积在5%以下的烧伤。

（3）重度烧伤：总面积在16%~25%或Ⅲ度烧伤面积在5%~10%的烧伤；或总面积不足15%但伴有下列情形之一者：①伴有以下部位烧伤，包括眼烧伤、面颈部烧伤、手烧伤、会阴部烧伤或吸入性损伤者；②全身情况严重、有并发症或已有休克者；③有严重创伤或合并化学药物中毒者；④婴儿头面部烧伤面积超过5%者。

（4）特重度烧伤：总面积在25%以上或Ⅲ度烧伤面积在10%以上的烧伤。

第三节　烧伤的病理生理和临床分期

根据烧伤的病理生理特点，一般将烧伤临床发展过程分为体液渗出期、急性感染期、创面修复期及康复期四期，各期之间相互交错，烧伤越重，其关系越密切。

一、体液渗出期

烧伤后迅速发生的变化为体液渗出。体液渗出的速度，一般以烧伤后6~12小时内最快，持续24~36小时，严重烧伤可延至48小时以上。在较小面积的浅度烧伤，体液渗出主要表现为局部组织水肿，一般对有效循环血容量无明显影响。当烧伤面积较大（一般指Ⅱ度、Ⅲ度烧伤面积成人在15%，小儿在5%以上者），尤其是抢救不及时或不当，人体不足以代偿迅速发生的体液丧失时，则循环血容量明显下降，导致血流动力学与流变学改变，进而发生休克。因此，在较大面积的烧伤中，此期又称为休克期。

烧伤休克的发生和发展，主要由体液渗出所致，有一渐进累积的过程，一般6~12小时达高潮，持续36~48小时，血流动力学指标才趋于平稳。体液渗出主要由毛细血管通透性增加所致。烧伤后立即释放的多种血管活性物质，如组胺、5－羟色胺(5－hydroxytryptamine，5－HT)、激肽、前列腺素类、儿茶酚胺、氧自由基、内皮素、肿瘤坏死因子、血小板活化因子、白三烯、溶酶体酶等，都可引起烧伤后微循环的变化和毛细血管通透性的增加。此外，近年来发现，严重烧伤早期可迅速发生心肌损害，这也是休克发生和发展的重要因素之一。对较大面积烧伤者，防治休克是此期的关键。

二、急性感染期

继休克后或休克的同时，感染是对烧伤患者的另一严重威胁。严重烧伤易发生全身性感染的原因主要有：①皮肤、黏膜屏障功能受损，为细菌入侵打开了门户。②机体免疫功能受抑制。烧伤后，尤其是早期，体内与抗感染有关的免疫系统各组分均受到不同程度损害，免疫球蛋白和补体丢失或被消耗。③机体抵抗力降低。烧伤后 3～10 天，正值水肿回吸收期，患者在遭受休克打击后，内脏及各系统功能尚未恢复，局部肉芽屏障尚未形成，烧伤后渗出使大量营养物质丢失，以及水肿回吸收过程中带入的"毒素"(如细菌、内毒素或其他毒素)等，使人体抵抗力下降。④易感性增加。早期缺氧性损害是机体易发生全身性感染的重要因素。烧伤感染可来自创面、肠道、呼吸道或静脉导管等。防治感染是此期的关键。

三、创面修复期

创面修复过程在烧伤后不久即开始。创面自然修复所需时间与烧伤深度等多种因素有关，无严重感染的浅Ⅱ度和部分深Ⅱ度烧伤可自愈。但Ⅲ度和发生严重感染的深Ⅱ度烧伤，由于无残存上皮或上皮被毁，创面只能由创缘的上皮扩展覆盖。如果创面较大(一般大于 3cm×3cm)，那么不经植皮多难自愈或需时较长，或愈合后瘢痕较多，易发生挛缩，影响功能和外观。Ⅲ度烧伤和发生严重感染的深Ⅱ度烧伤溶痂时，大量坏死组织液化，促进细菌繁殖，感染风险增大。且脱痂后大片创面裸露，成为开放门户，不仅有利于细菌入侵，而且体液和营养物质大量丧失，可使机体抵抗力和创面修复能力显著降低，成为发生全身性感染的又一高峰期。此期的关键是加强营养，维持机体修复功能，提高抵抗力，积极消灭创面和防治感染。

四、康复期

深度创面愈合后形成的瘢痕，严重者可影响外观和功能，需要通过康复锻炼、体疗、工疗和整形以期恢复；某些器官功能损害及心理异常也需要一个恢复过程；深Ⅱ度和Ⅲ度创面愈合后，常有瘙痒或疼痛、反复出现水疱，甚至破溃，并发感染，形成"残余创面"，这种现象的终止往往需要较长时间；严重大面积深度烧伤愈合后，由于大部分汗腺被毁，机体散热、调节体温能力下降，在盛暑季节，这类患者多感全身不适，常需 2～3 年来适应。

第二章

烧伤的救治

第一节　烧伤的现场急救

现场急救是烧伤救治最早的一个关键环节，救治是否得当会直接影响后续治疗和预后。特别是对于突发事件导致的成批烧伤患者，现场急救的及时、有序开展格外重要。现场急救的基本原则是尽快终止或脱离致伤源，迅速综合检查和判断伤情，给予患者适当的急救治疗并做好转运准备。

一、脱离致伤源

尽早脱离致伤源（包括热力、火焰、电源和化学药品等），减少致伤时间是烧伤现场急救的首要措施。除一过性爆燃外，多数烧伤过程，如衣物着火、化学烧伤、电接触烧伤等均有一定的致伤时间，且烧伤面积与深度往往与致伤时间成正比。特别是意识障碍或局部感觉障碍导致的接触性烫伤，如一氧化碳中毒后炉壁烫伤、暖水袋烫伤等，致伤时间成为烧伤深度的决定性因素。因此，及时脱离致伤源、终止致伤过程可以减轻伤情。当发生电接触烧伤时，应尽快切断电源，在未切断电源前，急救者切记不能接触患者，以免自身触电。

二、急救措施

脱离致伤源、终止致伤过程后，应尽快综合判断患者的病情，给予适当的急救治疗。

1. 首先检查患者的生命体征及有无危及生命的复合伤

对于呼吸心跳骤停的患者，应在立即行胸外心脏按压和人工呼吸的同时，迅速将其送往就近医疗单位进行处理。对于因呼吸道梗阻导致呼吸困难或窒息的患者，应尽快建立有效的通气途径，如紧急气管切开或环甲膜穿刺等。对于有大出血、开放性气胸、中毒等严重复合伤的患者，应首先处理危及生命的并发症，然后将其就近送往专科医院。

2. 吸入性损伤的处理

合并有严重吸入性损伤的患者，虽然受伤时可能没有呼吸道梗阻现象，但是烧伤后很快就会因呼吸道充血、水肿而引发上呼吸道梗阻，危及生命。因此，明确有严重吸入性损伤的患者，如条件允许，则可在现场或就近医院行紧急气管切开术，或经鼻气管插管术，以确保呼吸道通畅，而不应等到已经出现明显呼吸道梗阻征象时，再行处理。对于可疑吸入性损伤者，应密切监护呼吸道梗阻的情况，及时采取措施。

3. 补液疗法

(1)口服补液：急救现场(特别是战时)一般不具备输液条件，患者一般可先通过口服补充液体。液体可选用烧伤饮料或含盐饮料，如加盐的米汤等，不宜单纯大量口服水分，避免引发水中毒。大面积烧伤后患者因缺血缺氧导致胃肠道功能减弱，吸收能力下降，短时大量口服液体难以吸收且易引发呕吐，因此，口服补液应注意少量多次。

(2)静脉补液：如果条件允许，应尽快为大面积烧伤患者建立有效的静脉通道，实施静脉补液。小儿和老年患者更容易在短时间内发生休克，尽早静脉补液是救治的关键环节。补液过程应先快后慢；先用晶体溶液，再用胶体溶液；先使用盐，再使用糖。护理人员应根据患者的病情变化合理调整补液量、补液速度以及补液种类。

4. 创面处理

(1)冲洗：对化学烧伤所致创面，应尽快使用大量清洁水或在就近水源冲洗，尽量冲淡、清除创面残留的化学物质。当发生头面部化学烧伤时，应首先冲洗眼睛，冲洗务必彻底。当发生生石灰烧伤时，应首先清除体表的生石灰粉末后再冲洗，以防止因生石灰与水发生反应而加重烧伤。

(2)冷疗：可以防止热力继续加深创面，并可减轻患者的疼痛，减少烧伤部位液体的渗出和减轻水肿。热力烧伤后越早实施冷疗越好，给予持续冷疗可以消散热量，减轻疼痛，延缓损伤进程，并抑制皮肤肥大细胞释放组胺，从而减轻组织水肿。使用温度在 15~20℃ 的水，冲洗 10~15 分钟，才能使皮肤温度降至 28℃ 以下。对于大面积烧伤者，特别是在寒冷季节，不宜冷疗。足够的冷水冲洗是烧伤(特别是热力烧伤)院前急救所必需的，但冷疗时温度过低对创面愈合不利，应尽量避免使用冰块或冰袋，防止创面损伤加重甚至导致冻伤。

(3)包扎：创面的现场处理应以简单包扎、防止污染为原则。有条件时可采用无菌敷料包扎，或用被单、衣物简单覆盖。忌涂有颜色的药物(如甲紫等)，以便于到达医院后观察创面，准确判断烧伤深度与伤情。寒冷季节，患者应注意保暖。

5. 复合伤治疗

对合并有骨折、颅脑损伤、脊柱损伤或胸腹部损伤的患者，应及时给予对症处理，并优先送至临近医院，做进一步的急救处理。

6. 镇静止痛

烧伤后，患者一般都有明显的疼痛，大面积烧伤患者往往伴有恐惧、烦躁。适当的镇静止痛可缓解患者的痛苦，但是过度的镇静则会给患者带来不必要的伤害。量小无助于止痛，量大则容易掩盖病情。对于年老体弱、婴幼儿或合并颅脑外伤等严重复合伤的患者，应慎用镇静止痛药物。对持续躁动不安者，应考虑有休克因素，应加强使用抗休克措施，切不可盲目使用镇静药物。

7. 填写表格，记录患者信息

应及时记录患者的基本信息，填写致伤原因、烧伤面积、烧伤深度、复合伤情况和处理措施，以为后续进一步治疗提供参考。

第二节　烧伤患者的转运

一、院前转运

1. 接诊流程

评估患者病情。

(1)明确患者的位置、具体的联系方式、前往事故现场的路线等。

(2)明确患者烧伤的具体情况、具体的烧伤人数、烧伤的时间及患者的生命体征状况。

(3)明确患者烧伤的原因，是否进行过相关的急救及现场的基础医疗设备等情况。

(4)根据接诊时对患者病情的了解，准确判断其病情的严重程度，将其分为轻度、中度和重度三个等级。优先安排需要抢救的患者，同时应通过电话指导现场人员对患者进行简单的急救处理，等待医务人员的到来。

2. 转运前的准备工作

(1)安排好对患者进行现场急救的医护人员和所需的救护车，注意出发时间，避免延误。

(2)准备好相应的急救药品和设备，足够量的液体(如晶体液、胶体液、水分、5%碳酸氢钠及甘露醇等)，总补液量的准备应大于1000mL/h(按行程时间计算)。若无特殊情况，则转运途中不输血制品。同时备好晕车药，防止患者晕车。

(3)根据接诊时掌握的信息规划出最快、最便捷的行车路线。

3. 现场急救

(1)清理患者口、鼻腔内的分泌物，保持其呼吸道通畅，确保有效供氧。如患者有吸入性损伤、头面部烧伤且伴有呼吸道梗阻时，应立即行气管切开或环甲膜穿刺，以解除呼吸道梗阻。

(2)迅速建立静脉通路，如果不是中心静脉置管，则最好建立两条外周静脉通路。

(3)密切监测患者的生命体征。

(4)对创面进行处理，根据情况将患者已燃烧和浸湿的衣服剪开或脱去后，有条件者可用无菌敷料包扎创面，或用被单、衣服简单覆盖创面，避免创面污染和再损伤。

(5)对伴有复合伤者(如皮肤外伤、骨折等)，应及时给予处理，如对其受伤部位进行消毒和包扎止血、对其骨折部位进行包扎和固定等。

4. 心理护理

对意识清醒的患者进行心理护理。积极与其交流并给予鼓励安慰，同时告知其创面的处理情况，以缓解患者的恐惧、绝望等不良情绪；应根据患者的病情予以镇静止痛，以减轻其疼痛感，使其能够积极配合医务人员进行抢救。

5. 转运护理

（1）持续监测患者的生命体征，密切观察其心率、血压、意识状态、呼吸的变化情况。如出现异常，则立即协助医生对其进行抢救。

（2）使患者保持安全、舒适体位，对昏迷且有发生呕吐风险的患者，应使其头偏向一侧，以免因误吸发生窒息。

（3）有气管套管或气管插管的患者，应检查套管或插管固定是否稳妥，必要时加固，防止脱管。妥善固定各种引流管、尿管、胃管并保持通畅。尿量为转运途中补液的监测指标，胃管可用于患者在转运途中出现腹胀、恶心等症状时的胃肠减压。

（4）对创面进行有效的保护。对所有创面均应简单包扎，以防止发生感染，当肢体张力过大时，应先减张切开。

（5）对意识清楚的患者，应给予必要的心理疏导，使其保持情绪稳定。另外，要提前通知医院接诊，做好接诊患者的准备工作。

二、上级医院转运

（1）与转院的上级医院取得联系，介绍病情，听取指导意见；拟定工作计划；保证急救车上急救物品、器械齐全且处于备用状态。

（2）用含氯消毒剂喷撒、擦拭消毒急救车车厢；在担架上垫10cm厚的海绵、铺消毒大单及无菌棉垫；安排经验丰富的专科医护人员全程护送；车内开空调保暖，避免患者受凉。

（3）患者烧伤后，体液及其成分会发生很多变化，体液复苏是转运过程中治疗的关键内容。

（4）严密监测患者的生命体征，根据生命体征和尿量等调节补液速度，同时进行呼吸道管理，保持呼吸道通畅。对患者在转运过程中及入院后均给予持续中流量吸氧，以改善机体缺氧状态。吸痰是最重要的清除呼吸道分泌物的手段，对于气管切开患者应注意湿化气道。

（5）大面积烧伤患者早期疼痛剧烈，容易发生疼痛性休克，可根据患者情况给予镇痛治疗。

（6）到达当地医院后，应再次评估患者病情，详细交接烧伤发生的经过、烧伤面积、烧伤深度，在当地的大概治疗情况。重点提醒特殊部位的烧伤，有无合并伤、特殊基础疾病，以及患者在转运途中的生命体征、补液量、尿量情况。

三、院内转运

1. 急诊科分诊转运流程

（1）开设重度烧伤救治绿色通道：由烧伤专科医生及护士前往急诊科接应，对患者快速检伤，简化住院流程。对危重患者，应直接送至烧伤科，避免在急诊科停留时间过长，尽快办理住院手续。

（2）早期液体复苏预案：制订补液预案，尽早补液复苏是烧伤患者救治的关键。根据烧伤患者补液原则制订烧伤补液计划，遵医嘱补液，做好记录。

（3）建立院前烧伤应急抢救小组：由烧伤专科医生、护士及急诊科医生、护士组成院前急救小组。护理部组织对院前急救小组进行培训，模拟大面积烧伤事故发生时的现场救护工作，以提高急救应急能力；小组成员随时保持通讯畅通，在应急情况下能够迅速集结到位。培养一支能做到关键时刻用得上，困难时刻挺得住，危急时刻冲得上的战斗团队。

（4）护理安全质量监控：在救治重度烧伤患者时，因护士工作忙碌，有时需要其他科非烧伤专业的护士到本病区支援，因此，更需要加强护理安全质量监控，才能保证抢救工作的顺利完成。由护理部及外科护士长监控安全质量，重点内容为：查对制度的落实、安全措施的落实、医嘱的执行情况，以及危重患者的抢救记录等。

2. 患者外出检查

（1）评估患者外出诊疗的必要性与可行性。

（2）评估护理人员的监护与应对能力。

（3）评估监护仪、氧气袋、简易呼吸器、微量泵等急救物品性能是否良好。

（4）妥善固定各种管道，防止脱落。

（5）保持气道通畅，及时清理气道分泌物。

（6）使患者保持安全、舒适的体位，上好护栏，必要时使用约束带，以防范意外。协助将颅脑损伤、昏迷患者的头偏向一侧。注意保暖。

（7）严密监测患者的生命体征，保持静脉通路通畅。

（8）转运时应乘坐专用电梯。

第三节　成批严重烧伤患者的转运

成批烧伤是指一次事故中烧伤人数大于或等于 3 人的烧伤。近年来，该类事故时有发生，其特点是患者多、伤情重、救治任务繁重。如何尽快将严重烧伤患者（烧伤总面积大于 30%）进行分流和转运，是成批烧伤救治的重要环节。转运的目的是使烧伤患者能快速、安全地到达指定的医疗单位，接受正规的专科治疗，这对于提高成批危重烧伤患者的救治成功率、减少伤残率，具有重要临床意义。然而，转运需综合考虑患者伤情、医疗力量和转运工具等因素，不恰当的转运可造成患者病情加重，甚至在转运途中死亡。经过几十年的发展，目前我国严重烧伤患者的转运在医疗技术力量和转运工具方面都有了很大变化与进步，特别是患者的远距离航空转运已逐步成为常规救护方式。

一、转运前准备

1. 迅速建立应急医疗队

应急医疗队设立专家组、治疗组、护理组和后勤保障组。专家组的人数应根据任务而定，由 1 名专家组组长(首席医疗专家)负责，统一指挥，制订紧急救治及转运方案；治疗组设组长 1 名、组员 3~5 名，收治烧伤患者 3~5 例，执行专家组的治疗方案，指导护理工作；护理组的人数根据任务而定，由护士长具体负责，对危重患者实行"一对一"护理；后勤保障组负责药品、器材、血液制品和烧伤敷料的供应，其人数根据任务而定。

2. 患者处置

(1)伤情采集：快速登记患者的姓名、年龄、性别、致伤原因、烧伤面积和深度、有无吸入性损伤等合并伤、创面处理情况和生命体征(体温、心率、呼吸、血压等)。每例患者佩戴相应的手腕带，标记患者姓名、年龄、性别、本人及家属联系方式、初步诊断等。

(2)静脉补液：严重烧伤患者极有可能发生休克，应尽快建立良好、稳固的静脉补液通道，以补液公式为基础实行个体化补液，并根据病情调节补液速度和补液种类。

(3)建立人工气道：对头面颈部烧伤伴面颈部明显肿胀或中重度吸入性损伤者，应积极行预防性气管切开或插管，避免转运途中发生气道梗阻，确保转运安全。使用飞机转运伤者时，气管导管的气囊勿充气，改用充水，以免气体膨胀后压迫气管。

(4)留置尿管：便于观察尿量，了解休克情况。

(5)创面处理：预防性焦痂切开减张，改善肢体血液循环及通气功能；用消毒敷料包扎烧伤创面，禁用不透气的敷料包扎或覆盖创面，否则会因发生浸渍而加速创面感染；在创面上忌涂抹有颜色的药物(如甲紫等)，以免对创面深度的判断造成影响。

(6)防止感染：根据伤情经验性静脉应用抗菌药物。

(7)镇痛镇静：镇痛可选用曲马多或氟比洛芬酯；镇静可选用地西泮或咪达唑仑，在监护条件下才可选用右美托咪定。对颅脑外伤或吸入性损伤患者，应避免使用哌替啶、吗啡镇痛。芬太尼为麻醉药品，仅限麻醉医师用于镇痛。

(8)处理合并伤：固定骨折部位，减轻疼痛，避免继发二次损伤；对于爆震伤患者，应充分考虑其病情的特殊性，加强呼吸支持；配合专科医师，积极处理颅脑、胸腹部严重创伤的患者。

3. 确定接收医院

转运前，应迅速与卫生行政部门取得联系，确定接收患者的医院，并通过烧伤医疗救护网或者其他通讯途径将伤情通报给接收医院。

4. 确定转运工具

应根据当时当地的条件，尽可能选用速度快、颠簸少、途中有治疗和紧急处理设施的转运工具。路途近且路况好，2 小时内能到达者，多选用救护车转运，转运前需确保道路畅通和车辆状况良好，必要时应配备多辆救护车，以防发生车辆故障。路途远且路况差，2 小时内不能到达者，有条件时首选空运，其次为动车、轮船或汽车运送。距离在 400km 以内多用直升机运送，超过 400km 且就近有机场者则多用固定翼飞机运送。

5. 确定转运患者

当患者血流动力学(如血压、中心静脉压、心率等)平稳、呼吸道通畅，且途中有较好的保障设施时，应尽早将患者转运到条件较好的烧伤治疗中心，而不应机械地遵守特重度烧伤患者休克期就地抗休克、待休克期平稳度过后再转运的原则。但若患者已发生休克，则无论其烧伤面积和深度如何，均应待休克基本得到控制后再转运。

6. 确定护送人员

转运途中应根据患者伤情确定护送人员的人数，至少应确保"一对一"的治疗与护理，即1名医师和1名护士负责1例患者。

7. 准备急救器材和药品

充分准备好转运途中必需的急救器材、药品及监护设施，如气管插管、气管切开包、静脉切开包、负压吸引器、呼吸机、监护仪、氧气瓶/袋、烧伤敷料、各种急救药品及静脉输注的液体等。

二、转运途中的注意事项

1. 生命体征监测

严密观察病情，记录患者的意识状况、反应能力、皮肤或黏膜颜色、呼吸、血氧饱和度、心率、血压、尿量、补液量和补液成分，以便到达后及时将病情记录单转交接收医院的医护人员。

2. 保持"三管"通畅

"三管"即气管导管、输液管和尿管。转运途中应随时注意患者的呼吸情况，给予吸氧。对转运前未行气管切开的患者，在紧急情况下可行气管插管，以缓解气道梗阻。对已行气管切开或插管者，应注意及时吸痰，保持气道通畅，并将导管固定好。转运途中，保持静脉补液通道畅通，固定好输液的肢体、管道、接头等，并密切观察，以防止输液管路扭曲和输液针头脱落。对留置导尿管的患者，应按时观察尿量及尿管是否通畅，妥善固定尿管，防止滑脱。

3. 体位摆放

使用飞机转运时，应将患者横放，避免由于飞机加速或减速运行时，患者血液涌向下肢，发生脑缺血性晕厥；开放性气胸患者取半坐位，有助于缓解呼吸困难；腹部外伤者应取仰卧屈曲下肢位，以缓解疼痛；骨盆骨折者应取仰卧位，将双膝垫高，使髋部屈曲，以减少疼痛。

4. 防止发生创面污染

注意保护创面，防止发生污染和再损伤。

5. 通讯联系

转运途中与拟接收患者医院的医护人员保持联系，通报患者病情，了解接收医院的准备情况。

成批严重烧伤患者的转运流程见表2-1。

表 2 - 1　成批严重烧伤患者的转运流程表

项目	措施
转运前准备	1. 迅速建立应急医疗队　①专家组：统一指挥，制订紧急救治及转运方案。②治疗组：组长 1 名、组员 3～5 名，收治烧伤患者 3～5 例。③护理组：对危重患者实行"一对一"护理。④后勤保障组：负责药品、器材、血液制品和烧伤敷料的供应。 2. 患者处置　①伤情采集：快速登记患者的姓名、年龄、性别、致伤原因、烧伤面积和深度、有无吸入性损伤等合并伤、创面处理情况和生命体征（体温、心率、呼吸、血压等）。每例患者佩戴相应的手腕带，标记患者姓名、年龄、性别、本人及家属联系方式、初步诊断等。②静脉补液：尽快建立良好、稳固的静脉补液通道，并根据病情调节补液速度和补液种类。③建立人工气道：对头面颈部烧伤伴面颈部明显肿胀或中重度吸入性损伤者，应积极行预防性气管切开或插管。④留置尿管：便于观察尿量，了解休克情况。⑤创面处理：预防性焦痂切开减张，用消毒敷料包扎烧伤创面，忌涂抹有颜色的药物。⑥防治感染：根据伤情经验性静脉应用抗菌药物。⑦镇痛镇静：镇痛选用曲马多或氟比洛芬酯；镇静选用地西泮或咪达唑仑，在监护条件下才可选用右美托咪定。对颅脑外伤或吸入性损伤者避免使用哌替啶、吗啡镇痛。芬太尼为麻醉药品，仅限麻醉医师用于镇痛。⑧处理合并伤：固定骨折部位；对于爆震伤患者，加强呼吸支持；配合专科医师，积极处理颅脑、胸腹严重创伤的患者。 3. 确定接收医院　联系卫生行政部门，确定接收患者的医院，并通过烧伤医疗救护网或者其他通讯途径将伤情通报给接收医院。 4. 确定转运工具　路途近且路况好，2 小时内能到达者，多选用救护车转运；路途远且路况差，2 小时内不能到达者，有条件时首选空运，其次为动车、轮船或汽车运送。距离在 400km 以内多用直升机运送，超过 400km 且就近有机场者则多用固定翼飞机运送。 5. 确定转运患者　当确定患者血流动力学（如血压、中心静脉压、心率等）平稳、呼吸道通畅，且途中有较好的保障设施时，应尽早将患者转运到条件较好的烧伤治疗中心；若患者已发生休克，则无论其烧伤面积和深度如何，均应待休克基本得到控制后再转运。 6. 确定护送人员　转运途中根据患者伤情确定护送人员的人数，至少应确保"一对一"的治疗与护理，即 1 名医师和 1 名护士负责 1 例患者。 7. 准备急救器材和药品　准备好转运途中必需的急救器材、药品及监护设施，如气管插管、气管切开包、静脉切开包、负压吸引器、呼吸机、监护仪、氧气瓶/袋、烧伤敷料、各种急救药品及静脉输注的液体等
转运途中的注意事项	1. 生命体征监测　观察、记录患者的意识状况、反应能力、皮肤或黏膜颜色、呼吸、血氧饱和度、心率、血压、尿量、补液量及补液成分。 2. 保持"三管"通畅及防止发生创面污染　保持静脉补液通道通畅，防止输液管路扭曲、针头脱落，保持气管导管和尿管通畅。保护创面，防止发生污染和再损伤。 3. 体位摆放　用飞机转运的患者取平卧位；开放性气胸患者取半坐位；腹部外伤患者取仰卧屈曲下肢位；骨盆骨折患者取仰卧位，将膝下垫高，使髋部屈曲。 4. 通讯联系　转运途中与拟接收患者医院的医护人员保持联系，通报患者病情，了解接收医院的准备情况

第四节 重度烧伤的急救护理程序

一、评估

1. 临床表现

（1）烧伤总面积＞30%，或Ⅲ度烧伤面积＞10%；或总面积、Ⅲ度烧伤面积虽未达到上述范围，但已发生休克、吸入性损伤或有较重复合伤者。

（2）吸入性损伤患者面、颈、口、鼻周围常有深度烧伤创面，鼻毛烧焦，口、鼻腔内有黑色分泌物；有呼吸道刺激症状，痰中有炭屑，呼吸困难，声音嘶哑，肺部可闻及哮鸣音。

2. 检查

（1）烧伤深度检查采用三度四分法。

（2）烧伤面积检查采用中国新九分法或手掌法。

（3）对吸入性损伤患者行 CT 检查，必要时给予纤维支气管镜、喉镜检查。

二、准备

（1）环境：烧伤特护病房，室温为 $28 \sim 32\,℃$。

（2）用物：心电监护仪、吸氧装置、输液用物、输液泵、急救车、静脉切开包、无菌烧伤垫、烤灯或远红外线机、悬浮床、负压吸引装置、气管切开包、气管切开护理盘、呼吸机。

（3）药品：抗休克药物（羟乙基淀粉 130/0.4 氯化钠注射液、人血白蛋白、平衡盐液、葡萄糖注射液等）、强心苷类药物、镇痛药物、利尿药物、碱性药物（5% 碳酸氢钠注射液）、破伤风抗毒素、胃黏膜保护剂等。

三、处理

1. 基本处置

（1）快速接诊，通知医生。

（2）将患者安置于烧伤特护病房，保暖，置于悬浮床上，铺无菌烧伤垫，使用烤灯或远红外线治疗机处理。

（3）保持患者呼吸道通畅，吸氧，清除口、鼻腔内的分泌物，必要时行气管插管或气管切开。

（4）心电监护，监测患者的血压、脉搏、呼吸、体温、血氧饱和度、中心静脉压等变化。

（5）静脉采血（查出凝血时间、血常规、肝功能、肾功能、电解质、血型等），有吸入性损伤者进行动脉血气分析。

（6）遵医嘱使用镇痛剂，盐酸哌替啶50mg肌内注射（有吸入性损伤及颅脑损伤者禁用）。

（7）根据患者的病情需要输注血浆等血液制品。

2. 抗休克治疗

（1）迅速建立两条静脉通道，必要时行气管静脉切开，按烧伤补液原则快速补液。

（2）留置尿管，密切观察尿液的颜色、性质，准确记录每小时尿量及有无血红蛋白尿。成人保持尿量50～70mL/h，小儿保持尿量1～2mL/（kg·h）。根据尿量变化，遵医嘱调节输液速度。

（3）观察患者有无烦躁不安、口渴、恶心、呕吐等烧伤休克期表现。

3. 后续治疗

（1）补充水分，如病情许可，则可给予含盐的饮料口服。

（2）注射破伤风抗毒素，对皮试阳性者实施脱敏法注射。

（3）遵医嘱使用抗生素、胃黏膜保护剂。

（4）剃除创面周围毛发，病情稳定后方可清创换药。

（5）如需行切痂植皮手术，则应做好术前护理及术后护理。

4. 书写护理记录

略。

四、注意事项

（1）对危重烧伤患者应在急诊给予抗休克处理，当生命体征平稳后，应尽快将其送往专科病房。

（2）减少病室人员流动，禁止探视。

（3）及时安慰患者及家属，做好必要的解释工作。

第三章

烧伤的护理

第一节　烧伤休克

一、发病机制

烧伤休克是严重烧伤的常见并发症，可危及生命。烧伤休克主要为烧伤皮肤毛细血管通透性增加导致体液丢失所致，早期迅即发生的心肌损害导致循环动力减弱也是烧伤休克发生与发展的重要因素。烧伤休克的发生时间与烧伤的严重程度关系密切，面积越大，深度越深者，休克发生越早越重。休克期病情不平稳者多由补液延迟、长途转送、严重复合伤、吸入性损伤影响通气等所致。较长时间的组织缺血、缺氧，既容易引发感染，又可造成多脏器损伤，严重影响病程的稳定及救治效果。

二、病理生理特点

烧伤休克的主要病理生理基础是渗出引起的体液丢失，以及心功能和血管舒缩功能异常。大量血浆样体液从血管内渗漏至创面和组织间隙，导致有效循环血容量锐减和微循环障碍，以及重要组织、器官功能紊乱和结构损害。

引起烧伤后体液渗出和微循环障碍的机制至今仍未完全阐明。除热力直接作用外，多种化学介质、细胞因子、毒性物质等也参与其中。值得关注的是，严重烧伤早期在因毛细血管通透性增加导致血容量显著下降之前，应激使心脏局部肾素－血管紧张素系统迅速被激活以及内皮素释放增多等，导致心肌微血管收缩，即可出现心肌缺血缺氧性损害和心功能减退。心肌受损将导致有效循环血容量进一步减少，加重全身组织器官的缺血缺氧性损害，成为严重烧伤早期休克和缺血缺氧的重要始动因素之一。随后，大量体液丢失进一步引起循环血容量减少，加重心肌缺血，影响心脏功能。休克时心肌抑制因子增多，可抑制心肌收缩功能，强烈收缩腹腔内脏小血管，加剧休克时心血管系统功能障碍。

三、临床表现与诊断

烧伤休克主要依据下列临床表现及检查进行诊断。

（1）烦渴：为烧伤休克早期常见临床表现之一，一般在体液回吸收阶段方可逐渐缓解。

（2）意识改变：患者早期常烦躁不安，重者反应迟钝、意识恍惚，甚至呈昏迷状态。

（3）血压下降：患者早期血压可在正常范围或略升高，舒张压升高，脉压变小；后期血压可明显降低。

（4）心率加快：心率加快早于血压下降发生，成人心率常超过 120 次/分，小儿心率常超过 150 次/分。心率加快可作为诊断烧伤休克的早期指标之一。

（5）尿量减少：表现为少尿或无尿。

（6）消化道症状：患者常有恶心、呕吐，呕吐物多为胃内容物，发生黏膜糜烂出血时，呕吐物可呈咖啡色或血性，解柏油样或鲜红色血便。

（7）末梢循环不良：患者早期未受损的皮肤苍白，皮温降低，表浅静脉萎陷。严重时皮肤、黏膜发绀或出现花斑，甲床及皮肤毛细血管充盈时间延长。

（8）电解质和酸碱平衡紊乱：患者早期出现等渗性或低渗性脱水、低蛋白血症、代谢性酸中毒。合并重度吸入性损伤或肺爆震伤者，可有呼吸性酸碱平衡紊乱和低氧血症。

（9）血流动力学紊乱：表现为中心静脉压、心输出量、心脏指数、左心室做功指数显著降低，肺血管阻力和外周血管阻力明显增高。

（10）组织氧合不良：表现为氧分压和血氧饱和度下降、代谢性酸中毒、动脉血乳酸增加等。

（11）血液流变学紊乱：早期血液浓缩，红细胞计数增多，血红蛋白及血细胞比容增高，红细胞及血小板聚集指数增加，血浆、全血黏度和纤维蛋白原含量增加。

（12）脏器功能损害：心肌、肾脏、肠道、肝脏等损害指标升高。

（13）其他化验检查：患者可有血糖浓度升高等。

四、治疗要点

基于烧伤休克的病理生理，烧伤休克的防治应包括"容量补充＋动力扶持＋其他治疗"几个方面。除尽早经口服或静脉途经进行容量补充外，还应积极进行动力扶持，防治心肌损害和心血管功能异常，并结合其他措施，防治一味补液引起的液体超载，以提高抗休克治疗的效果。

（一）容量补充

1. 口服途径

成人Ⅱ度烧伤总面积为 15% 总面积体表（total body surface area，TBSA）以下，小儿Ⅱ度烧伤总面积为 5% TBSA（非头面部烧伤）以下，可给予正常饮食和根据需要饮水。饮食状况较差者可口服含盐饮料，如盐茶、盐豆浆、烧伤饮料等。成批收容或不具备静脉补液条件时，成人烧伤总面积为 40% TBSA 以下者，可采用口服补液或以口服为主并辅以静脉补液。口服补液方法简便、不良反应少，但应注意以下几点：①应服含盐饮料，不能仅服白开水或糖水，以防发生低渗性脑水肿等；②应少量多次，成人每次口服不超过 200mL；③有胃潴留或呕吐者不宜采用口服的方式；④必须严密观察血容量不足的症状；⑤口服补液效果不佳，或有不宜采用口服补液的情况时，应改为静脉补液；⑥大面积烧伤早期，口服适量营养液有利于肠道复苏，可酌情使用。

2. 静脉途径

建立可靠的静脉通道，当周围静脉充盈不良致使穿刺困难时，应行静脉切开。常采用公式来指导复苏补液治疗，但究竟采用哪种公式尚无一致意见，常用公式见表3-1。

表 3-1 常用烧伤休克补液公式的具体内容

公式名	烧伤后第 1 个 24 小时			烧伤后第 2 个 24 小时		
	电解质溶液/ [mL/(kg·1% TBSA)]	胶体液/ [mL/(kg·1% TBSA)]	水分/ mL	电解质溶液/ [mL/(kg·1% TBSA)]	胶体液	水分/ mL
Evans 公式	1.0	1.0	2000	0.5	0.5	2000
Brooke 公式	1.5	0.5	2000	0.75	0.25	2000
Parkland 公式	4.0	—	—	—	500~2000	※
Monafo 公式	2.0	—	—	1.0	—	—
第三军医大学公式	1.0	0.5	2000	0.5	0.25	2000
瑞金医院公式	0.75	0.75	3000~4000	0.375	0.375	3000~4000
解放军第三、四医院公式	0.9~1.0	0.9~1.0	3000~4000	0.7~0.75	0.7~0.75	3000
第三军医大学延迟复苏公式	1.3	1.3	2000	0.5	0.25	2000

注：水分为质量浓度 50g/L 的葡萄糖溶液，"※"指维持尿量 30~50mL/h；Brooke 公式、Parkland 公式、瑞金医院公式中的电解质溶液为乳酸林格液，Monafo 公式中的电解质溶液为质量浓度 30g/L 的氯化钠或 250mmol/L 的复方乳酸钠；在烧伤后第 2 个 24 小时中，Parkland 公式中胶体的单位为 mL，其余公式中胶体的单位为 mL/(kg·1% TBSA)。

推荐意见：①补液公式只是预计量，实际补液（特别是电解质溶液、胶体液）需要根据治疗反应随时调整。原则上，上述公式均可根据具体情况使用；②一般中等面积和大面积烧伤，可应用第三军医大学公式预算补液量；③特大面积烧伤可依据实际面积，按照 Evans 公式或 Brooke 公式预算补液量；④烧伤延迟复苏可按照第三军医大学延迟复苏公式预算补液量，早期必须在严密监护下快速补充液体，以尽快恢复血容量；⑤按 Parkland 公式补液量大，使用不当可能出现液体超载现象，建议尽量不用，或仅在血浆供应困难和成批烧伤早期现场救治时使用；⑥按 Monafo 公式（高渗钠溶液）补液量小，液体负荷轻，扩容迅速，但不良反应也较明显，目前应用较少，可早期用于胶体液来源困难、心肺功能负担较重及高原缺氧环境下的烧伤补液；应用时必须严密监测血钠、渗透压，大面积烧伤患者应慎用。

（二）常用液体

1. 胶体液

胶体液包括全血、血浆、人血白蛋白和血浆代用品。通过补充胶体液可以增加血浆胶体渗透压，维持有效循环血容量。①全血：在补充一定量的电解质溶液后或遇红细胞降低等情况，可适当补充全血。②血浆：常用新鲜血浆和冻干血浆。③白蛋白：分为人胎盘血白蛋白和人血白蛋白，其扩容作用比血浆好，对提高胶体渗透压有明显作用，因其扩容作用强而迅速，故小儿和老年患者稀释后使用较为安全。④血浆代用品：包括多糖类及蛋白质的水溶液，常用的有右旋糖酐、羟乙基淀粉和明胶，24 小时内，血浆代用品用量一般不宜超过 2000mL；低分子右旋糖酐可维持胶体渗透压，兼有降低血液黏度、改善微循环的作用；中分子右旋糖酐升高血压、增加尿量的作用较血浆迅速，但维持时间较短，大量使用可影响单核吞噬细胞的功能，引起血小板减少，易发生出血倾向，甚至导致肾功能衰竭，并干扰血型鉴定；40g/L 琥珀酰明胶中电解质含量、pH 值与人体血浆的相近，主要用于扩充血容量。

2. 电解质溶液

电解质溶液用以补充细胞外液，输入后短时间内有明显的扩充血浆容量的作用。①生理盐水：为等渗氯化钠溶液，输入生理盐水的同时应按 2∶1 的比例输入 12.5g/L 的碳酸氢钠溶液。②平衡盐溶液（乳酸林格液）：其电解质成分和晶体渗透压与血浆的近似，大量输入后不会引起高氯性酸中毒。③碳酸氢钠溶液：适当补充碳酸氢钠，可以纠正酸中毒。当发生大面积深度烧伤、高压电烧伤和较严重的热压伤时，红细胞大量破坏以及肌肉组织分解产生的血红蛋白和肌红蛋白易沉积于肾小管内，造成肾功能损害，为碱化尿液需要补给适量的碱性药物时，可将 50g/L 碳酸氢钠 125mL 加入 375mL 的生理盐水（即等渗碱液）中输入。④高氧电解质溶液，高氧电解质溶液可代替电解质溶液，在扩充血容量的同时，也可溶解氧直接提供给组织细胞利用，使组织细胞由乏氧代谢迅速转为有氧代谢，改善重要脏器的缺氧状态。

3. 水分

常用 50g/L 或 100g/L 的葡萄糖溶液，通常成人每天补充量为 2000mL；遇有气管切开、腹泻等情况时，应适当增加；烧伤患者使用悬浮床治疗时，创面水分蒸发量明显增多，应额外补充水分 1000～1500mL。每天经皮肤、呼吸道和尿丧失的基础水分成人为 2000～3000mL，儿童为 70～100mL/kg，婴幼儿为 100～150mL/kg，如存在环境温度较高（如使用热风机、红外线灯照射）、体温较高或气管切开等情况，则水分蒸发量也增多，就需要增加水分的补充。

（三）特殊情况下休克的容量补充

1. 成批烧伤的容量补充

（1）迅速赶至现场，根据伤情立即进行静脉补液或口服补液后，尽快将患者转送至上一级医疗机构治疗，避免造成休克，延迟复苏。

（2）优先处理危重患者。医护人员赶到现场后应迅速进行伤情分类，优先抢救危重患者，迅速建立静脉通道补液，及时、快速、充分的补液复苏是危重烧伤患者平稳度过休克期的关键。

（3）根据临床指标，掌握补液原则。成批烧伤时条件受限，难以开展血流动力学监测，可主要用尿量、血细胞比容和碱缺失等临床指标反映复苏效果，调整复苏补液量和速度。

2. 体表烧伤合并吸入性损伤的容量补充

容量补充的关键是处理好抗休克大量补液与吸入性损伤肺水肿的矛盾。一般体表烧伤合并吸入性损伤患者的体液丧失量高于同等面积单纯烧伤患者的体液丧失量（如单纯重度吸入性损伤患者的有效血容量降低程度约与 30% TBSA 烧伤患者的相当）。早期补液量不应有意限制，以保证组织良好的血液灌注。建议在第三军医大学公式基础上适度增加，但必须严密监测治疗反应、血流动力学指标和肺水肿量等，以精确指导补液。切勿盲目输入过多液体，以防加重肺水肿。液体种类选择：早期应用胶体液或电解质溶液均无大的差别，以尽快纠正休克为宜，但应维持血浆白蛋白在 30g/L 以上。

3. 烧伤休克延迟复苏的容量补充

烧伤休克延迟复苏是指烧伤后由于交通不便、医疗条件和（或）医疗水平所限等，致使患者烧伤后未能及时有效地进行补液治疗，入院时已出现严重休克，这是烧伤患者死亡的重要原因。

烧伤休克延迟复苏应快速补液纠正休克，烧伤后第 1 个 24 小时补液总量常需增加，可参照以下补液公式和方法。烧伤后第 1 个 24 小时预计补液量（mL）=烧伤总面积（% TBSA）×体重（kg）×2.6mL（胶体液与电解质溶液之比为 1:1，各为 1.3mL）+2000mL 水分。在严密的血流动力学监测下，复苏的前 2~3 小时可视情况将第 1 个 24 小时液体总量的 1/2 快速补入，另 1/2 于余下时间均匀补入。烧伤后第 2 个 24 小时预计补液量（mL）=烧伤总面积（% TBSA）×体质量（kg）×1mL（胶体液与电解质溶液比为 1:1，各 0.5mL）+2000mL 水分，于 24 小时内均匀补入。

延迟复苏快速补液应遵循以下原则：①迅速恢复心输出量，于短时间内快速输入较大量的液体；②确保患者心肺安全，快速输液必须在严密的血流动力学监测下进行。盲目快速补液，可能造成肺水肿和心力衰竭；③不能单纯依赖尿量指导补液，应以监测心输出量及肺动脉压、肺动脉楔压、中心静脉压等血流动力学指标为主，辅以血乳酸、碱缺失和尿量监测。

4. 老年和儿童烧伤的容量补充

老年和儿童烧伤患者均容易发生休克，容量补充应掌握的总原则为控制总量、控制速度、增加胶体、电解质溶液和胶体液混输、严密监测、精细调整、避免波动、平稳度过。儿童补液量应相对较多，一般按 1.8~2.0mL/（kg·1% TBSA）计算烧伤后第 1 个 24 小时的电解质溶液和胶体液补液量，基础水分儿童按 70~100mL/kg、婴幼儿按 100~150mL/kg 计算。小儿头面部烧伤时补液量应根据情况适当增加。尿量一般维持在 1mL/（kg·h），血压 ≥10.6kPa（80mmHg），脉压 ≥2.67kPa（20mmHg）。血细胞比容：0~3 岁小儿维持在 0.33~0.38，4~12 岁小儿维持在 0.39~0.43。将血浆晶体渗透压维持在 280~310 mOsm/kgH_2O，将尿渗透压与血渗透压之比维持在 >1.3。

老年患者烧伤总面积 > 10% TBSA 或Ⅲ度烧伤面积 > 5% TBSA 均应补液。烧伤总面积不及 10% TBSA（Ⅲ度不及 5% TBSA），有心、肺、肾功能障碍者仍应补液，但要限量，并需密切观察患者对输液的反应。根据监测指标指导补液，补液速度要均匀，忌快速补液和冲击试验，在能达到纠正休克的前提下，尽量控制输液量，以免发生急性肺水肿和心力衰竭。每小时尿量维持在 0.5mL 左右，密切观察患者心、肺、肾和其他脏器功能的变化。

5. 颠簸条件下的抗休克治疗

运送途中遇道路崎岖或海上救援时海浪造成剧烈颠簸，可造成患者迷走神经兴奋，使心率减慢，心室肌和心房肌收缩能力减弱，房室传导速度减慢，加之烧伤后机体处于休克状态，使心功能严重下降，导致心血管系统功能紊乱。颠簸条件下，除按常规方法治疗烧伤休克外，还应加强对患者的心功能扶持，必要时应使用调整心脏自主神经平衡的药物。对有晕动症者，可应用抗晕动症的药物。

（四）动力扶持

在抗休克治疗中，除了补充血容量外，还应及早予以"动力扶持"，使心肌及其他组织细胞免受缺血缺氧损害，防止盲目过量补液引起容量超载、减少脏器并发症。

1. 防治心肌缺血，扶持心脏动力

在充分补充血容量后，应用小剂量舒张心肌微血管的药物减轻心肌缺血损害。必要时可用去乙酰毛花苷，增强心肌收缩力，增加心输出量。纳洛酮也可增加心肌收缩力，改善微血管血流，升高血压，扩大脉压。亦可视情况给予多巴酚丁胺。

2. 改善心肌能量与代谢

使用极化液改善细胞代谢，应用左卡尼汀改善心肌脂肪酸代谢，应用果糖二磷酸钠改善葡萄糖代谢。

3. 应用血管活性药物

在充分补充血容量的基础上，适当应用血管活性药物可更好地改善微循环。当血压明显降低，短期内又难以扩容使血压恢复时，可使用缩血管药物；在充分扩容后，若患者仍有皮肤苍白、湿冷、尿少、意识障碍等"冷休克"表现时，可使用血管扩张药物，如多巴胺，该药可增强心肌收缩力，具有强心和扩张心肌血管的作用。

4. 应用中药

应用改善心血管功能的中药，如复方丹参注射液、生脉注射液、黄芪注射液、三七总皂苷注射液等，这些中药均有改善心肌缺血，减轻心肌缺血损伤的作用；血必净注射液有助于改善血液流变学指标的异常；山莨菪碱也有改善微循环的作用，但应在补充血容量后用药，若用药后患者心率加快，则应减慢静脉滴注速度并严密观察。

（五）其他治疗

烧伤休克除上述"容量补充 + 动力扶持"措施外，还应视情况给予下列治疗。

1. 镇静、止痛

适当的镇静、止痛能使患者获得良好的休息，减少能量消耗。其中应用冬眠疗法时应注意以下几点：①定时观察血压、脉搏、呼吸和尿量变化；②抢救现场或转送途中，不宜使用冬眠药物；③搬动或翻身时，忌抬高头部；④应先补足血容量再用药，以防血压骤降，血压下降明显时，可减慢药物输入速度，同时加快补液，若难以恢复，则可应用升压药物。

2. 应用氧自由基清除剂

烧伤休克期发生的缺血再灌注损伤，可使体内大量氧自由基堆积，造成细胞损伤，可应用甘露醇、维生素 C、维生素 E 等予以清除。

3. 保护、改善重要脏器功能

（1）保护心功能：防止心肌损害，增强心肌收缩力，增加心输出量。

（2）保护肺功能：防止因过多、过快输液而引发肺水肿。中、重度吸入性损伤或面颈部明显肿胀，有呼吸道梗阻可能者，应行预防性气管内插管或气管切开，当 $PaO_2 < 8kPa$、$PaCO_2 > 6.67kPa$ 时，可采用呼吸机辅助呼吸。

（3）保护肾功能：尿量少、尿比重高时，应输入水分或补充血容量；尿量少、尿比重低时，可给予呋塞米，同时输入胶体液。急性肾功能衰竭时，应按急性肾功能衰竭处理。血红蛋白尿和肌红蛋白尿的处理原则：①增加补液量，加快补液速度，使尿量维持在 $70 \sim 100mL/h$；②给予溶质性利尿剂，使短期内尿量增加，以利于血红蛋白或肌红蛋白尽快排出；③给予碱性溶液，使尿液碱化，以防因血红蛋白或肌红蛋白沉淀而堵塞肾小管。

（4）保护胃肠道功能：应用抑酸药物（如奥美拉唑、兰索拉唑等）降低胃液氢离子浓度。尽早进行肠道喂养/营养，改善胃肠道血液灌流，有利于纠正休克；补充特殊营养素，如谷氨酰胺等，促进损伤黏膜修复。

4. 应用抗生素

采用适当的抗生素防治感染是治疗休克的重要措施，纠正休克也是预防早期感染的基本要求。

5. 使用激素

在严重烧伤休克时，糖皮质激素可提高患者对有害打击的耐受力，减轻患者的中毒症状，改善血流动力学和氧代谢指标。一般使用冲击给药的方法，不宜长期用药。

6. 使用抗炎药物

抗炎药物，如乌司他丁，具有抑制溶酶体酶释放、抑制心肌抑制因子产生、清除氧自由基及抑制炎症介质释放的作用，可减轻心肌损害。

7. 胰岛素治疗

休克期应用胰岛素可降低大面积烧伤患者复苏所需胶体液量/电解质溶液量，增加尿量，同时还可以起到减轻组织损伤程度和保护脏器功能的作用。

8. 治疗性血浆交换

对难治性烧伤休克，血浆交换可改善血乳酸水平，提高平均动脉压和尿量，稳定病情。

五、烧伤休克的监测

抗休克过程中可监测以下指标，以评估休克复苏效果，调整治疗。

1. 尿量

一般维持成人尿量在 50~70mL/h[小儿 1~2mL/(kg·h)]，老年人、合并心血管疾病或脑外伤者尿量不超过 50mL/h。对磷、苯等化学烧伤及电烧伤、挤压伤患者，应适当增加尿量，以利于排出有毒物质。

2. 意识

意识清楚表示中枢神经系统灌流良好，反之则表示脑细胞缺血缺氧。当发生意识障碍时，除血容量和灌流因素外，还应考虑是否有呼吸道梗阻、吸入性损伤、一氧化碳中毒、脑水肿、颅脑外伤、碱中毒等。

3. 口渴

轻、中度烧伤患者的口渴症状经过口服或静脉补液后多可在数小时后缓解，而大面积烧伤患者的口渴症状可延续至水肿回吸收期，因此不能仅以口渴作为调整补液速度的指标。

4. 末梢循环

皮肤黏膜色泽转为正常，肢体转暖，静脉、毛细血管充盈，动脉搏动有力，表明患者对休克治疗反应良好。

5. 血压和心率

应维持患者收缩压在 100mmHg 以上、脉压 >20mmHg、心率 100~120 次/分。如果血压和心率波动较大，则表示循环尚未稳定。

6. 呼吸

呼吸不平稳可影响气体交换量，导致缺氧或二氧化碳蓄积，以加重休克或使复苏困难，应力求维持呼吸平稳。

7. 血液流变学与血液浓缩

应尽可能使患者血细胞比容、血红蛋白和红细胞计数接近正常。患者烧伤后第 1 个 24 小时血细胞比容能否降至 0.45~0.50，可作为评估特重度烧伤休克早期复苏补液是否满意的参考指标。

8. 水、电解质和血浆渗透压

监测血浆晶体渗透压和胶体渗透压，特别是在输入高渗盐溶液时。血浆晶体渗透压应该维持在 280~330mOsm/kgH$_2$O，血浆胶体渗透压应该维持在高于 16mmHg 的水平。

9. 血流动力学参数

可采用脉搏轮廓心排血量监测技术或放置漂浮导管行血流动力学监测。当患者中心静脉压低于正常下限(0.49kPa)时，应加快补液。若血压低，而中心静脉压反而升高，则应减慢输液速度，防止心力衰竭和肺水肿。监测患者肺动脉压、肺动脉楔压、心输出量、心脏指数、左心室做功指数、右心室做功指数、周围血管阻力、肺血管阻力和血管外肺水量，可较精确地指导休克的治疗。采用脉搏轮廓心排血量监测技术监测患者心脏指数、全心舒张末期容积、胸腔内血容积和每搏变异度有助于指导严重烧伤患者的容量管理，避免补液过少或补液过多；联合应用肺血管通透性指数、血管外肺水指数和胸腔内血容积等参数，有助于预测过多补液导致肺水肿发生的风险。

10. 血气分析

血气分析可判断机体缺氧与二氧化碳潴留情况。应维持 PaO_2 在 10.64kPa 以上，$PaCO_2$ 在 $3.99 \sim 4.66kPa$，使酸碱基本保持平衡或略偏酸，宁酸勿碱，切忌因补碱过量而影响氧的交换。

11. 碱缺失和血乳酸

碱缺失能反映容量丢失引起组织缺氧的真实情况，血乳酸是反映缺氧和复苏效果的较好指标。

12. 胃肠黏膜内的 pH 值

黏膜灌注不良和组织缺血缺氧时，胃肠黏膜内的 pH 值降低。

13. 组织氧合情况

监测混合静脉血氧浓度、氧饱和度、氧分压，计算氧含量、氧供指数、氧耗指数，可反映微循环灌流和组织代谢的整体状态。

六、注意事项

休克治疗注意事项"32 字诀"：越早越好、酌情加减、前紧后松、灵活掌握、及时调整、综合治疗、加温输液、减少干扰。

（1）补液时机：越早越好。烧伤后不补液或少补液就急于转运，可导致患者入院时已发生严重休克，容易引发感染和脏器功能不全。

（2）补液总量：酌情加减。遵循"有公式可循，不唯公式而行"的原则，根据治疗反应，随时调整补液量、补液速度和补液成分，"需多少，补多少"，在满足抗休克监测指标要求的情况下尽量少给，切忌过多，以免加重心肺负担，甚至导致腹腔间隙综合征。

（3）补液速度：前紧后松。早期快一些、多一些，力求短期内补足有效血容量，使患者不发生休克或已发生休克者能得到迅速控制。在快速补液时，应严密注意心肺情况，以防发生心力衰竭、肺水肿。

（4）胶体应用：灵活掌握。根据伤情并结合当时的血浆来源而定。对大面积烧伤、Ⅲ度烧伤者，可增加胶体比例；对小儿和老年烧伤患者，也应适当提高胶体比例。有下列情况之一者，可考虑输部分全血：①Ⅲ度烧伤面积超过 30% TBSA；②血红蛋白尿持续数小时或逐渐加重；③用血浆治疗后休克不见好转，血细胞比容低于正常；④烧伤合并严重出血；⑤深度电烧伤，组织损伤严重；⑥血浆来源困难。

（5）及时调整：根据监测指标及时调整补液量、液体种类，其他治疗亦不可拖延。

（6）综合治疗：补液是防治烧伤休克的主要手段，但不能单纯依赖补液治疗休克，还应加强心肌和其他脏器功能保护及辅助治疗。对补液反应不佳的病例，应寻找原因，及时处理，防止因一味盲目加快补液导致液体超载而引起并发症。

（7）加温输液：维持体温在正常范围是抢救休克的基本条件，特别是在环境温度较低时。加温输液可防止体温不升、寒战，减少机体耗氧量，减轻心肺负担，改善微循环和血液流变学指标。

(8)减少干扰：对大面积烧伤休克期患者的创面可行简单清创等处理，尽量减少不必要的干扰，必要时使用镇痛、镇静药物，使患者得到较好的休息。

七、护理要点

(1)评估患者烧伤的原因、面积、深度、部位及有无合并症等。

(2)密切观察患者的生命体征，并做好详细记录，每小时至少记录 1 次。有条件时可行持续心电监测，对心率、血氧饱和度等进行监测。

(3)体位护理。烧伤部位、伤情不同，则对体位的要求不同。头面部烧伤，如无休克，则给予去枕正中后仰半卧位；颈部烧伤，给予头后仰位；四肢烧伤，给予肢体抬高外展位；会阴部烧伤，给予"大"字卧位；如有休克，则给予休克卧位。

(4)遵医嘱持续吸氧。

(5)静脉输液的护理。迅速建立两条静脉通道，选择粗且直的静脉，以保证快速补液治疗；按补液原则遵医嘱，晶体、胶体、水分搭配进行输入，输入过程中根据尿量等临床指标及时调整补液速度，并做好静脉管道的护理；延迟复苏时的补液量与时间分配要打破输液公式的限制，在尽可能短的时间内纠正有效循环血容量的不足。

(6)尿管、胃管的护理。留置导尿，保证尿管固定好且通畅；观察尿液的颜色、性状及尿比重，如有异常，则留取标本送检并及时报告医师；定期更换尿管；做好尿道口护理；遵医嘱留置胃管，可鼻饲流食，少量多次，每次 50～100mL，按胃管护理常规做好胃管的护理。

(7)创面的护理。对采用暴露疗法者，应保持创面清洁干燥，避免创面长期受压，接触创面的物品均应经高压蒸汽灭菌处理。对采用包扎疗法者，应观察敷料是否清洁、有无渗出，并注意观察肢端末梢血运情况。

(8)严格控制探视和陪护人员的数量，预防感染。

(9)遵医嘱采血，检查各项血生化指标，留取尿、便标本。

(10)保证用药安全。如血管活性药物一定要在充分补充血容量的基础上使用；镇痛、镇静药物原则上尽量少用或不用，若疼痛难忍时，则可遵医嘱给予盐酸哌替啶肌内注射，用量不可过大，以免掩盖病情，伴有吸入性损伤、颅脑损伤者禁用。

八、健康教育

(1)向患者和家属解释烧伤后 48 小时内为休克期，体液渗出多，水肿严重。介绍烧伤后创面水肿、回吸收、愈合及治疗过程，以减轻和消除患者和家属不必要的担忧，取得其配合。

(2)向患者和家属讲解休克期患者口渴时禁止大量饮水的原因，使其了解如果盲目地满足患者饮水需要，就可能会诱发呕吐、腹泻、胃扩张等不良反应，取得患者和家属理解，从而更好地配合治疗与护理。

第二节　烧伤创面

烧伤创面治疗是指用各种手术方式或非手术方式创造适宜创面愈合的环境,达到尽快封闭创面,完成再上皮化的目的。它贯穿于烧伤治疗的始终,是烧伤治疗的精髓。恰当的处理方式有助于缩短创面愈合时间,提高创面愈合质量。创面治疗的好坏,关系到患者形态与功能的转归及预后,是判断烧伤治疗质量的标准。处理的原则是清洁保护创面、去除坏死组织、预防控制感染、减轻患者疼痛、促进创面愈合、减少瘢痕、最大限度恢复功能。在处理浅度创面时,要避免感染,保留残存的上皮组织,为再上皮化提供适宜的愈合环境。而在处理深度创面时,应尽早去除创面坏死组织并予以覆盖,使创面永久闭合,对在深度烧伤创面修复过程中裸露的新生肉芽组织应适时覆盖。

一、烧伤创面的非手术处理

(一)冷疗

冷疗是指置烧伤部位于相对低温的环境中,使烧伤局部因冷却而达到治疗目的。及时正确的冷疗能阻止热力因素继续向深部组织损害,防止创面进一步加深;能迅速降低局部温度,减轻疼痛;能减慢组织代谢,使局部血管收缩,减少渗出,从而减轻创面的水肿程度;还能起到清洁创面的作用。

护理注意事项:水温以15~20 ℃为宜,越早实施冷疗越好。四肢烧伤用冷水冲洗或浸泡均可,对头面部、躯干等不适合冷水浸泡的部位可以进行冷敷。一般至冷疗停止后不再有剧痛为止,多需0.5~1小时。冷疗以小面积的Ⅱ度烧伤为主,以烧伤总面积不超过20%为度,对于Ⅲ度烧伤,尤其是大面积Ⅲ度烧伤,则不宜进行冷疗。当在寒冷的环境中进行冷疗时,应注意患者保暖和防冻。

(二)早期清创

早期清创是指对烧伤创面及其周围的健康皮肤进行清洁处理,以减轻创面污染,利于创面愈合。其目的是去除异物、清洁创面、防止感染、减轻疼痛、减少创面渗出和水肿,根据伤情轻重、创面深浅给予恰当的处理,为预防并发症和促进创面愈合打好基础。

(1)清创方法:主张"简单"清创法。"简单"清创法是指用冲洗的方法清洁创面及其周围的正常皮肤,对浅度创面疱皮除污染严重的外不予清除。清创的基本流程:去除焦痂或相邻的创面毛发,剪除指甲,用清水将创面周围的皮肤清洗干净,以大量无菌等渗盐水冲洗创面,并用纱布轻轻蘸拭。浅Ⅱ度创面的水疱不予移除,保留疱皮,小水疱表面消毒后抽去水疱液,大水疱低位剪小口引流。对深Ⅱ度及Ⅲ度的坏死脱落表皮应剪除,然后实施有效的创面保护,如选用合适的外用药物、用敷料覆盖伤口等。

(2)适应证:①各种原因造成的中、小面积烧伤;②大面积烧伤经治疗后生命体征平稳者。

（3）禁忌证：烧伤后生命体征不平稳者。

（4）护理注意事项：①注意保暖，室温维持在28~30℃；②清创时在患者身下铺无菌单及消毒的防水布，防止污染床单位；③清创应在患者全身状况良好、无休克或休克已控制后实施，清创过程中要注意观察患者的生命体征和精神状态；④清创前或实施过程中，视病情需要给予镇痛、镇静药物，常用盐酸哌替啶肌内注射。疑有颅脑外伤、吸入性损伤者、老年患者及小儿不宜使用。

（三）包扎疗法

包扎疗法是指用消毒的敷料包扎创面，使之与外界隔离。闭合性敷料可防止外界刺激，使创面不受外界细菌污染，避免创面因活动而损伤、减轻患者疼痛；可充分引流渗液，减少热量丢失及创面的水分蒸发，使创面保持湿润，为再上皮化提供一个适宜的环境，以利于创面修复。

（1）方法：内层敷料采用单层引流良好的油质纱布、生物合成敷料、人工皮、异体（种）皮等，内层敷料应与创面紧贴，避免引流不畅、积液。外层敷料用透气性好、吸水性好的脱脂纱布、棉垫或一次性烧伤敷料。应保证各层敷料平整，最后用绷带均匀地加压包扎，使敷料与创面紧密接触。敷料的厚度应根据创面渗出多少而决定，渗出期创面敷料厚度应达3~5cm，回吸收期厚度为2~3cm即可，包扎范围应超过创缘3~5cm。

（2）适应证：①门诊患者，需要转运的单个或少量患者；②不能合作的患儿或躁动者；③寒冷季节无条件使用暴露疗法者；④四肢、躯干烧伤者；⑤有新鲜肉芽的创面；⑥特殊部位手术后。

（3）禁忌证：①严重感染（尤其是绿脓杆菌感染）的创面；②头面部早期的烧伤创面、会阴部的烧伤创面；③大面积烧伤需要保痂治疗者。

（4）护理注意事项：①嘱患者抬高患肢至高于心脏水平，以促进静脉与淋巴回流，减轻体液渗出期的组织肿胀，定时翻身，使包扎创面交替受压，避免感染；②密切观察患肢末梢血液循环情况，如肢端动脉搏动、皮肤颜色及温度；③包扎时松紧适宜，压力均匀，达到要求的厚度和范围，不能过松，也不能过紧，若过松，则敷料会脱落并使创面外露，若过紧，则会影响末梢血液循环；④保持敷料清洁干燥，及时发现感染征象，如发热、伤口异味、疼痛加剧、渗出液颜色改变等，需加强换药及抗感染治疗，必要时可改用暴露疗法；⑤利用支具、石膏、夹板等保持关节和肢体处于对抗挛缩的功能位，防止挛缩造成畸形。

（四）暴露疗法

暴露疗法是将烧伤创面暴露于清洁、干热的空气中，不用敷料覆盖或包扎，使创面渗液及坏死组织干燥成痂，以达到暂时保护创面的目的。

（1）适应证：①大面积烧伤，成批烧伤；②严重污染或霉菌、绿脓杆菌感染的创面；③头面、颈、臀、会阴部位的烧伤创面；④炎夏季节的烧伤。

（2）禁忌证：①肉芽创面；②寒冷的急救现场；③门诊患者；④不配合的儿童或精神障碍者。

（3）护理注意事项：①严格消毒隔离制度。保持病室清洁，空气流通，温度28～32℃，湿度适宜，每日进行空气消毒两次，床单、被罩等均经高压蒸汽灭菌消毒，对室内其他物品每日用消毒液擦拭消毒，对便器用消毒液浸泡。②规范无菌操作，严格进行手卫生，避免发生医院内交叉感染。③保持创面干燥。可使用烤灯、远红外线治疗机、吹风机等保持创面干燥，避免感染。渗出期应定时用消毒敷料吸去创面过多的分泌物，对创面涂抗菌药物，以减少细菌繁殖，避免形成厚痂。若发现痂下有感染，则应立即去痂引流，清除坏死组织。④定时翻身或使用悬浮床、翻身床交替暴露受压创面，避免因创面长时间受压而影响愈合。⑤创面已结痂时，注意避免痂皮裂开，引起出血或感染。对极度烦躁或意识障碍者，应适当约束其肢体，以防抓伤。

（五）半暴露疗法

半暴露疗法是指清创后在创面上覆盖一层抗菌纱布或人工敷料，不用外敷料包扎。

（1）方法：将涂有抗菌药物或其他外用药物的纱布平整地紧贴于烧伤创面，不留空隙，不包扎。

（2）适应证：①浅Ⅱ度烧伤，包扎1～2天后；②坏死组织少且感染轻的深Ⅱ度创面；③自体、异体/种皮混合移植7天左右；④供皮区术后包扎5～7天；⑤脱痂、剥痂术后；⑥头面、颈、臀、会阴烧伤创面。

（3）禁忌证：①肉芽创面；②严重污染或溶痂创面。

（4）护理注意事项：①创面无感染迹象，可不换药，若出现感染，纱布下会积液、积脓，则需剪小孔探查，对感染创面要每日换药，创面清洁后改用包扎疗法；②纱布应与创面等大，勿使创面裸露；③纱布应与创面贴紧，勿留空隙，以免发生积脓。

（六）湿敷法

湿敷法常与暴露、包扎等疗法交替使用，湿敷可使创面上的脓汁、脓痂、坏死组织等得以引流与清除，加速创面清洁。

（1）适应证：①烧伤残余创面；②肉芽创面；③溶痂创面。

（2）禁忌证：①保痂创面；②大面积创面，坏死组织多；③脓毒症患者创面。

（3）护理注意事项：①湿敷常用等渗盐水或其他消毒液，或根据创面细菌培养的药敏结果选择敏感抗生素，肉芽水肿创面可用2%～3%高渗盐水；②根据创面感染程度和纱布吸附脓液的量更换敷料，一般每6～12小时更换一次；③湿敷时一次面积不宜过大，应控制在15%以下，以免引起高热、寒战等中毒症状，面积大而持久的湿敷有发生全身性感染的可能；④湿敷纱布不可过湿，以免浸渍创面。

（七）浸浴或浸泡

浸浴或浸泡是将患者的身体全部或部分浸于温热盐水或药液中一定时间，以达到清除创面脓液和坏死组织、减少创面细菌和毒素、减轻换药疼痛、促进血液循环、改善功能的目的。

（1）适应证：①感染严重的创面行植皮手术前的准备；②感染创面及促使焦痂分离的创面；③严重烧伤后期全身残留散在的顽固小创面；④烧伤创面愈合后行功能锻炼阶段。

（2）禁忌证：有严重心肺合并症、女性月经期、一般情况差、有发生虚脱倾向者。

（3）护理注意事项：①室温 28～30℃，水温 38～40℃，一般高于体温 1～2℃；②首次浸浴时间不超过 30 分钟，以后逐渐延长至 1～1.5 小时；③保持各个管道通畅，对气管切开者应防止浸浴液进入气道；④浸浴前测量患者的生命体征并嘱其排便；⑤浸浴中观察患者病情变化，可口服糖盐水或继续进行静脉补液，若患者出现虚脱症状，则应立即停止浸浴；⑥浸浴后迅速用纱布擦干水分，保暖，测量生命体征，尤其应注意体温的变化。

二、烧伤创面的手术处理

(一)深度烧伤焦痂切开减张术

1. 环形焦痂的危害

①肢体和躯干环形深度烧伤后，坏死组织凝固变性，形成一层硬如皮革的焦痂，因其无弹性，环形焦痂限制了深层组织水肿向外扩展，使痂下压力逐渐增高，产生持续的压迫作用；②肢体受环形焦痂的压迫，肿胀更加剧烈，形成恶性循环，可引起筋膜间隙综合征，导致神经肌肉缺血坏死，指（趾）端乃至整个肢体坏死，严重者可引起肾功能衰竭；③颈部和躯干环形焦痂还会压迫气管和胸廓，甚至造成呼吸困难，导致呼吸功能衰竭。

2. 环形焦痂压迫的临床表现

①肢体疼痛进行性加重，与烧伤的程度相符；②肢体远端动脉（桡动脉、足背动脉）搏动减弱或消失；③肢体远端肿胀、麻木或失去知觉，温度降低；④有颈、胸部焦痂的患者可出现非呼吸道梗阻所致的烦躁不安、谵妄、意识障碍等缺氧表现。

3. 焦痂切开减张术的优点

焦痂切开减张术可改善肢体血液循环，减轻气管和胸廓受压，增大胸廓活动度，改善缺氧状况。对环形焦痂必须尽早切开减张。

4. 焦痂切开减张术的方法

①需要切开的焦痂皆为深Ⅱ度或Ⅲ度创面，切开减压时无须麻醉，在床旁即可进行，纵向切开焦痂深达深筋膜层，切开焦痂后，用手指触探深筋膜下的组织张力，如压力较大，可继续将深筋膜切开，彻底减除压力；②切开减压后，在切口内填塞碘伏纱布、异体皮或人工生物敷料，防止感染并保护创面；③做好切口设计，可沿肢体的外侧和内侧中线（包括手、足）切开焦痂，在躯干部可沿双侧腋前线纵行切开焦痂达肋缘下，如仍有呼吸困难，可沿腹部肋缘做横向切口，以改善呼吸；④切口长度要超越焦痂边界，延伸到浅度烧伤创面甚至正常皮肤，深达筋膜层。电烧伤或严重的热压伤，常伴神经、肌肉坏死，对有深度水肿者需要切开筋膜减压。

5. 焦痂切开减张术的注意事项

①焦痂切开减张术为急诊手术，不可拖延、不可等待肢体的体征完全出现；②减张切开时，勿损伤皮神经，并尽可能不损伤皮下血管；③对非环形烧伤且不会导致循环障碍或压迫症状者，不做焦痂切开减张；④当深筋膜下组织压力过高时，应切开深筋膜。

（二）削痂术

削痂术是采用削痂法去除烧伤创面坏死组织的术式，主要用于深Ⅱ度烧伤和Ⅲ度偏浅烧伤创面的处理。

1. 削痂术的优点

①去除坏死组织的同时可最大限度地保留有活力组织，较好地保留肢体轮廓，愈后外形饱满、有弹性、功能恢复较好；②早期削痂能加速创面愈合、减轻创面进行性加深、减少创面毒素吸收和感染；③缩短患者住院时间，减轻愈后瘢痕增生，减少后期整复手术次数。

2. 削痂术的手术时机

①轻、中度火焰烧伤者全身无特殊情况，伤后立即削痂；小儿烫伤，不宜过早削痂。②重度、特重度烧伤者如果休克已纠正，患者全身情况稳定、能耐受手术，则也可在休克期削痂。

3. 削痂术的方法

①绑止血带时，深Ⅱ度创面削痂应呈瓷白色，组织致密、湿润、有光泽，肉眼看不到栓塞的血管网；松开止血带创面出现密布针尖样的出血点，表示已削至合适的层次。②基底出现未烧伤的脂肪颗粒，可能削痂过深。不绑止血带的创面应削至创面有均匀密布针尖样出血点为止。③对不易判断深浅的创面也可用亚甲蓝染色法。将拟削痂创面在术前24小时用亚甲蓝包扎，坏死组织无血液循环，被染成蓝色后不被吸收，健康组织由于血液循环良好，蓝色可被吸收，削痂时只需将染色组织削除即可。

（三）磨痂术

磨痂是指用磨痂工具，在烧伤创面上进行磨、擦，清除坏死组织，以磨至创面有针尖样出血或者组织泛红达到健康组织层，是处理深Ⅱ度创面的方法。

磨痂术的优点：①对正常组织的损伤轻，与切、削痂相比，可更精确地去除坏死组织，更多地保留上皮组织和皮肤附属器；②可减轻局部炎症反应；③改善创面微循环；④手术时间短，出血少；⑤缩短创面愈合时间，减少住院天数；⑥降低创面感染及并发症的发生率；⑦减少瘢痕形成，提高创面愈合质量；⑧手术操作简便易行，尤其适用于创面凹凸不平、不易削痂的部位。

（四）切痂术

切痂术是指将深度烧伤皮肤连同皮下脂肪一起切除的方法。通常于深筋膜浅层切除，对于特殊部位，如大腿内侧静脉走行部位，则需保留部分健康的脂肪组织。该方法可用于Ⅲ度烧伤创面的治疗。

1. 切痂术的手术时机

①轻、中度烧伤一般情况好，无休克发生，可于伤后尽早施行；②重度、特重度烧伤首次切痂时间一般为伤后3～5天，要尽早切除烧伤坏死的皮肤组织，尽快封闭创面；③化学烧伤时为了减少毒性物质经创面吸收，防止中毒，应尽早行切痂手术，越早越好。

2. 切痂术的方法

①四肢切痂：先于肢体近端和远端各做环形切开，直达深筋膜平面。在两环形切

开之间，做纵向切开，然后在深筋膜浅层沿脂肪组织和深筋膜交界面用手术刀分离，以免损伤深筋膜，将焦痂连同皮下脂肪组织全部去除。②躯干切痂：在胸部可沿胸骨正中部位做切口，在背部可沿棘突做切口，在腹部因不易辨认深筋膜，可从肌肉部位做切口。彻底止血后用自体皮片或相应覆盖物封闭创面。

第三节　烧伤感染

我国危重烧伤的救治成功率居国际领先地位，目前临床上已对烧伤休克、复苏、创面处理、营养支持、代谢与免疫调理、凝血功能异常的纠正等在危重烧伤救治中的重要性有了深刻的认识，救治措施得到了不断完善。然而死于多器官功能障碍综合征（multiple organ dysfunction syndrome，MODS）的危重烧伤患者，大多经历了烧伤脓毒症阶段。由此看来，感染仍是导致烧伤患者死亡的主要原因之一。

一、烧伤感染的病原菌

临床上受气候环境、医疗卫生条件、经济发展状况、抗生素的使用及病原菌本身的变异等多种因素影响，烧伤感染的病原菌的种类也处在不断变化之中。20世纪60年代，烧伤感染的病原菌主要以金黄色葡萄球菌为主，到20世纪70年代，由于青霉素等抗生素的大量应用，使金黄色葡萄球菌在烧伤感染病原菌中所占比例大幅下降，而铜绿假单胞菌等革兰氏阴性菌所占比例上升，成为烧伤主要的感染病原菌。随着以第三代头孢菌素为代表的针对革兰氏阴性菌的抗生素投入临床，在很大程度上抑制了这类细菌，使其在烧伤感染病原菌中的比例明显降低，特别是铜绿假单胞菌比例较过去有所降低，其结果使金黄色葡萄球菌等革兰氏阳性菌在病原菌中的比例再次增大。

1. 革兰氏阴性杆菌感染

革兰氏阴性杆菌大多为人类肠道的正常菌群，只有当机体抵抗力下降时才引起感染，故多年来被认为是条件致病菌。然而，近年来这些细菌在烧伤感染中的作用变得日益突出，严重威胁着烧伤患者的生命。其共性的原因是上述细菌最适合在腐败组织中生长，而烧伤创面则为这些腐生菌的生长、繁殖提供了得天独厚的条件。此外，大量广谱抗生素的长期应用也是不容忽视的重要因素，在多种革兰氏阴性杆菌中，铜绿假单胞菌毒力最强，是烧伤创面最常见的感染菌种之一。临床上对此类细菌感染的防治多采用暴露疗法，保持创面干燥和外用磺胺嘧啶银等抑制或减缓上述细菌的生长速度，为切削痂植皮封闭创面争取时间。

不动杆菌菌属是仅次于金黄色葡萄球菌和铜绿假单胞菌的最重要的院内感染菌种之一。在不动杆菌中，又以鲍曼不动杆菌感染最为多见。导致鲍曼不动杆菌感染的危险因素包括机械通气、第三代头孢菌素的使用、介入性导管留置天数、过度营养、ICU住院天数、疾病的严重程度等。对于严重烧伤患者而言，感染的危险因素还包括皮肤的天然屏障被破坏、免疫力低下等。

2. 革兰氏阳性球菌感染

在导致烧伤感染的革兰氏阳性球菌中，仍以金黄色葡萄球菌、肠球菌和表皮葡萄球菌最为常见。特别是金黄色葡萄球菌，在烧伤创面愈合之前，其很难从创面上消除，且具有容易入血的特点。金黄色葡萄球菌几乎对每一种抗生素都具有耐药性，应警惕金黄色葡萄球菌感染在烧伤病房的暴发流行。

3. 真菌感染

烧伤患者发生真菌感染的主要因素是免疫力低下、大量使用广谱抗生素、使用肾上腺糖皮质激素及承受各种侵袭性操作（如中心静脉置管、机械通气、留置尿管等）。烧伤感染中最常见的致病真菌为白色念珠菌及其他念珠菌属，其次是毛霉菌和曲霉菌等。这些真菌感染的发病率虽不及细菌感染的高，但其临床表现与细菌感染相似，鉴别诊断困难，若得不到及时的诊断和治疗，则患者常在短期内死亡。

二、烧伤感染的原因

（1）创面大量坏死组织和渗出液成为微生物良好的培养基。

（2）严重烧伤虽伤在体表，但肠黏膜屏障有明显的应激性损害，肠道微生物、内毒素等均可移位，肠道可成为内源性感染的重要来源。

（3）吸入性损伤后继发肺部感染的概率高。

（4）长时间静脉输液。静脉导管感染是最常见的医源性感染。

三、烧伤感染的临床表现

1. 创面感染的局部症状

创面的观察是判断局部感染的主要手段。创面感染的常见症状主要有以下几点。

（1）创面分泌物的颜色、气味和量的变化。不同的细菌感染可产生不同的变化。金黄色葡萄球菌感染为淡黄色黏稠分泌物，溶血性链球菌感染为浅咖啡色稀薄分泌物，铜绿假单胞菌感染为绿色或蓝绿色有霉腥气味的黏稠分泌物，厌氧菌感染可以嗅到粪臭味。

（2）创面出现暗灰或黑色的坏死斑。革兰氏阴性杆菌感染的创面常出现坏死斑。

（3）创面加深或创面延迟愈合。由于细菌侵犯深层的血管导致组织缺血、坏死，创面进行性加深，延迟愈合。

（4）痂皮或焦痂创面上出现褐色或黑色菌斑，多表明有真菌感染。

（5）痂下出现脓液或脓肿。金黄色葡萄球菌感染时痂下可发生脓肿。

（6）肉芽组织水肿、红肿或坏死。

（7）创面周围出现红肿、出血点或坏死斑。

2. 烧伤后全身性感染的临床表现

（1）患者性格改变，初始时仅有些兴奋、多语、定向障碍，继而出现幻觉、迫害妄想，甚至大喊大叫，也有的表现为对周围环境淡漠。

（2）体温骤升或波动幅度较大（1~2℃）。体温骤升者，起病时常伴有寒战；体温不升，常提示为严重的革兰氏阴性杆菌感染。

（3）心率加快（成人常在 140 次/分以上）。

（4）呼吸急促，甚至出现呼吸困难，有时可闻及干、湿啰音。

（5）创面骤变，常可一夜之间出现创面生长停滞，创缘变钝、干枯，出血坏死斑等。

（6）白细胞计数骤升或骤降。

（7）其他（如血糖、脏器功能）等也可有变化。

四、烧伤感染的防治

烧伤感染的防治是多方面的，应提高对感染发生和发展规律性的认识，理解烧伤休克和感染的内在联系，认识到烧伤感染途径的多样性，全面予以防治。

1. 积极纠正休克

防治组织器官缺血缺氧损害，维护机体的防御功能，保护肠黏膜屏障，对预防感染有重要意义。

2. 正确处理创面

烧伤创面（特别是深度烧伤创面）是主要感染源，对深度烧伤创面进行早期切、削痂植皮，是防治全身性感染的关键措施。

3. 合理应用抗生素

抗生素的选择应针对致病菌，关键在于病菌侵入伊始及时用药。因此，应反复做细菌培养，以掌握创面的菌群动态及其药敏情况，一旦发生感染，则应及早有针对性地用药。一般烧伤创面的病菌常为多菌种，耐药性较其他病区高，病区内应避免交叉感染。对严重且并发全身性感染的患者，可联合应用一种第三代头孢菌素和一种氨基糖苷类抗生素，静脉滴注，待细菌学复查结果报告后再予调整。需要注意的是，感染症状控制后，应及时停药，不能用至体温完全正常，因烧伤创面未修复前，一定程度的体温升高是不可避免的，若不及时停用抗生素，则可导致体内菌群失调或二重感染（如真菌感染）。

4. 避免医源性感染

临床工作中医护人员在给烧伤患者做各项治疗和护理时，应严格无菌操作，避免医源性感染的发生，主要从以下几方面进行预防。

（1）预防静脉感染：尽量避免静脉切开和深静脉置管，首选浅静脉穿刺；做好静脉穿刺点及管路的护理。

（2）预防呼吸道感染：对严重吸入性损伤患者进行气管切开后，应做好护理；在进行吸痰、雾化等各项操作的过程中，应严格执行无菌操作。

（3）预防尿路感染：导尿过程中和留置尿管期间的管道护理要严格执行无菌操作；缩短留置尿管的时间，在病情许可的条件下，尽早拔除尿管。

（4）预防敷料、器械、被服及医护人员接触污染：对接触患者创面的用物要严格消毒，医护人员执行各项操作前后要做好手消毒。

5. 其他综合措施

其他措施包括营养支持、水与电解质紊乱的纠正、脏器功能的维护等。营养支持可根据情况应用肠内或肠外营养，尽可能用肠内营养，因其更接近生理状态，可促使肠黏膜屏障的恢复，且并发症较少。

五、烧伤感染的护理要点

1. 密切观察生命体征

当体温 >38.0℃时即给予物理降温，如温水擦浴，头置冰帽，在颈两侧、腋下及腹股沟放置冰袋，饮温开水等；如物理降温效果不明显，体温仍不断升高，且体温 >39.0℃时，则应遵医嘱给予药物降温，用药后 30 分钟复测体温，必要时采血，进行细菌培养。

2. 创面护理

烧伤创面是全身感染的主要来源。对接触创面的敷料，应进行灭菌处理，污染后随时更换，保持清洁干燥；避免创面受压，定时给予翻身，必要时遵医嘱使用悬浮床或翻身床；保持创面周围正常皮肤的清洁，保持床单位清洁、整齐。双手接触创面时，应戴无菌手套。

3. 加强呼吸道管理

保持呼吸道通畅，保证有效氧供。注意预防肺部感染，及时清除呼吸道分泌物；嘱患者主动咳嗽、排痰；协助翻身、叩背；对痰液黏稠者，可遵医嘱行雾化吸入。

4. 静脉通道的护理

对有外周静脉可用者，尽量避免静脉切开和深静脉置管，可使用浅静脉留置针。对病情需要深静脉置管者，应做好置管部位的护理。

5. 泌尿道的护理

大面积烧伤患者卧床时间长，留置尿管的患者容易导致逆行感染，因此，要加强泌尿道的护理。做好会阴部清洁护理和尿道外口的消毒处理，每日 3 次尿道口护理。如无特殊情况的，则每周更换抗反流尿袋及计量尿袋，按尿管使用说明定时更换尿管。必要时做尿常规或尿培养的检测。当病情允许时，应尽早拔除导尿管，以降低泌尿系统感染的发生率。

6. 预防消化道并发症

早期加强胃肠道营养，或遵医嘱应用胃黏膜保护剂，以预防应激性溃疡，合理口服补液，避免因过量而造成胃扩张。

7. 加强口腔护理

观察口腔黏膜有无改变，针对损伤情况给予口腔护理。

8. 加强消毒隔离制度

限制探视人员，医务人员严格执行无菌操作，减少医源性感染。

9. 使用抗生素的注意事项

抗生素必须现用现配；两种以上抗生素联合使用时，应注意配伍禁忌；注意用药的时效性，以保证体内有效的血药浓度；长期使用抗生素时，应注意观察口腔黏膜变化。

10. 营养供给

因烧伤后经创面蒸发水分，可使患者体温升高，心率、呼吸增快，耗氧量增加，氮平衡失调，导致患者的代谢率增高，比正常人增高 2～2.5 倍，故临床上越来越注重烧伤患者的营养供给，以补充能量。营养供给主要采用口服、静脉滴注、鼻饲法。

六、健康教育

(1)告知患者及家属：烧伤感染是烧伤创面发展的一个过程，伴随着创面的存在而存在，以减轻和消除不必要的担忧，取得其配合。

(2)当患者出现体温高、呼吸快、心率快、血压下降等一系列全身症状时，往往会使患者及家属感到恐慌。此阶段应及时给予处理，做好心理护理，减少患者及家属的负面情绪，并使其积极配合治疗。

(3)加强病房消毒隔离及陪护人员的管理，减少探视，防止交叉感染。

(4)加强营养，指导患者进食高蛋白、高热量、高维生素、易消化的食物，以增强机体抵抗力，促进创面愈合。

第四节 烧伤常见并发症

一、应激性溃疡

应激性溃疡是指机体在各种强烈应激源(如严重烧伤、创伤、休克及其他严重的全身病变)的刺激下，引起的以急性胃黏膜糜烂、炎症和溃疡为特征的急性病变。严重烧伤后并发的应激性溃疡既可累及胃和十二指肠，也可累及回肠、结肠等。Curling 于1842 年首先报道了烧伤后并发急性十二指肠溃疡，因此后来人们称烧伤导致的应激性溃疡为 Curling 溃疡。

(一)发病机制

Curling 溃疡最早出现在烧伤后 48 小时内，发病机制复杂，目前尚不清楚，病死率很高。据研究表明，Curling 溃疡是多种应激因素作用的结果，最主要的是胃肠黏膜缺血缺氧性损害、胃黏膜屏障受损、氧自由基损伤和细胞凋亡等。烧伤后机体立即产生应激反应，导致胃肠血管强烈收缩痉挛，胃黏膜下动静脉短路开放，出现胃肠黏膜缺血缺氧性改变，胃黏膜功能及屏障作用被破坏，消化能力降低。

(二)病理改变

Curling 溃疡主要发生于胃和十二指肠，也可累及小肠，甚至胃肠道全层。其病理改变较复杂，主要表现是急性胃肠黏膜损伤。早期出现局部胃肠血管痉挛，黏膜点状缺血、苍白，进而出现充血、水肿、点状出血融合成片，如不及时干预，则将形成溃疡，导致黏膜糜烂、坏死，甚至出血。

（三）诊断方法

在 20 世纪，Curling 溃疡的诊断率较低，原因主要在于检查手段局限。随着纤维胃镜技术的发展，Curling 溃疡早期诊断率明显增加。目前临床上主要通过病史采集、主要症状表现、实验室检查及纤维胃镜检查来明确诊断。

1. 病史

深度烧伤面积 >30% 者、休克或延迟复苏的患者、大面积烧伤后胃液 pH 值 <3.5 的患者均是 Curling 溃疡的高危人群，对其应加强观察。

2. 主要症状

早期因烧伤病情较重不易观察，而当出现呕血、黑便等典型的上消化道出血症状，或出现腹胀、腹痛等不典型症状时，多已发生溃疡或出现出血、穿孔，且多发生于烧伤后 1～3 周。一般当出血量达到 50～100mL/d 时可出现黑便，当胃内出血 250～300mL 时可出现呕血，部分患者因大量出血积于胃肠道，不立即出现呕血、黑便，而以失血性休克表现为首发症状。

3. 实验室检查

大便隐血试验阳性，胃液隐血阳性，血红蛋白浓度、红细胞计数及红细胞比容下降等，都提示可能发生 Curling 溃疡合并出血。

4. 纤维胃镜检查

纤维胃镜检查是早期诊断 Curling 溃疡最可靠的方法。

（四）治疗原则

Curling 溃疡重在预防。早期补足血容量以尽快纠正休克、早期进食、进行抗酸治疗、保护胃黏膜是目前公认的预防 Curling 溃疡的主要措施。

1. 早期补足血容量

烧伤早期要进行快速、有效的补液治疗，及时补足血容量，不仅要满足基础生命体征需要，还要进行抗休克治疗。早期抗休克治疗除纠正显性失代偿性休克、保证组织氧输送外，还要纠正隐性代偿性休克，从而改善胃肠道血流灌注，减轻胃肠道缺血缺氧性损害，以维持机体稳定的血流动力学状态和良好的氧动力学状态。

2. 早期进食

早期进食可以增加内脏血流量，促进胃肠功能恢复，可进食富含营养的流质饮食，并配合口服胃肠动力药，防止出现胃肠胀气。有效保护胃肠黏膜，预防消化道出血。休克期可少量多次食用米汤、菜汤等，对意识不清或口腔严重烧伤者，必要时可给予留置胃管，以协助进食，休克期度过后，原则上给予高蛋白、高热量、易消化饮食，禁止食用辛辣刺激性食物。

3. 抗酸治疗及应用黏膜保护药

对严重烧伤患者，早期常规使用抑酸药和胃黏膜保护剂，以抑制胃酸分泌，保护胃肠黏膜，降低 Curling 溃疡发生率。

4. 控制感染

在抗休克治疗的同时，要对烧伤创面进行早期清创，定期进行创面分泌物培养，严格遵循抗生素使用原则，有效预防感染的发生。

5. 早期心理干预

对大面积烧伤患者，经济状况及预后情况等会导致其思想负担重、精神压力大，因此医护人员应针对其个体差异进行有效沟通，做好健康教育，多鼓励，与其共同战胜疾病。

（五）护理措施

对于部分大面积烧伤患者，即使早期预防到位，仍有患者出现并发症。其中最主要的是，消化道出血和胃肠穿孔，如不及时处理，则均可危及生命。消化道出血时，应立即进行抗失血性休克治疗，并在此基础上采取急救措施。一般出血量不大时，可先采用保守治疗。

1. 急救处理

①给予吸氧，呕吐时头偏向一侧，必要时使用负压吸引器清除气道内的分泌物、血液或呕吐物，保持呼吸道通畅，防止发生误吸、窒息。②密切观察患者的精神状态和意识状态，以及血压、心率、呼吸、血氧饱和度变化；③嘱患者绝对卧床休息，大出血时取平卧位并将下肢略抬高，以保证脑部供血；④配合医生迅速、准确地实施输血、输液、各种止血治疗及用药等抢救；⑤监测血红蛋白、红细胞比容的动态变化；⑥监测胃液、粪便形态及隐血试验的动态变化；⑦禁食。

2. 药物止血

①立即通过胃管内注射止血药物；②全身应用止血药物氨甲环酸；③应用抗酸药物，包括 H_2 受体拮抗药和质子泵抑制剂；④注射生长抑素，用药期间应注意监测血糖，防止出现低血糖反应，尤其是对 2 型糖尿病患者，应每 3～4 小时测血糖 1 次。

3. 纤维胃镜下止血

纤维胃镜下止血尤其适用于药物治疗无法控制且手术治疗难以耐受的患者，其优势在于安全有效、创伤小、可反复进行。

4. 手术治疗

对经药物、内镜介入治疗，仍不能有效控制出血或并发穿孔者，在情况允许下，手术治疗即成为唯一可行的办法。

（六）健康教育

向患者及家属讲解疾病相关因素，指导患者保持乐观情绪，避免过度紧张。严格卧床休息，戒烟戒酒，避免暴饮暴食和进食刺激性食物。形成规律的饮食习惯，建立合理的饮食结构，选择营养丰富、易消化的食物，少食多餐，避免夜间吃零食和睡前进食，使胃液分泌有节律。出血期间应禁食。

二、急性呼吸窘迫综合征

急性呼吸窘迫综合征（acute respiratory distress syndrome，ARDS）是指由各种肺内和肺外致病因素所致的急性弥漫性、炎症性肺损伤引起的急性呼吸衰竭，临床上以呼吸窘迫、顽固性低氧血症和呼吸衰竭为特征，肺部影像学表现为非均一性、渗出性病变。

该病的主要病理特征为炎症导致的肺微血管通透性增高、肺泡渗出液中富含蛋白质，进而导致肺水肿和透明膜形成，常伴肺泡出血。病理生理改变以肺容积减少、肺顺应性降低和严重通气/血流比例失调为主。

（一）病因

在烧伤中，引起 ARDS 的病因至今尚未完全清楚，故常用危险因素来代替病因解释其发病原因，其主要包括肺内（直接）危险因素和肺外（间接）危险因素。

（1）肺内因素：有毒物质或浓烟的吸入是烧伤后并发 ARDS 的直接危险因素。

（2）肺外因素：主要包括休克、脓毒症和大量输血等。休克是烧伤后早期发生 ARDS 的关键因素。

（二）发病机制

ARDS 的发病机制仍不十分明确。其本质是多种炎症细胞（如中性粒细胞、巨噬细胞、血管内皮细胞、血小板）及其释放的炎症介质和细胞因子间接介导的肺脏炎症反应，是系统性炎症反应综合征的肺部表现。在 ARDS 的发展过程中，炎症细胞和炎症介质起着至关重要的作用。炎症细胞可产生多种炎症介质和细胞因子，其中最重要的是肿瘤坏死因子 $-\alpha$（TNF $-\alpha$）和白细胞介素 -1（IL-1），进而导致大量中性粒细胞在肺泡内聚集、激活，并通过"呼吸爆发"释放自由基、蛋白酶和炎症介质，导致肺毛细血管内皮细胞和肺泡上皮细胞损伤、血管通透性增高和微血栓形成，大量富含蛋白质和纤维蛋白的液体渗出到肺间质和肺泡内，形成透明膜，进一步导致肺间质纤维化。目前学术界多认为，肺部或全身失控的炎症反应是 ARDS 的主要发病机制。

（三）病理生理

ARDS 的基本病理改变为肺广泛充血、水肿和肺泡内透明膜形成。其主要有三个病理阶段：渗出期（发病第 1 周）、增生期（第 2 周）、纤维化期（2 周后）。这三个病理阶段常常重叠存在。

（四）诊断方法

1. 临床表现

患者常表现为突然进行性的呼吸困难、发绀，常伴有烦躁、焦虑、出汗，患者常感到胸廓紧束、严重憋气，即呼吸窘迫，氧疗不能改善，也不能用其他心肺疾病解释。患者早期多无阳性体征或闻及少量细湿啰音，后期可闻及水泡音及管状呼吸音。

2. 实验室检查

（1）X 线胸片：以演变快速、多变为特点。

（2）动脉血气分析：早期以低 PaO_2、低 $PaCO_2$ 和高 pH 值为典型表现，后期可出现 $PaCO_2$ 升高和 pH 降低。

3. 诊断要点

根据 ARDS 柏林定义，符合下列条件者可诊断为 ARDS。

（1）有明确的 ARDS 致病因素且在 1 周内出现的急性或进展性呼吸困难。

（2）胸部 X 线平片/胸部 CT 显示双肺浸润阴影，不能完全用胸腔积液、肺叶/全肺不张和结节影解释。

（3）呼吸衰竭不能完全用心力衰竭和液体负荷过重解释。如果临床没有危险因素，则需要用客观检查（如超声心动图）来评价心源性肺水肿的情况。

（4）根据氧合指数，可确定 ARDS 的严重程度。

轻度：$200mmHg < PaO_2 / FiO_2 \leqslant 300mmHg$；

中度：$100mmHg < PaO_2 / FiO_2 \leqslant 200mmHg$；

重度：$PaO_2 / FiO_2 \leqslant 100mmHg$。

（五）治疗

ARDS 的基本治疗原则主要包括积极治疗原发病、氧疗、机械通气和调节体液平衡等。

1. 原发病治疗

原发病治疗是治疗 ARDS 的首要原则和基础，应积极针对病因予以彻底治疗，包括有效的抗休克和抗感染治疗。

（1）烧伤休克期应尽快、足量补液。

（2）抗感染治疗一定要尽早在切、削痂植皮手术的基础上进行。

2. 氧疗

一般需要使用面罩进行高浓度（>50%）给氧，以使 $PaO_2 \geqslant 60mmHg$ 或 $SaO_2 \geqslant 90\%$。

3. 机械通气

一旦诊断为 ARDS，应尽早进行机械通气，以提供充分的通气和氧合，维持器官功能。通气模式的选择目前尚无统一的标准，其中压力控制通气可以保证气道吸气压不超过预设水平，避免因肺泡过度扩张而导致呼吸机相关肺损伤，较常用。

4. 调节体液平衡

烧伤早期需要快速、足量补充液体，以使患者尽快平稳地度过休克期，与此同时，还要预防肺水肿的发生。

5. 营养支持与监护

当烧伤并发 ARDS 时，机体会处于高代谢状态，此时应补充足够的营养，即早期给予胃肠营养，同时应密切监测患者的呼吸、循环、水、电解质、酸碱平衡等。

6. 其他治疗

给予糖皮质激素、表面活性物质替代治疗、吸入一氧化氮可能有一定的价值。

（六）护理措施

1. 给氧

氧疗是低氧血症患者的重要处理措施，应根据其基础疾病、呼吸衰竭的类型和缺氧的严重程度选择适当的给氧方法和吸入氧浓度。常用的给氧方法有鼻导管、鼻塞和面罩给氧。在氧疗的过程中，应根据患者的动脉血气分析结果和临床表现，及时调整吸氧流量或浓度，保证氧疗效果，防止氧中毒和 CO_2 麻醉。氧疗时，应注意保持氧气湿化，定时更换消毒氧气导管，防止发生交叉感染。

2. 病情监测

对 ARDS 患者，需收住 ICU，以严密监护其生命体征变化，观察和记录每小时尿量和液体出入量，观察有无肺性脑病的表现，如有异常，则应及时通知医生。对昏迷患者，应评估其瞳孔、肌张力、腱反射及病理反射征象。

3. 用药护理

按医嘱及时、准确给药，并观察疗效和不良反应。

4. 保持呼吸道通畅

指导患者进行有效咳嗽、咳痰；给予叩背，促进痰液排出；需吸痰患者做好无菌操作；注意观察患者的痰液变化。

5. 心理支持

ARDS 患者因呼吸困难、预感病情危重、可能危及生命等，常会产生紧张、焦虑情绪。应多了解和关心患者的心理状况，特别是对建立人工气道和使用机械通气的患者，应加强巡视，指导患者放松、分散注意力，以缓解其紧张情绪。

（七）健康教育

向患者及家属讲解疾病的发生、发展和转归；指导患者合理安排膳食，加强营养，改善体质，避免劳累、情绪激动等不良因素刺激；教会患者有效呼吸和咳嗽、咳痰技巧，如缩唇呼吸、腹式呼吸、体位引流、叩背等。

三、急性心力衰竭

心力衰竭简称心衰，是由于任何心脏结构或功能异常导致心室充盈和（或）射血能力受损而引起的一组临床综合征，其主要临床表现是呼吸困难、乏力和液体潴留。根据心衰发生的时间、速度、严重程度可分为慢性心衰和急性心衰。急性心衰是指心衰的症状和体征急性发作或急性加重的一种临床综合征，可表现为心脏急性病变导致的新发心衰或慢性心衰急性失代偿。临床上以急性左心衰竭较为常见，多表现为急性肺水肿或心源性休克，是严重的急危重症，抢救是否及时、合理与愈后密切相关。急性左心衰竭以肺循环淤血和心输出量降低为主要表现。急性右心衰竭以体循环淤血为主要表现。

（一）病因和发病机制

1. 病因

急性心衰的常见病因包括慢性心衰急性加重，急性心肌坏死和（或）损伤，如广泛心肌梗死、重症心肌炎，急性血流动力学障碍。急性心衰的诱发因素包括快速性心律失常或严重心动过缓，急性冠状动脉综合征伴机械性并发症，如室间隔穿孔、二尖瓣腱索断裂，高血压危象，心脏压塞，围生期心肌病，感染等。

2. 发病机制

心肌收缩力突然严重减弱，或左室瓣膜急性反流，心输出量急剧减少，左室舒张末压迅速升高，肺静脉回流不畅，导致肺静脉压快速升高，肺毛细血管压随之升高，使血管内液体渗入肺间质和肺泡内，形成急性肺水肿。肺水肿早期可因交感神经激活而导致血压升高，但随着病情持续进展，血压可逐步下降。

（二）临床表现

患者突发严重呼吸困难，呼吸频率可达 30～50 次/分，端坐呼吸，频繁咳嗽，咳粉红色泡沫样痰,因有窒息感而极度烦躁不安、恐惧,面色灰白或发绀,大汗,皮肤湿冷,尿量显著减少。肺水肿早期血压可一过性升高,如不能及时纠正,则血压可持续下降,直至休克。听诊两肺满布湿啰音和哮鸣音,心率快,心尖部可闻及舒张期奔马律,肺动脉瓣区第二心音亢进。

(三)实验室及其他检查

(1)血液检查:B型利钠肽和氨基末端B型利钠肽前体是心衰诊断、患者管理、临床事件风险评估中的重要指标。检查血常规、肝功能、肾功能、电解质、血糖、血脂等也很重要。

(2)X线检查:心影大小及外形可为病因诊断提供重要依据,心脏扩大的程度和动态改变也可间接反映心功能状态。肺淤血的有无及其程度可直接反映左心功能状态。

(3)超声心动图:能比X线检查更准确地提供各心腔大小变化及心瓣膜结构与功能情况,是诊断心衰最主要的检查。

(四)诊断要点

心力衰竭的诊断是综合病因、病史、症状、体征、实验室及其他检查指标而做出的。其中有明确的器质性心脏病是诊断的基础,特异性的症状和体征(如左心衰竭肺循环淤血引起不同程度的呼吸困难,右心衰竭体循环淤血引起颈静脉怒张、肝大、水肿等)是诊断心衰的重要依据。如患者出现极度呼吸困难、咳粉红色泡沫样痰、两肺布满湿啰音等典型症状,则可诊断为急性心力衰竭。

(五)治疗

心衰的治疗目标为防止和延缓其发生、发展,缓解临床症状,提高患者的运动耐量和生活质量,降低患者的住院率与病死率。治疗原则:采取综合治疗措施,包括对各种可致心功能受损的疾病进行早期管理,调节心衰代偿机制,减少其负面效应。一旦出现有明显症状的急性心力衰竭,则需立即进行抢救。

(1)体位:立即协助患者取坐位,双腿下垂,以减少静脉回流,减轻心脏负荷。

(2)吸氧:适用于有低氧血症的患者,通过氧疗将血氧饱和度维持在≥95%。常用高流量吸氧,对已行气管切开者可给予机械通气正压给氧。

(3)药物治疗:迅速开放静脉通道,立即给予药物,并观察疗效与不良反应。

1)吗啡:吗啡3~5mg静脉注射可使患者镇静,减少躁动,同时可通过扩张小血管而减轻心脏负荷。必要时每间隔15分钟重复应用1次,共2或3次。老年患者应减量或改为肌内注射。观察患者有无呼吸抑制或心动过缓、血压下降等不良反应。呼吸衰竭、昏迷、严重休克者禁用。

2)快速利尿药:呋塞米20~40mg静脉注射,4小时后可重复1次,可迅速利尿,有效降低心脏前负荷。

3)血管扩张药:可选用硝普钠、硝酸甘油静脉滴注,严格按医嘱定时监测血压,用输液泵控制滴速,根据血压调整剂量,维持收缩压在90~100mmHg。

4)正性肌力药物:具体如下。①洋地黄制剂:尤其适用于快速心房颤动或已知有心脏增大伴左心室收缩功能不全的患者,可用毛花苷C稀释后静脉注射,首剂0.4~

0.8mg，2小时后可酌情再给0.2~0.4mg。②非洋地黄类：如多巴胺、多巴酚丁胺、米力农、左西孟旦等，适用于低心排血量综合征的患者，可缓解组织低灌注所致的症状，保证重要脏器的血液供应。

5）氨茶碱：适用于伴支气管痉挛的患者。

（4）非药物治疗：主动脉内球囊反搏可用于冠心病急性左心衰竭患者，可有效改善心肌灌注、降低心肌耗氧量并增加心排血量。其他非药物治疗包括血液净化治疗、心室机械辅助装置等。

（六）护理措施

（1）病情监测：严密监测血压、呼吸、血氧饱和度、心率、心律，检查血电解质，进行血气分析等。观察患者的意识、精神状态，皮肤颜色、温度及出汗情况，肺部啰音或哮鸣音的变化，记录出入量。严格交接班。

（2）出入量管理：每天摄入液体量一般宜在1500mL以内，不超过2000mL。保持每天出入量负平衡约500mL，严重肺水肿者水负平衡为1000~2000mL/d，甚至可达3000~5000mL/d，以减少水钠潴留，缓解症状。如肺淤血、水肿明显消退，则应减少水负平衡量，逐步过渡到出入量大体平衡。在负平衡状态下应注意防止患者发生低血容量、低血钾和低血钠等。

（3）用药护理：迅速开放两条静脉通道，遵医嘱正确使用药物，观察疗效与不良反应。

（4）取合适体位：患者常烦躁不安，对端坐位患者需注意安全，谨防跌倒受伤。

（5）心理护理：恐惧或焦虑可导致交感神经兴奋性增高，使呼吸困难加重。医护人员在抢救时必须保持镇静、操作熟练、忙而不乱，使患者产生信任与安全感。避免在患者面前讨论病情，以减少误解。必要时可留一亲属陪伴患者，护士应与患者及家属加强沟通，尽量减轻患者的恐惧与压力，提供必要的情感支持。

（6）基础护理与日常生活护理：做好患者的基础护理与日常生活护理。

（七）健康指导

向患者及家属介绍急性心力衰竭的病因，指导其继续针对基本病因和诱因进行治疗。在进行静脉输液前，应主动向患者说明病情，以便于在输液时控制输液量及速度。

四、急性肾损伤

急性肾损伤（acute kidney injury，AKI）是由各种原因引起的短时间内肾功能急剧减退而出现的临床综合征，主要表现为含氮代谢废物潴留，水、电解质和酸碱平衡紊乱，甚至出现全身各系统并发症。AKI以往称为急性肾衰竭（acute renal failure，ARF），AKI概念的提出将关注的焦点由肾功能严重受损而需要肾脏替代治疗的阶段扩展至肾功能标志物轻微改变的早期阶段，体现了对疾病早期诊断及早期干预的重视。急性肾损伤根据损伤最初发生的解剖部位的不同可分为肾前性、肾性和肾后性3类。AKI是肾脏疾病中的常见危重症，在重症监护室的发生率为30%~60%，危重患者的死亡率高达30%~80%。

（一）病因

（1）肾前性 AKI：又称肾前性氮质血症，指各种原因引起肾血流灌注不足所致的肾小球滤过率（glomerular filtration rate，GFR）降低的缺血性肾损伤。本病的常见病因包括血容量不足、心排血量减少、周围血管扩张、肾血管收缩及肾自身调节受损。

（2）肾性 AKI：由肾小管、肾间质、肾血管和肾小球疾病引起的肾实质损伤。以肾缺血或肾毒性物质引起的肾小管上皮细胞损伤（如急性肾小管坏死）最常见。

（3）肾后性 AKI：由急性尿路梗阻所致，梗阻可发生在从肾盂到尿道的任一水平。本病的常见病因有结石、肿瘤、前列腺增生、肾乳头坏死堵塞、腹膜后肿瘤压迫等。

（二）发病机制

急性肾损伤的发病机制尚未完全明了，不同病因、不同病理损害类型，有其不同的始动机制和持续发展因素。主要与 GFR 下降、肾小管上皮细胞损伤有关。

（三）临床表现

AKI 的典型临床病程可分为 3 期：起始期、维持期、恢复期。

1. 起始期

起始期指肾脏受到缺血或肾毒性物质打击，尚未发生明显的肾实质损伤的阶段。此阶段可持续数小时至几天，患者无明显症状。若及时采取有效措施，则常可阻止病情进展，否则随着肾小管上皮细胞发生明显损伤，GFR 逐渐下降，就会进入维持期。

2. 维持期

维持期又称少尿期。此期肾实质损伤已经发生。典型者持续 7~14 天，也可短至几天或长至 4~6 周。GFR 维持在低水平，患者常出现少尿或无尿。部分患者尿量可维持在 400mL/d 以上，称非少尿型 AKI，其病情大多较轻，预后好。此阶段随着肾功能的减退，患者可出现一系列临床表现。

（1）AKI 的全身表现。

1）消化系统：食欲减退、恶心、呕吐、腹胀、呃逆、腹泻等，严重者可出现消化道出血。

2）呼吸系统：可出现呼吸困难、咳嗽、憋气等症状，主要与循环血容量过多导致的急性肺水肿和感染有关。

3）循环系统：多因尿量减少、水钠潴留出现高血压、心力衰竭和急性肺水肿，如呼吸困难、心悸等；因毒素滞留、电解质紊乱、贫血及酸中毒，患者可出现各种心律失常及心肌病变。

4）神经系统：可出现意识障碍、躁动、谵妄、抽搐、昏迷等尿毒症脑病症状。

5）血液系统：可出现出血倾向及轻度贫血，表现为皮肤、黏膜、牙龈出血，头晕、乏力等。

6）其他：感染是 AKI 常见且严重的并发症，也是主要的死亡原因。常见的感染部位依次为肺部、泌尿道、伤口及全身。此外，在患 AKI 的同时或在疾病发展过程中可合并多脏器功能衰竭。

（2）水、电解质和酸碱平衡紊乱。

1）水过多：见于水摄入量未严格控制、大量输液时，表现为稀释性低钠血症、高血压、心力衰竭、急性肺水肿和脑水肿等。

2）代谢性酸中毒：由于肾小管泌酸和重吸收 HCO_3^- 的能力下降，酸性代谢产物排出减少，且 AKI 常合并高分解代谢状态，使酸性代谢产物明显增多。

3）高钾血症：少尿期肾排钾减少、感染、高分解代谢状态、代谢性酸中毒等因素短时间内可引起高钾血症，严重者可发生房室传导阻滞、室内传导阻滞、心室颤动或心搏骤停等心律失常。

4）低钠血症：主要由水潴留引起稀释性低钠血症，或呕吐、腹泻引起钠盐丢失过多所致。

5）其他：可有低钙血症、高磷血症、低氯血症等。

3. 恢复期

恢复期为肾小管细胞再生、修复，直至肾小管完整性恢复，GFR 逐渐恢复至正常或接近正常范围的阶段。少尿型患者出现尿量进行性增加，每天尿量可达 3~5L，通常持续 1~3 周，继而逐渐恢复正常。尿量增加数天后血肌酐浓度逐渐下降。

（四）实验室及其他检查

（1）血液检查：可有轻度贫血，血浆尿素氮浓度和肌酐浓度进行性上升，高分解代谢者上升速度较快。血清钾浓度常高于 5.5mmol/L。血 pH 值常低于 7.35，HCO_3^- 浓度低于 20mmol/L。血清钠浓度、血清钙浓度降低，血清磷浓度升高。

（2）尿液检查：尿蛋白多为 + ~ + +，以小分子蛋白质为主，可见肾小管上皮细胞、上皮细胞管型、颗粒管型，以及少许红细胞、白细胞等。尿液检查必须在输液、使用利尿药和高渗药物之前，否则结果有偏差。

（3）影像学检查：首选尿路 B 超检查，以排除尿路梗阻和慢性肾脏病，并了解 AKI 的病因。CT、MRI 或放射性核素检查有助于发现有无肾血管病变，必要时可行肾血管造影以明确诊断。

（4）肾活组织检查：为重要的诊断手段。在排除肾前性及肾后性原因后，对于没有明确致病原因的肾性 AKI，如无禁忌证，则应尽早行肾活组织检查。

（五）诊断要点

根据原发病因，肾功能急剧减退，结合临床表现和实验室检查，一般不难做出诊断。

AKI 的诊断标准：血清肌酐浓度 48 小时内升高 ≥ 0.3mg/dL（≥265mol/L），或 7 天内血清肌酐浓度升高 ≥1.5 倍基础值，或尿量 <0.5mL/（kg·h），持续时间 ≥6 小时。

（六）治疗

AKI 治疗的原则：早期诊断，及时干预，以避免肾脏进一步损伤，维持水、电解质和酸碱平衡，防治并发症及适时进行肾脏替代治疗。治疗措施包括以下方面。

1. 尽早纠正可逆病因

治疗 AKI 首先要纠正可逆的病因，如各种严重外伤、心力衰竭、急性失血等，包括积极扩容，纠正血容量不足、休克和感染等，停用影响肾灌注或具有肾毒性的药物。若为尿路梗阻(如前列腺增生)引起的肾后性 AKI，则应及时解除梗阻。

2. 维持体液平衡

每天补液量应为显性失液量加上非显性失液量，再减去内生水量。每天大致的进液量可按前一天尿量加 500mL 计算。发热患者只要体重不增加，就可适当增加进液量。透析治疗者进液量可适当放宽。

3. 饮食和营养支持

补充营养以维持机体的营养状况和正常代谢，有助于损伤细胞的修复和再生，提高存活率。

4. 纠正高钾血症

纠正高钾血症最有效的方法为血液透析治疗。

5. 纠正代谢性酸中毒

对谢性酸中毒者应及时处理，如 HCO_3^- 低于 15mmol/L，可给予5%碳酸氢钠100～250mL 静滴。对严重酸中毒者应立即进行血液透析。

6. 控制感染

尽早根据细菌培养和药物敏感试验选用对肾无毒或毒性低的抗生素治疗，并按 GFR 调整用药剂量。

7. 急性左心衰竭的处理

利尿药和洋地黄对 AKI 并发心衰的疗效较差，且易发生洋地黄中毒。药物治疗以扩血管、减轻后负荷的药物为主。尽早进行透析对治疗容量负荷过重的心衰最为有效。

8. 透析治疗

严重高钾血症(>6.5mmol/L)、严重代谢性酸中毒($pH<7.15$)、容量负荷过重且对利尿药治疗无效等均是透析治疗的指征。对非高分解型、尿量不少的患者可试行内科保守治疗。对重症患者，宜早期开始透析，其治疗目的包括：①清除体内过多的水分、尿毒症毒素和炎症介质；②纠正高钾血症和代谢性酸中毒，以稳定机体的内环境；③有助于液体、热量、蛋白质及其他营养物质的补充。可选择腹膜透析、间歇性肾脏替代治疗或连续性肾脏替代治疗。

9. 恢复期治疗

AKI 恢复早期肾小球滤过功能尚未完全恢复，肾小管浓缩功能仍较差，每天尿量较多，治疗重点仍为维持水、电解质和酸碱平衡，控制氮质血症，治疗原发病和防治各种并发症。对已进行透析者，应维持透析，直至血清肌酐浓度和血清尿素氮浓度降至接近正常。后期肾功能恢复，尿量正常，一般无须进行特殊处理，应定期随访肾功能，避免使用肾毒性药物。

(七)护理措施

(1)休息与体位：应绝对卧床休息，以减轻肾脏负担。对下肢水肿者，应抬高下肢，以促进血液回流。对昏迷者，应按昏迷患者护理常规进行护理。

(2)病情监测：监测患者的生命体征，尤其是血压的变化；观察患者的意识，精神状态，皮肤颜色、温度及水肿情况。密切监测实验室检查结果，包括尿常规、GFR、血尿素氮、血肌酐、血浆蛋白、血清电解质等。如患者临床症状改善、尿量增加、血清尿素氮浓度和血清肌酐浓度逐渐下降，则提示治疗有效。

（3）出入量管理：坚持"量出为入"原则。严格记录 24 小时出入量，密切观察患者的尿量变化；观察患者身体各部位水肿的消长情况；观察患者有无体液过多的情况。

（4）饮食护理：给予充足热量、优质蛋白质饮食，控制水、钠、钾的摄入量。告知患者及家属保证营养摄入的重要性，少量多餐，以清淡的流质或半流质食物为主，对不能经口进食者可用鼻饲或肠外营养。

（5）控制感染：进行抗感染治疗时，应结合细菌培养和药敏试验结果及时使用无肾毒性或肾毒性低的抗生素治疗。

（6）心理护理：鼓励患者说出其感受和顾虑，向其介绍限制液体、水分和低钠饮食的目的，如需做透析，则应向患者介绍透析的必要性及预期结果。

五、脑水肿

脑水肿是脑内水分增加导致脑容积增大的病理现象，可导致颅内高压，严重者可导致脑疝，危及生命。其发生原因除烧伤的全身影响致广泛充血、水肿外，还有缺氧、酸中毒、补液过多（尤其是水分过多）、中毒（CO、苯、汽油中毒等）、代谢紊乱（尿毒症、低钠血症、血氨浓度增高等）、严重感染、头面部严重烧伤、肾功能不全、复合脑外伤等。脑水肿是烧伤后较为常见的并发症。烧伤后血流灌注发生改变，血脑屏障因缺血、缺氧而破坏，通透性增加，导致脑水肿的发生。脑水肿尤其易发生于休克期小儿，其发生通常与补液不当密切相关。

（一）发病机制

1. 基本机制

烧伤后脑水肿的基本发病机制是脑毛细血管通透性增高及细胞钠泵功能减退。前者使大量血管内液渗出至脑细胞外间隙，导致细胞外水肿；后者使脑细胞转运 Na^+ 的能力下降，脑细胞内 Na^+ 和水积聚，造成脑细胞水肿。钠泵功能减退的主要原因是脑缺血缺氧性损害。烧伤本身可引起脑灌注减少及缺血缺氧性损害；当合并吸入性损伤，或面颈部明显肿胀、存在气道压迫时，则可造成通气、换气功能障碍，加重脑细胞的缺氧性损害。

大面积烧伤后，全身炎症反应启动，大量促炎症介质释放。炎症介质可对内皮细胞造成直接损害，导致内皮通透性升高；此外，缺血 - 再灌注损伤可引起大量氧自由基释放，过度的脂质过氧化反应可造成内皮细胞损害，导致毛细血管通透性增高。缺血 - 再灌注损伤是诱发 MODS 的重要因素。

2. 医源性因素

医源性因素导致脑水肿主要是由于休克期内补充过多的水分或晶体，大量水分渗出至脑细胞外间隙，使细胞外液增多、稀释；随后，细胞外液中的水分又可顺渗透梯度进入脑细胞内；最终的结果是脑细胞内、外液均发生水肿。小儿由于神经内分泌系统及肾功能均未发育成熟，对体内过多的水缺乏精准而快速的调节，故补液过多时极易发生水中毒，导致脑水肿。因此，在小儿患者抗休克治疗时，尤其需注意补液的总量、单位时间的补液量及各种补液成分的配比。

(二)临床表现和诊断

头痛、呕吐、脉缓、血压上升及意识障碍等是脑水肿的典型表现。烧伤后并发脑水肿的临床表现有其自身的特点。早期多表现为恶心、呕吐、嗜睡、舌后坠、有鼾声或反应迟钝，有的表现为兴奋或烦躁不安，甚至出现精神症状；进一步发展，则可出现颅内压增高的表现，如抽搐、昏迷、双侧瞳孔改变、视盘水肿、代偿性血压升高等；如病情进一步加重，则可出现呼吸系统、循环系统功能衰竭，或并发脑疝。小儿患者可出现惊厥、谵妄、呼吸减慢或不规则、高热、抽搐、脉搏洪大有力等表现，严重者可因发生心律失常、昏迷或因脑疝而突然死亡（需与高热引起的惊厥相鉴别）。通常根据典型的临床表现，结合患者面颈部严重烧伤、缺氧及过多液体摄入等相关病史，诊断并不困难。

(三)治疗

1. 病因治疗

需密切控制补液量，以维持基本尿量为宜，或使患者处于轻度脱水状态，提高胶体液的比例，尤其是人血浆白蛋白的比例。人血浆白蛋白可以通过迅速提高胶体渗透压而减轻脑水肿。

2. 对症治疗

(1)脱水疗法：渗透性利尿药甘露醇为最常用的脱水药，通过提高血浆渗透压，使脑组织中的水分向血管内转移，从而达到减轻脑水肿的作用。常用剂量为20%的甘露醇250mL静脉滴入，不过使用甘露醇的时间过长、剂量过大会引起肾功能损害，甚至加重脑水肿。呋塞米和利尿酸钠为高效利尿药，可通过大量排尿间接脱水，但应用时应注意监测血液电解质，防止钾浓度过低。

(2)糖皮质激素：大剂量地塞米松可抑制炎症介质所致的损害、稳定脑细胞膜、促进钠泵功能恢复、改善线粒体功能、减轻氧自由基引起的脂质过氧化反应。

(3)控制血压：避免高血压或低血压。血压高时会加重脑水肿，血压低时会引起脑灌注不足。

(4)降温治疗：物理或药物降温，必要时可采用冬眠疗法，冬眠合剂配合物理降温将体温控制在32～37℃，可改善机体代谢率，有利于脑水肿的治疗。

(5)其他：使用促进脑细胞代谢的药物，如三磷腺苷、辅酶A、胞磷胆碱等。

(四)护理

抬高头部（将床头抬高15°～30°），头枕冰袋，以利于颅内静脉回流。

(1)密切观察患者的生命体征、意识和瞳孔的变化。如患者出现头痛、恶心、呕吐、视力障碍、瞳孔散大、对光反射消失、昏迷等应警惕颅内压增高、脑疝的发生。

(2)正确处理好烧伤和脑损伤的关系，补液治疗时要做好补液量与速度的计算，匀速输注，避免一次大量输入，尤其是水分。

（3）合理使用脱水剂，如呋塞米等。注意观察患者的尿量、心率、血压和中心静脉压的变化。

（4）保持呼吸道通畅，必要时行气管切开。

六、急性化脓性耳软骨炎

急性化脓性耳软骨炎是指耳软骨及软骨膜的急性化脓性炎症。

（一）耳郭的解剖特点

耳郭的轮廓支架由弹性软骨构成，其外表凹凸不平；软骨血供来自外层软骨膜，软骨膜感觉神经丰富而血运较差；软骨膜外由极少的软组织及菲薄的皮肤覆盖。

由于上述解剖特点，耳郭发生深度烧伤后，具有如下几个特点：①耳郭容易发生Ⅳ度烧伤，直接损伤耳软骨，导致耳软骨坏死；②分泌物易在耳郭的低凹处聚积，不易引流；③耳软骨抗感染能力差，易被周围坏死组织或脓液中的细菌直接侵犯，造成化脓性感染；④耳软骨一旦发生感染，细菌极易沿耳软骨膜扩散，导致全耳软骨炎；⑤耳软骨感染后，因其感觉神经丰富，故疼痛明显。

（二）临床表现与诊断

当患者发生化脓性耳软骨炎时，早期常有耳郭灼热、肿胀、疼痛感；形成脓肿后可出现波动感，疼痛加剧；如脓肿破溃，则可有脓液流出。根据上述典型的临床表现，即可诊断该病。

（三）预防

临床上救治大面积烧伤的患者时，耳部创面易被忽视，感染和受压是烧伤后并发化脓性耳软骨炎的主要原因。在烧伤病程中重视对耳部创面的处理，及时清除坏死组织，在皮源允许的情况下早期进行手术植皮，以防止发生感染，保持创面清洁干燥，避免耳部受压是早期预防的主要措施。早期积极、正确地处理耳部创面，注重细节，加大预防力度，可以大大降低耳软骨炎的发生率。重视以下细节对预防化脓性耳软骨炎具有重要的意义。①当发生耳部Ⅲ度烧伤时，创面早期宜采用暴露疗法，涂1%的碘酊或其他抗菌溶液，防止感染致过早溶痂；深Ⅱ度创面可采用半暴露方式并经常更换敷料，敷料最好具有一定的可塑性，以利于紧贴创面。②利用小枕或软垫保护耳郭，防止其受压。③如渗出液较多，则需用棉球填塞外耳道并及时更换，促进渗出液引流。④如果耳郭焦痂开始溶解，则需每日至少清创1或2次，去除已溶解的坏死组织，对基底采用半暴露或包扎治疗。⑤对耳部Ⅲ度创面可以早期行切痂植皮进行覆盖。⑥注重耳部创面细菌培养。

（四）治疗

耳软骨炎的治疗主要在于控制感染，防止耳软骨继续毁损。关键在于早期诊断、早期切开引流、清除坏死耳软骨。一经确诊，无论是否出现波动感（即脓肿是否形成）均应立即进行手术切开。术中需彻底清除坏死组织，包括肉眼不易发现的失活、感染组织。具体措施如下。

（1）外耳肿胀、疼痛和压痛明显时，即可诊断为"化脓性耳软骨炎"。不必等待明显的脓液积存，即可给予切开引流。而采用热敷等待其自消的方法，往往可导致更多或全部软骨坏死。

（2）引流要通畅，必要时置引流管于脓腔内，以便于灌洗、引流和防止切口过早封闭。

（3）坏死软骨切除要彻底，否则常会复发，如果术后疼痛和压痛仍存在，则需进一步进行手术切除。

（4）对病变局限者，可切除局部的软骨，待长出肉芽组织后再植皮。

（5）对病变较广泛者，可先沿耳廓外缘全长切开，在肿胀严重处的后缘剥离，敞开伤口，放碘伏纱布、抗生素引流条引流，每日换药，待疼痛和肿胀消失后，再仔细检查，将坏死软骨彻底清除。

（五）护理措施

（1）防止耳部受压：患者仰卧时，应使用小枕，使耳郭悬空，不接触枕头。患者侧卧时，可用棉垫支持，以避免耳部受压。

（2）及时清理耳部分泌物，应用抗生素进行抗感染治疗。

（六）健康教育

（1）严格限制人员探视，防止交叉感染，保持创面清洁、干燥。严禁抓、挠创面，防止创面感染。

（2）给予患者高营养、高蛋白、易消化饮食。

（3）创面愈合后，及时给予患者抗瘢痕治疗。

（4）做好出院宣教，避免因阳光直晒而加重色素沉着，定期复查。

七、化脓性骨髓炎

化脓性骨髓炎是化脓性细菌感染引起的骨膜、骨皮质及骨髓组织的炎症。本病感染主要源于以下3个方面。①血源性感染：身体其他部位的化脓性病灶，如上呼吸道感染、毛囊炎或胆囊炎等，经血液循环散播至骨组织，称为血源性骨髓炎。②创伤后感染：骨组织创伤，如烧伤开放性骨折直接污染出现骨感染，则称为创伤后骨髓炎。③邻近感染灶：邻近软组织感染直接蔓延至骨骼，如脓性指头炎蔓延引起指骨骨髓炎、小腿溃疡引起胫骨骨髓炎等。烧伤或电损伤后并发化脓性骨髓炎以第三种方式较为多见。化脓性骨髓炎按病程发展可分为急性骨髓炎和慢性骨髓炎2类。急性骨髓炎反复发作，病程超过10日即进入慢性骨髓炎阶段。两者没有明显的时间界限，一般认为死骨形成是慢性骨髓炎的标志，死骨出现约需6周时间。好发部位为长骨的干骺端，如胫骨近端、股骨远端、肱骨远端，还可见于脊椎骨和髂骨等。

（一）临床表现及诊断

1. 症状

慢性骨髓炎在病变静止期可无症状，急性发作时有疼痛和发热。急性骨髓炎常表现为以下几个方面。

（1）全身中毒症状：起病急骤，体温达39℃以上，寒战患者可有烦躁不安、呕吐等，重者可有昏迷或感染性休克。

（2）局部症状：早期为患部剧痛，肌肉保护性痉挛，肢体呈半屈曲状，患者因疼痛而抗拒主动与被动活动。数日后局部出现水肿，压痛更为明显，说明该处已形成骨膜下脓肿。当脓肿穿破骨膜形成软组织深部脓肿时，疼痛反而减轻，但局部红、肿、热、痛更为明显。若脓液扩散至骨髓腔，则疼痛和脓肿范围更大。

2. 体征

（1）急性骨髓炎：患肢局部皮肤温度增高。当脓肿进入骨膜下时，局部有明显压痛。若整个骨干均受破坏，则易继发病理性骨折，出现骨折的相应体征。

（2）慢性骨髓炎：长期病变使患肢表面粗糙，肢体增粗变形，邻近关节畸形。周围皮肤有色素沉着或湿疹样皮炎，局部可见经久不愈的伤口和窦道。窦道的肉芽组织突出，可流出大量臭味脓液，偶有小的死骨片经窦道排出。有时伤口暂时愈合，但由于感染病灶未彻底治愈，当机体抵抗力下降时，炎症扩散，可引起急性发作，表现为红、肿、热、痛及局部流脓。由于炎症反复发作，窦道对肢体功能影响较大，可出现肌肉萎缩和病理性骨折。

（二）辅助检查

1. 实验室检查

白细胞计数明显升高，中性粒细胞比例可达90%以上。红细胞沉降率加快，血液中 C 反应蛋白升高。在患者高热寒战时或应用抗生素之前抽血培养，可获得阳性致病菌。

2. 影像学检查

（1）X 线检查：①急性骨髓炎，早期检查无异常。起病 2 周后，X 线表现为层状骨膜反应和干骺端稀疏，继之出现干骺端散在虫蚀样骨质破坏，骨皮质表面形成葱皮状、花边状或放射状致密影；②慢性骨髓炎，检查显示骨干失去原有外形（增粗、不规则）、密度不均。骨膜不连续，有新生骨形成，可见三角状或葱皮样骨膜反应。骨质硬化，轮廓不规则，髓腔变窄甚至消失，骨干内甚至可见致密死骨，边缘不整齐，死骨周围有透亮的无效腔。发育过程中可见骨干缩短或发育畸形。

（2）CT、MRI：①急性骨髓炎，CT 可以发现骨膜下脓肿。MRI 有助于早期发现骨组织炎性反应；②慢性骨髓炎，CT 可显示脓腔与小型死骨，经窦道插管注入碘造影剂可显示脓腔的部位、大小及延伸方向。

3. 局部脓肿分层穿刺

局部脓肿分层穿刺对早期诊断急性骨髓炎具有重要价值。

（三）治疗

处理的关键是早期诊断与正确治疗。尽快控制感染，防止炎症扩散，及时切开减压引流脓液，防止死骨形成及演变为慢性骨髓炎。

1. 非手术治疗

（1）全身支持治疗：①补液，维持水、电解质和酸碱平衡；②高热期间予以降温；③营养支持，增加蛋白质和维生素的摄入量，当经口摄入不足时，可经静脉途径补充；

④必要时少量多次输新鲜血、血浆或球蛋白，以增强患者的免疫力。

（2）抗感染治疗：早期足量联合应用抗生素治疗。

（3）局部制动：将患肢用皮牵引或石膏托固定于功能位，以利于炎症消散和减轻疼痛，防止感染扩散，同时也可防止关节挛缩畸形和病理性骨折。

2. **手术治疗**

（1）急性骨髓炎：手术的目的在于引流脓液、减压或减轻毒血症症状，防止急性骨髓炎转变为慢性骨髓炎。手术治疗宜早，最好在抗生素治疗 48～72 小时后仍不能控制局部炎症时进行手术。手术方式分为局部钻孔引流术和开窗减压引流术。

（2）慢性骨髓炎：以手术治疗为主，其原则是清除死骨和炎性肉芽组织、消灭无效腔、切除窦道。对有死骨形成、无效腔和窦道流脓者均应进行手术治疗。慢性骨髓炎急性发作时不宜做病灶清除，仅行脓肿切开引流。若有大块死骨而包壳未充分形成者，则不宜摘除死骨，以免造成长段骨缺损。

（五）护理措施

1. **维持正常体温**

（1）控制感染：及时抽血培养并送检标本。遵医嘱应用抗生素，以控制感染。

（2）降温：患者高热时，给予患者物理降温，多饮水，遵医嘱使用退热药物，观察并记录用药后的体温变化，以防高热惊厥的发生。

2. **卧床休息**

患者高热期间，应卧床休息，保护患肢和减少耗能。

3. **缓解疼痛**

抬高患肢，促进血液和淋巴回流。限制患肢活动，维持肢体于功能位，以减轻疼痛及促进局部病灶修复。移动患肢时，应动作轻稳，做好支托，尽量减少刺激，避免患处产生应力。转移患者对患处疼痛的注意力。遵医嘱给予患者镇痛药物，并观察用药效果。

4. **伤口及引流管护理**

妥善固定引流管，保持引流通畅。观察伤口大小、形状、边缘与颜色，以及分泌物的颜色、性质和量。拔管指征：引流管留置 3 周，体温下降，引流液连续 3 次培养阴性，引流液清亮无脓时，先将冲洗管拔除，3 日后再考虑拔除引流管。

5. **功能锻炼**

为防止长期制动导致肌肉萎缩或关节挛缩畸形，患者术后麻醉清醒即可练习踝关节跖屈、背伸和旋转运动，股四头肌等长收缩运动；待炎症消退后，关节未明显破坏者可进行关节功能锻炼。

6. **心理护理**

应对患者多加鼓励，做好心理疏导，介绍成功治愈的病例，以增加其对疾病和手术的认知和信心。

（六）健康教育

（1）饮食：加强营养，鼓励患者进食高蛋白、高热量、高维生素和易消化的食物，必要时给予肠内或肠外营养支持，以改善患者的营养状况，增强机体抵抗力，防止疾病反复。

（2）引流：向患者及家属说明维持伤口冲洗和引流通畅的重要性。

（3）活动：指导患者每日进行患肢肌肉等长收缩练习及关节被动或主动活动，避免发生患肢功能障碍。

（4）用药：出院后继续按医嘱联合足量应用抗生素治疗，应持续用药至症状消失3周左右，以巩固疗效，防止转为慢性骨髓炎。密切注意药物副作用和毒性反应，一旦出现，应立即停药并到医院就诊。

（5）预防压力性损伤：对卧床患者，要保持床单位整洁，帮助患者翻身或变换体位，预防压力性损伤的发生。

（6）复诊：指导患者出院后注意自我观察，定期复诊。骨髓炎易复发，若伤口愈合后又出现红、肿、热、痛、流脓等，则提示转为慢性，需及时就诊。

第五节　吸入性损伤

吸入性损伤是热力和（或）具有损伤性的烟雾引起的呼吸道损伤，严重者可直接损伤肺实质。吸入性损伤又称呼吸道烧伤。之所以改称为吸入性损伤，是因其致伤因素除了热力外，还有燃烧时烟雾中含有的大量化学物质（如一氧化碳、氰化物等），这些化学物质被吸入下呼吸道后，可引起局部腐蚀或全身中毒。合并重度吸入性损伤可使烧伤患者的死亡率增加20%～40%。烧伤合并吸入性损伤多发生于大面积（尤其是伴有头面部）烧伤的患者，发病率和病死率都很高，成为当前烧伤患者的重要死亡原因之一。

一、吸入性损伤的致伤因素

导致吸入性损伤的主要因素为热力损伤和化学性损伤，且两种损伤常同时存在。吸入性损伤往往发生于不通风或密闭的环境中。爆炸燃烧时，环境内热烟浓度大、温度高，不易迅速扩散，患者暴露时间长，加之在密闭空间，大量一氧化碳及其他有毒气体[尤其是有机化合物（如塑料等），燃烧后产生的有毒气体更多]使者中毒而昏迷，重则因窒息而死亡。合并爆炸燃烧时，高温、高压、高流速的气流和浓烈的有毒气体，可引起呼吸道深部及肺实质的损伤。另外，患者站立或奔走呼喊，致热空气吸入，也是致伤原因之一。

二、吸入性损伤的致伤机制

（一）热力损伤

热能可直接损伤呼吸道黏膜和肺实质。热力包括干热和湿热两种。火焰和热空气属于干热，热蒸汽属于湿热。

1. 干热损伤

当吸入热空气时，声带可反射性关闭，同时干热空气的传热能力较差，上呼吸道及其黏膜具有较强的水、热交换功能。因此，仅吸入干热空气，多数患者的损伤限于喉部及气管上部黏膜，很少伤及隆突以下的支气管及肺组织。但在爆炸性燃烧发生时，产生高速度的热空气冲击波，在反射性喉痉挛尚未发生之前就已迅速冲入气道，导致下呼吸道和肺实质的损伤。另外，有部分患者在受伤现场由于高温环境或吸入过量一氧化碳或其他有毒气体而昏迷，喉痉挛反射消失，大量热空气被不断吸入，就会造成更加严重的下呼吸道损伤。

2. 湿热损伤

湿热空气(如高温蒸汽)比干热空气的热容量约大2000倍，传导能力较干热空气约大4000倍，且散热缓慢。因此，湿热空气除引起上呼吸道损伤和气管损伤外，亦可致支气管甚至肺实质损伤。严重的吸入性损伤多由锅炉或热交换器爆炸使高压蒸汽被吸入，瞬间进入下呼吸道造成。

(二)烟雾损伤

烟雾是由一些大小不等的颗粒悬浮在热空气或毒性气体内所组成的一种同体气溶胶。烟雾中较大的颗粒被阻于上呼吸道，小颗粒可被吸入小支气管和肺泡。炭粒除热力作用外并无毒害作用。烟雾中除炭粒外，还含有大量有害物质，如一氧化碳、二氧化氮、二氧化硫、过氧化氮、盐酸、氰氢酸、醛、酮等。这些化学物质有的可直接被带入支气管和肺泡；有的则包裹在颗粒外面，吸入后被黏膜纤毛阻挡在上呼吸道，或被带入小支气管和(或)肺泡，引起气管黏膜和(或)肺实质的损害。

三、吸入性损伤的诊断

吸入性损伤的诊断主要依据受伤病史及临床表现，再结合实验室检查及其他特殊检查等，以明确有无吸入性损伤、损伤的部位及程度等。一般常用的检查主要有胸部X线和纤维支气管镜。

(一)病史

详细询问患者受伤时的情况，对有密闭空间烧伤史及吸入刺激性、腐蚀性气体病史者，应怀疑有吸入性损伤的可能。

(二)检查

(1)胸部X线检查是诊断吸入性损伤程度的有效辅助手段，该检查还能及时发现吸入性损伤的相关并发症，如肺水肿、肺不张、肺部感染等。重度吸入性损伤时，胸部X线检查可见肺部斑片影及肺水肿影像。

(2)纤维支气管镜检查是确诊吸入性损伤的直接方法，可直接观察咽喉、声带、气管、支气管黏膜的损伤程度，明确损伤部位。通过进行动态观察了解病情，还可在气道内取材、引流、洗涤，因此它还是一种有效的治疗手段。

四、吸入性损伤的严重程度分类

对吸入性损伤患者呼吸道损伤严重程度的判断非常关键，按病情严重程度分为轻、中、重三类。其损伤机制主要分为3类：上呼吸道损伤、下呼吸道损伤、肺实质损伤。损伤严重程度取决于环境因素和个体因素，包括损伤原因、温度、浓度、有毒气体的可溶性及个体对损伤的反应等。

（一）轻度吸入性损伤

轻度吸入性损伤是指声门以上（包括鼻、咽和声门）的损伤，多伴有面部烧伤。临床表现为鼻咽部疼痛、咳嗽、唾液增多，有吞咽困难；局部黏膜充血、肿胀或形成水疱，或黏膜糜烂、坏死。患者无声音嘶哑及呼吸困难，肺部听诊无异常，胸部X线检查正常，血气分析正常。

（二）中度吸入性损伤

中度吸入性损伤指气管隆嵴以上（包括咽喉和气管）的损伤。临床表现为刺激性咳嗽、声音嘶哑、呼吸困难、痰中可含炭粒及脱落的气管黏膜，喉头水肿导致气道梗阻，出现吸气性喘鸣。肺部听诊：呼吸音减弱或粗糙，偶可闻及哮鸣音及干啰音。患者常并发气管炎和吸入性肺炎。胸部X线检查多正常。血气分析因气道阻塞的程度而异，轻者多无异常，梗阻严重时可出现低氧血症和高碳酸血症，但解除梗阻后可迅速恢复至接近正常。

（三）重度吸入性损伤

重度吸入性损伤是指支气管以下部位（包括支气管及肺实质）的损伤。临床表现为烧伤后立即或几小时内出现严重的呼吸困难，切开气管后不能缓解；进行性缺氧、口唇发绀、心率增快、躁动、谵妄或昏迷；咳嗽多痰，可早期出现肺水肿，咳血性泡沫样痰；坏死内膜脱落，可致肺不张或窒息。肺部听诊呼吸音低、粗糙，可闻及哮鸣音，之后出现干、湿啰音。严重的肺实质损伤患者，伤后1小时胸部X线检查即可发现肺水肿影像，几小时内患者可因肺泡广泛损害和严重支气管痉挛导致急性呼吸功能衰竭而死亡。

五、吸入性损伤的分期

中、重度吸入性损伤，随着病程的发展，可表现出不同的临床和病理变化，据此可将其分为以下三个时期。

（一）肺水肿期

肺水肿最早可发生于烧伤后1小时内，多数于伤后4天内发生。临床上具有明显的肺水肿症状，主要是由肺毛细血管通透性增加、气道梗阻、通气障碍，造成组织缺氧所致。

（二）呼吸功能不全期

重度吸入性损伤，烧伤后2天内为呼吸功能不全期。其主要表现为呼吸困难，一般持续4~5天后逐渐好转或恶化致呼吸衰竭而死亡。

（三）感染期

烧伤后3~14天，病程进入感染期。由于上皮层脱落，黏膜下层严重充血、水肿，间质出血；坏死黏膜可反复脱落，阻塞气道，诱发支气管痉挛，造成气道机械性清除异物的功能障碍；同时局部及全身免疫功能下降，肺部对细菌的易感性增强。肺部感染往往继发于机械性阻塞和肺不张，严重感染者可诱发全身性感染。

六、吸入性损伤的治疗

(一)保持气道通畅，防止及解除梗阻

1. 气道清理

气道清理是吸入性损伤治疗贯穿始终的重要措施。其不仅可以保持气道畅通无阻，防止肺不张，维护良好的通气功能，而且可以清洁气道、减轻感染，促进坏死黏膜早期愈合，减少并发症的发生。保持患者气道内湿润，鼓励患者深呼吸和咳嗽，定时更换体位、翻身、叩背，有助于分泌物从小气道引流至大气道，以便咳出和(或)吸出。吸痰是最常用的方法，也是治疗吸入性损伤的有效措施。

2. 气管插管和气管切开术

吸入性损伤因组织黏膜水肿、分泌物堵塞、支气管痉挛等，早期即可出现气道梗阻，故应及时进行气管插管或气管切开术，以解除梗阻，保持气道通畅，便于药物滴入及气管灌洗，方便纤维支气管镜检查及机械通气。在紧急情况下，该方法易于去除脱落黏膜，解除窒息的危险。因气管切开术会增加气道及肺部感染的概率，故应注意无菌操作，加强气道管理。

3. 焦痂切开减压术

对吸入性损伤有颈、胸、腹环形焦痂者，可压迫气道及大血管，限制胸廓及膈肌的活动范围，影响呼吸且加重呼吸困难，减少脑部血液供应，造成脑缺氧。因此，及时行上述部位的焦痂切开减压术，对改善呼吸功能和预防脑部缺氧均有重要意义。

4. 药物治疗

对支气管痉挛者可用氨茶碱 0.25g 稀释后缓慢静脉推注，每 4 ~ 6 小时 1 次；或用沙丁胺醇气雾剂喷雾，以扩张支气管，解除痉挛；如果支气管痉挛持续发作，则可给予局部或全身激素治疗。激素可阻止急性炎症引起的毛细血管通透性增强，减轻水肿，保持肺泡表面活性物质的稳定性，并有稳定溶酶体膜的作用。

5. 雾化吸入

雾化吸入的主要目的在于湿化气道。气道的湿化有利于防止气管、支气管黏膜因干燥而受损，有利于增强纤毛活动能力，防止分泌物干涸结痂，对防止痰液堵塞、预防肺不张和减轻肺部感染具有重要意义。通过雾化吸入还可进行气道给药治疗，以达到解痉、减轻水肿、预防感染、利于痰液排出等目的。

6. 气道灌洗

重度吸入性损伤患者，需借助吸引或灌洗予以清除气道内的分泌物。对于某些严重吸入性损伤患者，即使在纤维支气管镜直视下进行吸引，有时也难以将气道内的分泌物完全清洁干净。灌洗能有效清理气道，是目前治疗重度吸入性损伤最为重要的措施。其能维持气道通畅，预防肺不张，促进坏死黏膜脱落，减轻感染，有助于气道损伤的修复。

（二）保证血容量，改善肺循环

吸入性损伤伴有体表皮肤烧伤者，体液不仅可从体表烧伤区域流失，亦可从受损气道和肺内流失，因此应根据尿量、生命体征等变化，对其进行正确的液体复苏，维持足够的血容量，避免因限制输液而不能维持有效循环量，导致组织灌注不良，进一步加重组织损害。

（三）维持气体交换功能，纠正低氧血症

1. 氧疗

给氧的目的是使 PaO_2 提高至正常水平。当 PaO_2 降低、$PaCO_2$ 正常时，可给低浓度或中等浓度氧吸入；当有高碳酸血症或呼吸衰竭时，应采取控制性氧疗，即给氧浓度不宜超过35%。一般认为，长时间吸氧时，氧浓度不宜超过50%～60%，时间不宜超过1天，吸纯氧时不得超过4小时。长时间吸入高浓度氧可损伤肺脏，轻者有胸痛及咳嗽，重者可出现肺顺应性下降，加重呼吸困难、肌肉无力，甚至导致死亡。给氧方法除鼻导管吸氧外，还有面罩吸氧、机械通气。对吸入性损伤引起的呼吸功能不全者，使用鼻导管或面罩给氧往往无效，一般需用正压给氧和机械通气。

2. 机械通气

吸入性损伤患者往往可出现不同程度的呼吸功能不全，若治疗不及时，可出现呼吸功能衰竭而危及生命。使用呼吸机进行机械通气是治疗呼吸衰竭的一项有效措施。机械通气辅助呼吸，可改善通气和换气功能，维持有效通气量，纠正缺氧，防止二氧化碳潴留。机械通气虽能有效地改善呼吸功能，但可增加肺部感染的机会，故对机械和管道腔内应彻底消毒，掌握正确的操作规程，防止发生交叉感染，减少肺部感染机会。

（五）防治感染

防治感染是治疗吸入性损伤的重要措施。防治肺部感染最重要的是清理气道内的分泌物与异物，使损伤的气道黏膜迅速愈合。要尽可能减少院内交叉感染，气道管理要严格遵守无菌技术原则，对机械通气管道应严格消毒。在未明确病原菌以前，可使用广谱抗生素，明确病原菌以后可针对细菌培养结果使用敏感抗生素。

七、吸入性损伤的护理

（一）严密观察病情变化

严密观察患者的生命体征变化，尤其是血氧饱和度和患者意识状态的改变，密切观察患者每小时尿量，严格记录患者的出入量，做好抢救准备，备好急救物品和药品。床旁备气管切开及气管插管用物。

（二）选择不同体位

对轻度吸入性损伤、以上呼吸道损伤为主者，为预防喉部水肿窒息，早期多采用半坐位或仰卧头高位，以减轻面部及咽喉部水肿；单纯的吸入性损伤患者采用半坐位；有休克或合并其他损伤者，其体位需根据具体情况进行调整。定时更换体位，尤其是对使用悬浮床和普通床的患者，更应注意体位的更换，注意翻身后拍背，并鼓励患者

深呼吸，自行咳痰，促进体位引流，以防止发生肺不张、预防肺部感染。

（三）并发症护理

1. 呼吸道梗阻

上呼吸道梗阻是吸入性损伤早期的主要威胁，在数小时内可危及生命。在此期间，翻身床翻身、麻醉、手术等均可使之加重，可使不完全阻塞变为完全阻塞，使患者突然因窒息而死亡。因此，应注意以下几点。①对面颈部烧伤或疑有吸入性损伤的患者，床旁备气管切开包。②严密观察呼吸情况的变化。如果出现进行性声嘶加重、吸气时哮鸣音、呼吸困难、三凹征等，则应立即报告医师，并根据患者情况做好行气管插管或气管切开的术前准备，以解除上呼吸道梗阻。③定时更换体位，注意翻身拍背，促进呼吸道内的分泌物引流，鼓励患者深呼吸，自行咳痰，以防止发生肺不张、减少肺炎等并发症。④湿化气道。

2. 低氧血症

当吸入性损伤患者出现缺氧时，可给予氧气吸入。一般可用鼻导管给氧，必要时可使用面罩和机械通气。密切观察患者的通气量、血氧饱和度和神志的变化，以免因患者缺氧及二氧化碳潴留未及时发现，而导致病情加重或者死亡。

3. 肺水肿

严重烧伤伴吸入性损伤患者，易并发肺水肿，因此，早期补液时要加强心、肺功能监测，根据血流动力学变化来调整补液的速度和量。

4. 肺部感染

肺部感染是吸入性损伤的常见并发症，是伤后急性呼吸衰竭的重要发病因素。防治吸入性损伤患者肺部感染，要注意患者呼吸道的管理，严格遵守无菌操作原则。对接触呼吸道的器械或各种管道应定时消毒；及时清除呼吸道内的分泌物，促进引流，湿化呼吸道等。

（四）使用人工呼吸机的注意事项

呼吸机的有关部件必须清洁消毒后才能使用，按要求安装，使用前检查呼吸机有无漏气等情况，开机观察运转及性能是否良好，按病情需要选择通气模式，调节参数。如呼吸机报警时，则应立即查找原因，给予排除。停用呼吸机前要先做间歇同步呼吸，观察心率、血压、呼吸及血氧饱和度情况，待氧合基本正常、呼吸功能改善并且稳定时方可停用。

（五）饮食护理

（1）中度吸入性损伤患者的饮食以软食为主。

（2）重度吸入性损伤患者早期给予流质饮食，7～10天后改为半流质饮食及软食。

（3）鼓励患者少量多餐，进食高热量、高蛋白、富含维生素的食物（如牛奶、鸡蛋、豆浆等），少食辛辣、刺激性食物。

（六）心理护理

吸入性损伤往往都在相对密闭的环境中发生，加之呼吸困难行气管切开时所带来的濒死感使患者心有余悸，伤后患者不能进食、不能说话等一系列问题均可使其感到极大的恐惧、痛苦和烦躁。此时对患者进行心理护理就显得尤为重要。护士首先要有耐心，安抚患者，解释吸入性损伤的病程和治疗过程，让患者树立信心。对不能说话的患者，应鼓励其借助手势或写字来表达内心的感受，护士了解后才能给予直接性的疏导。护士应及时了解患者的需求，建立良好的护患关系，消除患者的恐惧心理，同时让患者的朋友和亲人给予其精神支持。

八、健康教育

吸入性损伤患者痊愈后，常有肺的顺应性下降和肺阻力增加，告知患者即使愈后无明显并发症，也要定期进行肺功能检查，按时来院复查；冬季注意保暖，防止呼吸道感染；平时加强运动，增强肺活量；加强营养，以增强抵抗力。

第六节　特殊原因烧伤

一、电烧伤

电烧伤是一种严重烧伤，常伤及深部组织和脏器，有较高的截肢率、致残率和病死率。多年来我国电烧伤的发病率居高不下，虽治疗水平处于国际领先地位，但严重电烧伤的临床诊治依然面临很多挑战。

(一)电烧伤的概念

因电引起的烧伤有两类：由电火花引起的烧伤称电弧烧伤，其性质和处理类似于火焰烧伤；由电流通过人体引起的烧伤称电烧伤。电烧伤根据电流种类可分为直流电烧伤和交流电烧伤。因直流电能排斥人体，接触时间短，很少造成严重损害。交流电(特别是高压电)接触人体，往往造成局部组织严重损伤，甚至全身组织、器官出现病理改变。根据致伤电压，电烧伤可分为低压电烧伤(<1000V)和高压电烧伤(≥1000V)，低压电流沿电阻最小路径通过，可形成烧伤创面，并使心肌细胞内离子紊乱，导致心电传导障碍及致命性室颤。高压电则循接触点和接地点间的直接路径通过，可因产生大量热能并造成细胞膜损伤而导致广泛而严重的组织损伤。

(二)电烧伤的机制

1. 损伤因素

人体接触电后可造成局部的严重损伤和全身的病理改变，其机制十分复杂。电烧伤损伤程度取决于电流种类、电压高低、电流强度、机体对电流的电阻、机体接触电流的时间、电流经过身体的途径六大因素。因电流＝电压/电阻，故电压越高，电流强度越大；电流导入人体后，因不同组织的电阻不同(依大小顺序为骨、脂肪、皮肤、肌腱、肌肉、血管和神经)，故局部损害有所不同。

2. 致伤机制

目前认为电烧伤的致伤机制主要有两种：一种是热损伤，即电流通过机体产生热能对机体各组织、器官造成损伤；另一种是非热损伤，即电流通过机体，对具有电极性的组织成分有直接破坏作用。

（三）电烧伤的临床表现及特点

（1）电烧伤多伴有全身损伤：电烧伤除引起局部组织损伤外，还可引起全身损伤。轻者可出现头晕、心悸、面色苍白、四肢软弱、精神紧张；重者可出现意识丧失，呼吸心跳骤停。

（2）电烧伤局部组织损伤重，致残率高：与其他原因造成的烧伤相比，电烧伤的损伤程度都比较重，多为Ⅲ度烧伤，可深达肌肉和骨组织，呈现"口小、底大、外浅、内深"的特点，上肢电烧伤多于下肢电烧伤，多伴有血管、神经、肌肉、肌腱损伤，修复困难。

（3）电烧伤创面：电流通过人体可有"入口"和"出口"，一般是一个入口，多个出口，入口少于出口。

（4）创面多位于屈侧：电流在人体沿直线最短距离通过，在肢体多沿屈侧并呈跳跃式通过，创面位于各关节处。

（5）创面呈立体型：外观皮肤损伤范围小，但皮下组织、肌肉损伤范围大，常常呈"夹心样"坏死。浅表肌肉血运良好，而深部肌肉已坏死，或同一肌束仅近端坏死，呈"多发性""节段性"坏死。上肢电烧伤中尺、桡骨周围肌肉坏死常呈"套袖样"。

（6）肢体肿胀：上肢严重高压电烧伤，多伴有肌肉组织水肿、坏死，肢体肿胀明显，其肿胀程度与组织损伤的轻重相一致，为防止继发筋膜间隙综合征，常需切开减张。

（四）电烧伤的诊断

1. 详细询问病史

接诊时仔细询问患者受伤经过，是否有电接触史（电压高低、接触时间、触电部位、是否有昏迷史、有无高空坠落史等）。

2. 体格检查与辅助检查

根据电烧伤的特点，不仅要注意局部创面"入口"和"出口"的检查，还要注意全身检查、生命体征的变化、有无内脏损伤、有无骨折及其他合并症。要注意检查肢体张力，观察末梢血运情况。对血管损伤和组织坏死的判断可借助影像学检查。

（五）电烧伤的治疗

1. 电烧伤的现场急救

（1）脱离电源：立即关闭电源，或用干木棒、干竹竿等不导电的物体将电源拨开。要妥善处理电线残端，防止再次伤害。拉开触电者：急救者可站在干燥的木凳上，穿胶鞋，用干燥的绳子、围巾等物拧成条索套住触电者并拉开；也可拉住触电者的干燥衣服，将其拉开，注意不能碰到金属及触电者裸露的皮肤。

（2）完全脱离电源后判断伤者伤情：对呼吸心跳骤停者应立即进行心肺复苏并拨打"120"，抢救途中不能轻易终止复苏。

2. 电烧伤的院内救治

（1）保持呼吸道通畅：维持有效呼吸，对呼吸停止者进行气管插管、呼吸机辅助呼吸。

（2）心电监护：床旁心电监护，观察有无心律失常，当发生室颤时，应及时进行有效的电除颤。

（3）补液：对低血容量性休克和组织损伤严重者，要进行静脉补液，补液量大于同等面积烧伤的补液量。

（4）创面处理：原则上电烧伤创面清创应及早进行，在患者全身状况相对稳定的情况下进行手术。一般在伤后1~3天清创较为适宜，主要是清除坏死的皮肤和坏死的肌肉，而尽量保留受伤的血管、神经和肌腱，预防感染。坏死组织不尽早清除，将成为导致感染、出现并发症、加重病情的根源。

（5）减张切开术：四肢电烧伤后深部组织坏死，液体大量渗出，造成组织水肿、静脉回流障碍，肿胀明显加重后及时行筋膜切开减张，可防止加重深部组织的缺血损伤与坏死。

（6）截肢：电烧伤可造成远端肢体发生缺血性坏死，严重者需要截肢处理。

（7）其他对症处理：纠正水、电解质紊乱，预防脑水肿、急性肾衰竭、应激性溃疡等。

（六）并发症的防治

电烧伤并发症除同一般烧伤并发症外，较常见的并发症还有以下几种。

1. 肾衰竭

严重电烧伤者常因肌肉坏死、肌红蛋白血症而出现明显的肌红蛋白尿，尿液呈"酱油"色。为防止肾衰竭，应输入大量液体，还应使用5%碳酸氢钠碱化尿液，防止因肌红蛋白及血红蛋白沉积于肾小管而造成急性肾衰竭。如由肢体广泛肌肉坏死引起肾功能障碍，则可考虑及早进行截肢。

2. 继发性出血

继发性出血是电烧伤后常见的并发症，出血时间多在伤后1~3周，床旁备止血带，一旦发现出血，立即将止血带绑在患肢近心端或用手直接压迫止血。对已有损伤的血管结扎，对深部创面或截肢残端可做预防性的近心端血管结扎。

3. 感染

大量坏死组织的存在是并发感染的根源，尽早清除坏死组织是防止局部感染和全身感染的根本措施。电烧伤由于深部组织坏死，形成厌氧环境，易并发厌氧菌感染，早期应常规注射破伤风抗毒素，并应用大剂量青霉素和甲硝唑等，以防止发生厌氧菌感染，直至坏死组织完全清除。

4. 气性坏疽

在各种原因引起的烧伤中，电烧伤并发气性坏疽者最多见。及早进行坏死组织的清除，是预防气性坏疽最有效的措施。当怀疑有气性坏疽时，应将创面开放，彻底清除坏死组织，并用过氧化氢消毒液冲洗创面。

5. 白内障

电烧伤后并发白内障的原因目前尚不明确。在颅骨和脑部的电烧伤，常可并发白内障和视神经萎缩。轻度白内障2~3年后可被吸收，但重度白内障则难以恢复，需通过手术治疗。

6. 内脏并发症

内脏并发症有胃肠穿孔、横膈破裂、非结石性胆囊炎等。对腹部电烧伤的患者要密切观察其病情变化。

7. 周围神经损伤

电烧伤造成的周围神经损伤以前臂远端及腕部高压电烧伤造成的正中神经、尺神经的损伤多见。周围神经损伤的原因：①电能转变为热能，直接损伤神经元；②血管损伤后使神经的血供减少，导致功能性损害；③营养神经的血管血栓形成或神经周围瘢痕形成。周围神经损伤临床上目前无有效的治疗方法，大多依靠自行恢复，部分呈永久性的损伤。

（七）电烧伤的护理

1. 保暖

较大面积的电烧伤患者，由于创面水分蒸发，大量热量丧失，患者大多有畏寒症状，必须做好保暖工作，要求室温冬季维持在 30～32℃，夏季维持在 28～30℃。有条件者可使用烧伤远红外线治疗仪。

2. 做好抢救准备

当患者发生呼吸心跳骤停时，护士应配合医生做好抢救工作（如心肺复苏、建立人工气道、充分供氧、迅速建立静脉通路、遵医嘱用药、采集血标本、送检、备血等）。

3. 密切观察病情

严密监测患者的生命体征、意识、神志变化情况，因触电后弹离电源或从高空坠下，应注意观察患者有无颅脑损伤、气胸、内脏破裂、骨折等复合伤。准确记录患者的尿量，观察尿液颜色，监测肾功能。

4. 早期创面护理

对早期创面不宜包扎，应采用暴露疗法，观察创面情况、肢体水肿程度、肢体循环及皮肤颜色的变化情况，给予抬高患肢等处理。如肢体肿胀严重，则应及时报告医师，尽早切开减压，以改善肢体远端的血运循环，尽量挽救肢体。搬运患者时，应动作轻慢，尽可能平移肢体，以免引发出血。

5. 积极预防并发症

（1）注意输注液体的速度，保证充足的补液量，监测每小时尿量（休克期维持尿量在 100mL/h 以上），观察尿液颜色，详细记录，及时留取尿标本送检，防止休克和急性肾功能不全的发生。

（2）继发性出血。电烧伤继发出血的发生率很高，出血时间大多在烧伤后 1～3 周。应加强巡视，特别要加强夜间巡视，严密观察创面，以防发生继发性大出血。床旁备好止血带（有条件的备气压止血带）、无菌纱布、静脉切开包、无菌手套等。告知患者及家属在情绪激动、咳嗽、屏气及便秘时容易引起出血。一旦发生出血，应迅速加压。如出血部位在躯干，则应立即用无菌纱布加压；如出血部位在四肢，则应用止血带止血，并立即报告医师，及时处理，同时应立即建立静脉通路给予输液，必要时输血，根据病情给予吸氧、心电监护等治疗措施。创面未愈合前，应卧床休息，不宜过早剧烈运动，多食富含纤维的食物，保持大便通畅并指导其每天定时排便，防止便秘，避免用力排便时造成伤口出血。

（3）密切监测患者的病情变化。对胸、背部电烧伤者，应注意其有无腹痛，防止发生胃、胆囊、膀胱坏死穿孔。颅骨受伤者常可并发白内障和视神经萎缩，应注意其视力变化，加强对创面的封闭，预防脑脊液漏的发生。

（4）电烧伤后由于组织损伤严重，肌肉坏死广泛，感染迅速凶猛，易产生气性坏疽和破伤风。应用抗生素，以防止发生厌氧菌感染，同时注射破伤风抗毒素，以预防破伤风。发现有气性坏疽时，要严密隔离并彻底清除坏死组织，及时应用有效抗生素，如有条件，则可用高压氧治疗。

6. 心理护理

电烧伤患者的心理状态很复杂。患者早期怕痛，表现为烦躁或抑郁；后期担心致残，情绪低落，以及对术后的生活、婚姻及家庭等一系列问题产生悲观情绪。对于受伤的儿童来说，受伤初期怕痛、紧张，对环境、工作人员、自己的受伤创面恐惧，以及在以后的成长过程中对自身外观不健全会产生自闭心理。有的患儿受伤后，家长会产生自责、悔恨、担忧等一系列心理问题。

这就要求在整个护理过程中尽可能使患者、家属的情绪处于最佳状态，积极配合治疗，从而促进愈合。电烧伤患者有不同程度的伤残，必须要以极大的耐心做好心理疏导工作。对患者要热情，语言要亲切，富有同情心，操作时动作轻柔而利落，尽可能减少患者的痛苦；耐心讲解治疗方法、治疗过程及效果，使患者安心接受治疗；向致残的患者介绍伤残的补救措施，如安装假肢、整体移植及增强健肢的功能等。

（八）健康教育

1. 饮食宣教

患者在受伤初期应多食一些富含纤维的食物，以保持大便通畅；在恢复期应多食高蛋白、富含各种维生素的食物，以保证各种营养物质的吸收，从而增加机体抵抗力，尽早使创面修复。

2. 围手术期宣教

做好围手术期的护理宣教。告知患者及家属术前及术后的注意事项，做好解释，列举成功案例，以使患者树立信心，减轻心理压力，配合手术圆满完成。

3. 加强用电知识宣教

广泛宣传安全用电知识，尤其是对儿童、老年人，要做好安全用电知识的教育并介绍触电后的一些急救措施，使其加强自我保护意识，以防患于未然。

二、化学烧伤

化学烧伤除各种化学物质本身对组织腐蚀外，还可继续浸入或被吸收，导致进行性局部或全身性中毒。可引起烧伤的化学物质不下千种，烧伤的严重程度与化学物质的性质、浓度及接触时间有关，处理方法不尽相同。

(一)临床特点

(1)化学烧伤的过程多是组织蛋白凝集的过程,组织学检查可见组织变性坏死,毛细血管中血栓形成,烧伤处局部形成痂壳,皮肤变色、皮革化。

(2)化学烧伤是一种持续性损伤,会有不同程度的深部组织侵入。化学物质的性质、浓度、剂量、接触时间及面积、处理是否有效等因素决定了损伤的程度。

(3)化学物质可从创面、正常皮肤、呼吸道、消化道黏膜等吸收,引起中毒和内脏继发性损伤,甚至死亡。

(4)化学烧伤常伴有眼灼伤及呼吸道烧伤。

(二)一般处理原则

(1)立即脱去被污染的衣物,用大量流动清水冲洗创面,时间大于30分钟,注意对五官的冲洗,以免严重损伤角膜致盲或导致其他后果。

(2)急救时不主张早期使用中和剂,防止因浓度选择不当或发生中和反应产热而加重损害;对已明确化学毒物者,应选用相应的解毒剂和对抗剂。

(3)许多化学物质可从创面、呼吸道、消化道甚至正常的皮肤黏膜吸收引起中毒,如有全身中毒可能,则应及早防治。早期输液量可稍多,可输注高渗葡萄糖和维生素C、新鲜血液,给氧,使用利尿剂,以加速毒性物质的排出。

(4)其他处理同一般热力烧伤的处理。

(三)常见化学烧伤的处理

1. 酸烧伤

(1)酸烧伤常见的是硫酸、硝酸和盐酸烧伤。酸烧伤可使组织脱水,组织蛋白沉淀、凝固,故一般无水疱,可迅速成痂,不继续向深部组织侵蚀。硫酸烧伤后痂为深棕色,硝酸烧伤后痂为黄褐色,盐酸烧伤后痂为黄色。一般烧伤越深,痂的颜色越深,质地越硬,痂内陷也越深。痂色掩盖会影响对烧伤深度的判断。早期感染较轻,浅Ⅱ度烧伤多可痂下愈合;深度烧伤脱痂较迟,脱痂后肉芽创面愈合较慢,因此瘢痕增生较一般烧伤明显。

处理原则:创面处理同一般烧伤的处理。口服腐蚀性酸可引起消化道烧伤、喉部水肿及呼吸困难。可口服氢氧化铝凝胶、鸡蛋清和牛奶等中和剂,忌用碳酸氢钠溶液,以免因胃胀而引起穿孔,避免洗胃或用催吐剂;可口服强的松,以减少局部纤维化,预防消化道瘢痕狭窄;对呼吸困难者,应尽早切开气管。

(2)氢氟酸烧伤。氢氟酸除有一般酸类作用外,尚能溶解脂肪并使骨质脱钙,继续向深部组织侵蚀,可深及骨骼,形成难以愈合的溃疡。氢氟酸进入循环系统后分布于全身,可导致全身中毒,通常表现为严重的电解质紊乱,休克,肝、肾功能损害,多器官功能衰竭等。

处理原则:早期用大量流动清水冲洗或浸泡,可用饱和氯化钙或25%硫酸镁溶液浸泡,或用10%氨水纱布湿敷或浸泡,也可局部注射少量5%~10%葡萄糖酸钙($0.5mL/cm^2$),以缓解疼痛和减轻进行性损害。此外,应清除水疱,波及甲下时须拔除指(趾)甲,彻底清创,这是延缓创面加深、避免全身中毒的重要举措,对于较大面积的损伤建议及早切除坏死组织。出现全身中毒症状时，需给予中和氟离子、液体复苏、纠正电解质紊乱、应用激素、抗感染、透析等对症治疗。

（3）苯酚具有较强的腐蚀性和穿透性，低浓度可使蛋白质变性，皮肤呈白色或者棕色，高浓度可使蛋白质沉淀、皮肤坏死。苯酚除可引起皮肤黏膜腐蚀烧伤外，还可通过局部吸收引起全身中毒。

处理原则：因为苯酚难溶于水，可溶于乙醇，所以急救时在用大量水冲洗后应继续用70%乙醇处理，也可用饱和硫酸钠溶液或5%碳酸氢钠溶液湿敷后再用清水冲洗。苯酚烧伤后氧化生成结合酚或游离酚。结合酚或游离酚由肾脏排出，可引起广泛的肾小管损害，造成不同程度的急性肾衰竭。因此，需增加补液量，使用甘露醇等高渗性脱水剂，烧伤后第一天尿量维持在200mL/h左右，促使结合酚或游离酚迅速从尿中排出，也可进行预防性透析治疗。

2. 碱烧伤

碱烧伤以氢氧化钠、氨、石灰及电石烧伤较常见。强碱可使组织细胞脱水并皂化脂肪，碱离子还可与蛋白结合，形成可溶性蛋白，向深部组织穿透，若早期处理不及时，创面可继续扩大或加深，引起剧痛。

苛性碱烧伤创面呈黏滑或皂状焦痂，色潮红，有小水疱，创面较深。焦痂或坏死组织脱落后，创面凹陷，边缘潜行，常不易愈合。氨烧伤创面浅度者有水疱，深度者干燥呈黑色皮革样焦痂。石灰烧伤创面较干燥，呈褐色。电石烧伤实际上是热力损伤与石灰烧伤(电石遇水后产生乙炔和氢氧化钙并释放较多热量)。乙炔爆炸燃烧则同一般烧伤。

强碱烧伤后要尽早冲洗，冲洗时间至少30分钟。生石灰烧伤后不可直接用水冲洗，应清除创面上的生石灰后再进行冲洗。一般不主张用中和剂，如创面pH值达7以上，则可用2%硼酸湿敷创面后再冲洗。冲洗后最好采用暴露疗法，以便观察创面变化，若为深度烧伤，则应尽早切痂植皮。其余同一般烧伤。

3. 磷烧伤

磷烧伤除因皮肤上的磷接触空气自燃引起烧伤外，还由于磷燃烧氧化后生成五氧化二磷，对细胞有脱水和夺氧作用，遇水则形成磷酸，造成磷酸烧伤，使创面继续加深。磷和磷化物均可从创面被迅速吸收，数分钟内即可入血，导致脏器功能不全。

磷烧伤为热和化学物质的复合烧伤，一般较深，可深及肌肉甚至骨骼。磷在创面燃烧时，可产生烟雾和大蒜样臭味，在黑暗中发蓝绿色荧光。磷烧伤创面呈棕褐色，Ⅲ度烧伤创面暴露时可呈青铜色或黑色。

磷是细胞质毒物，吸收后能引起肝、肾、心、肺等主要脏器的广泛损害。全身症状依磷中毒的严重程度而异，一般有头痛、头晕、乏力，严重者可出现肝、肾功能不全，肝大，肝区触痛或叩痛，黄疸，胆红素增高；尿量可减少，有蛋白尿和管型，严重者可有血红蛋白尿、血尿素氮增高或发生少尿型肾功能衰竭。呼吸道症状可有呼吸急促，刺激性咳嗽，呼吸音低或粗糙，有干、湿啰音，严重者可出现肺功能不全。有的可出现低钙血症、高磷血症、心律失常、精神症状和脑水肿。

治疗原则：关键在于预防磷吸收中毒。现场急救时，应立即灭火，脱去污染衣物，用大量流动清水反复冲洗创面及周围皮肤，去除可见的磷颗粒。若无大量清水，则可用湿布包扎创面，与空气隔绝，防止磷继续复燃。因磷燃烧所产生的烟雾可引起吸入性损伤，故无论患者或急救者均应用浸透冷水的毛巾或口罩掩护口鼻。

转运前，用湿布(3%~5%碳酸氢钠)包裹创面，忌暴露或用油脂敷料包扎，防止因磷溶解于油脂加速吸收而导致中毒。入院后继续用大量流动清水冲洗或浸泡，然后用1%硫酸铜清洗创面，若创面不发生白烟，则表明硫酸铜的用量和时间已够，应停止使用，以免发生酮中毒。深度磷烧伤，应尽早切痂植皮，对受侵犯的肌肉也应彻底切除。如肌肉受侵范围较广或侵及骨骼，则必要时可考虑截肢。

无机磷中毒目前尚无较有效的处理方法，关键在于预防。如早期切痂，则应注意保护肝、肾功能；如已发生全身中毒，则主要是对症处理。

4. 沥青烧伤

沥青俗称柏油，有高度的黏合性，广泛用于房屋建筑、工程防腐防潮、铺路等。液体沥青引起皮肤烧伤纯属热力作用，无化学致伤作用，其特点是不易清除、热量高、散热慢，故创面往往较深，且多发生于皮肤暴露部位，如手、足、面部等处。

处理原则：沥青烧伤后可即刻置于冷水中使其降温，小面积烧伤可用松节油、液状石蜡或者麻油清除创面上的沥青；大面积沥青烧伤后切忌用汽油擦洗，以免引起急性铅中毒，可用麻油擦洗，再用无菌盐水冲洗。清创后根据创面情况采用暴露疗法或者包扎疗法。

(四)护理要点

1. 创面护理

化学烧伤早期首先用流动清水持续冲洗，水流量要大，之后根据化学物质的性质及创面情况选择相对应的中和剂。对于不溶于水的物质，冲洗时可用纱布做轻柔的机械擦洗，或用小镊子取掉残留物。观察有无眼、耳、口鼻等部位的损伤，若有，则应及时给予处理。注意无菌操作与消毒隔离，对有水疱者，小的可保持其完整性，较大的则可在无菌条件下做低位穿刺引流。局部及全身应用抗生素，控制感染，保持创面清洁干燥，促进创面愈合。创面愈合过程中皮肤瘙痒明显，应对患者及家属做好健康教育，特别是对小儿及意识不清者，应避免其抓破初愈创面，造成感染，遗留瘢痕。

2. 饮食护理

(1)烧伤早期，给予清淡、易消化的食物，流质饮食应选择有清热、利尿、解毒功能的梨汁、百合汤等，根据患者的消化吸收情况，逐渐增加牛奶、蛋羹、肉末、鱼米粥等。

(2)恢复期应给予高热量、高蛋白、易消化食物，如牛奶、鸡蛋、鱼、虾等，多食富含磷脂的食物，如豆制品、蛋黄等。进食种类应丰富，少食多餐。

3. 心理护理

烧伤大多数是突发事件致伤，且外观受损，患者多存在恐惧、焦虑、绝望等心理。护士在接诊患者时应耐心向患者及家属讲解各类事项，使患者能安心接受治疗。护理过程中，注意观察患者的表情、动作、手势等，以了解患者心理需求及病情变化，协助诊断和治疗。康复期患者由于皮肤色素沉着、瘢痕增生、功能障碍等，常常表现出敏感、脆弱、自卑等心理，应向患者讲解相关护理知识和类似成功病例，增强患者的自信心。

（五）健康教育

（1）向患者讲解关于化学烧伤的急救处理知识，使其能在第一时间按照化学烧伤的常规处理进行自救。

（2）告诉患者在日常生活和工作中，接触化学物质时需按要求进行防护，防止再次造成伤害。

（3）对烧伤创面已愈合将要出院的患者，告诉其应保持创面皮肤清洁，避免抓挠，保持清淡饮食，坚持功能锻炼，定期复查。

三、皮肤放射性损伤

由放射线照射时间过长或照射剂量过大引起的皮肤损伤称皮肤放射性损伤。

（一）病因

目前临床上引发该损伤的主要病因有以下几种。①对恶性肿瘤进行放射性治疗是最常见的原因，在治疗结束或治疗过程中照射局部出现皮肤红肿甚至破溃形成经久不愈的溃疡，临床最常见于乳腺癌根治术后局部放射治疗。②医疗意外：由于意外情况近距离接触放射源造成放射性皮肤损伤；长时间在有 X 射线的环境中工作，造成慢性放射性皮肤损伤；从事放射工作的人员防护不到位、违规操作或防护设备缺陷，造成工作人员辐射损伤。③核事故。④核战争爆炸粉尘污染皮肤。

（二）发病机制及病理

放射线引起皮肤损伤的最基本机制是电离辐射造成其深部组织细胞发生渐进性退变和坏死，迁延时间长，形成广泛纤维化。微血管和小血管内皮细胞的损害，可引发内膜炎，使血管内膜增厚，管腔狭窄、闭塞或血栓形成，造成局部组织缺血缺氧，加重组织损伤。这类病变呈进行性、不可逆，一旦形成溃疡，则很难自行愈合。

皮肤放射性损伤可分为急性和慢性两类。皮肤急性放射性损伤按照射剂量的不同，可分为Ⅰ、Ⅱ、Ⅲ和Ⅳ度放射性损伤，这与普通烧伤深度的分类方法略有不同。慢性皮肤放射性损伤是由小剂量多次照射或大剂量照射创面愈合后再次出现创面引起的，一般均为Ⅲ度以上的放射性损伤。放射性损伤的轻重程度除了与放射剂量大小、照射时间长短有关外，还与放射线的性质、照射部位、个体对射线反应的差异等因素有关。皮肤放射性损伤按受损程度的不同可分为四度。

Ⅰ度——脱毛反应。皮肤基底、毛囊、皮脂腺及汗腺受到不同程度的损伤，其主要特点是照射部位毛发松动，极易脱落，一般发生在照射后 2 周。组织病理检查可见毛囊细胞肿胀、空泡变性。

Ⅱ度——出现红斑。照射部位出现红斑是Ⅱ度损伤的特征，可伴有局部疼痛、烧灼感等症状，其主要特点为真皮乳头层及真皮内血管扩张、血管壁通透性增加、细胞肿胀、表皮和真皮水肿。

Ⅲ度——出现水疱。早期反应也可出现红斑，数天后可有水疱出现。小水疱融合成大水疱，其病理变化为基底细胞肿胀或坏死，表皮变薄，表皮下积液，形成水疱。

Ⅳ度——溃疡形成。照射部位水疱破溃、组织坏死，形成溃疡。溃疡的形状多为圆形且界线清楚，其溃疡周边组织水肿，放射性溃疡多难以自行愈合，且因感染可使溃疡扩大并向深部侵蚀直达骨骼，伤及大血管等。其病理变化为皮肤组织坏死，细胞肿胀、变性、坏死，组织脱落，形成溃疡。

（三）临床表现

1. 急性放射性损伤

急性放射性损伤由一次大剂量或短期内反复多次照射所致。典型的可以分成以下4个阶段。

（1）初期反应：照射局部 1~2 天可出现红斑，有烧灼感或麻木、瘙痒，大剂量照射可出现全身反应，如疲乏无力、恶心、呕吐、食欲减退等。初期反应的症状一般持续几小时或数天后可减轻或消失，进入假愈期。

（2）假愈期（潜伏期）：在这个阶段，局部和全身的反应可消失。假愈期存在的时间长短与照射剂量的大小有关。照射剂量小，则假愈期可存在数天或 1~2 周；照射剂量大，则假愈期可缩短至 3~5 天；更严重的，假愈期可直接过度为极期。

（3）极期（症状明显期）：局部症状表现最典型，Ⅰ度损伤表现为脱毛反应，照射部位毛发易脱落。Ⅱ度损伤照射局部再次出现红斑、肿胀，5~7 天红斑消退，色素沉着，皮肤干燥。Ⅲ度放射性损伤照射局部出现肿胀、水疱，如果水疱处理得当、未出现感染，则水疱吸收、肿胀消失，创面愈合需要 4~6 周时间。愈合后的创面有色素沉着、毛细血管扩张充血、皮肤干燥无弹性、基底部发硬、皮肤脱屑，如水疱破溃、创面感染，则可使创面扩大，加深形成溃疡，出现Ⅳ度损伤的表现，溃疡经久不愈。

（4）恢复期：Ⅰ、Ⅱ、Ⅲ度损伤可在损伤后 3~6 周自行愈合，而Ⅳ度损伤，溃疡形成，多难自行愈合，需通过手术治疗清除溃疡坏死组织，也可通过自体皮移植或皮瓣覆盖创面。

急性放射性损伤的远期效应：急性放射性损伤后照射局部在数月或数年中可出现皮肤萎缩、硬结性水肿、慢性溃疡、创面经久不愈，甚至皮肤癌变，患者还可出现骨质疏松、病理性骨折、辐射性水肿等。照射后局部水肿早期是由毛细血管通透性增高所致，后期可演变为迁延性慢性水肿，持续数年，慢性水肿的原因与微循环障碍有关。

2. 局部慢性放射性损伤

局部慢性放射性损伤多由小剂量反复多次照射引起，分期症状不明显。恶性肿瘤的放射治疗，其照射局部多是慢性损伤，表现为局部皮肤表皮变薄、干燥皱裂、僵硬、组织水肿。因生发层和毛发上皮细胞再生能力差，小动、静脉完全或不完全阻塞，局部血运差，营养不良，一旦皮肤破溃，则该部位创面很难自行愈合。

（四）诊断

1. 病史

接触放射性物质或因治疗需要行局部放射性治疗是该病诊断的主要依据。在询问病史的过程中，应详细了解射线类型、照射剂量、照射部位及照射时间。在门诊接诊的患者中，以慢性放射性损伤多见，多是因恶性肿瘤行放射治疗而出现皮肤损伤，而急性放射性损伤多是由操作失误接触放射源所致。

2. 创面特点

不同剂量、类型的射线引起损伤的程度不同，多表现为经久不愈的慢性创面，若疑有恶变的溃疡创面，则应进行病理检查。

（五）治疗

放射性皮肤损伤的治疗主要是创面处理。

1. 一般处理原则

（1）对于急性放射性皮肤损伤，应使患者尽快脱离放射源，清洗放射性污染。

（2）保护创面，防止物理刺激。

（3）根据不同损伤程度对创面应用外用药，或进行手术治疗。

（4）对有全身放射性损伤及慢性消耗的患者给予全身支持治疗。

2. 局部治疗

（1）非手术治疗：对急性放射性损伤，Ⅰ度、Ⅱ度以保护创面为主，防止感染。一般来讲，用于烧伤创面无刺激的外用药也适用于放射性皮肤损伤。如已出现水疱，则小的水疱不必处理，大的水疱可用注射器抽出水疱液，注意无菌操作和保留疱皮。对疱皮脱落、分泌物多的创面应加强换药，保持创面干燥，防止因感染而使创面加深。溃疡的治疗主要是换药清除坏死组织，清洁创面，培养和保护肉芽创面。对经反复换药难以愈合的溃疡，应考虑进行手术治疗。

（2）手术治疗：对放射性损伤急性反应期患者，应根据患者的病情发展决定是否进行手术，如放射性物质污染皮肤，难以用清洗的方法清除干净，为避免放射性污染持续对皮肤引起损伤，可将受污染的皮肤切除，进行创面植皮。对局限性皮肤坏死伴有剧痛、界限清楚的损伤，也可考虑早期切除坏死组织和植皮。对慢性放射性溃疡，手术切痂植皮或皮瓣覆盖是主要的治疗方法。放射性溃疡的病理表现为闭塞性血管内膜炎、血管栓塞、微循环障碍，难以自行愈合。长期的慢性炎症刺激有导致癌变的可能，因此对慢性溃疡应积极进行手术。但放射性溃疡与一般慢性炎症溃疡有不同之处，具体如下。①切除范围：如果照射范围不大，患者一般情况好，则尽可能将所有照射部位（包括边缘色素沉着、表皮变薄的区域连同溃疡）一并切除，这是因为照射部位组织水肿、血运差，一旦受到外界刺激损伤仍有可能出现创面经久不愈或再次出现溃疡，需再次进行手术。但如果照射面积大，则很难将全部照射区域切除，则尽量将溃疡处不健康的组织切除。②切除深度：放射性损伤一般都比较深，可达皮肤全层，甚至深达骨骼，很难彻底切除至正常组织。放射性损伤组织水肿、瘢痕增生，切除时出血少，只要将坏死组织切除至略有出血的瘢痕组织即可，甚至可保留一些坏死组织。如果溃疡周围有大的血管、神经或脏器，则切除过深可能伤及血管、神经、胸膜或心包，出现严重的不良后果，要特别注意。为避免上述情况的发生，可保留一些坏死组织，即行"生物性切除"。溃疡切除后根据创面大小、部位、基底组织血运来决定采用植皮还是采用皮瓣覆盖，一般来讲多需要皮瓣覆盖。被保留的有限的无生机组织，可逐渐被经吸收或液化形成的窦道排出。

3. 全身治疗

(1)急性放射性损伤:应明确全身照射的射线类型及剂量。对全身受到大剂量照射可能引起全身脏器功能紊乱甚至出现生命危险的患者,应收治在相关的科室治疗。

(2)慢性放射性损伤:可抑制造血系统功能,对出现白细胞、血红蛋白、血小板减少者应给予对症处理,注意给予高蛋白、高维生素饮食。对于疼痛剧烈者可给予止痛药,如哌替啶。同时要注意防治感冒和放射性肺炎。放射性肺炎多在出现感冒和气管炎时发生,特点是呼吸困难症状重,治疗时可全身应用大剂量抗生素和激素、控制入量、利尿、脱水、雾化吸入等。

(3)重度放射性溃疡的治疗:皮肤软组织受放射线损伤后,可出现局部血供障碍、组织细胞缺血坏死、再生修复能力差,一旦发生溃疡,则很难自愈。若合并感染、迁延不愈,则常转化为慢性溃疡。而长期的创面不愈、大量蛋白丢失,又可使患者的全身情况恶化,出现贫血和低蛋白血症。位于大血管、神经周围的放射性溃疡,可表现为局部剧烈疼痛、神经受压影响肢体活动,溃疡若侵及大血管,则可造成血管破裂出血并危及生命。对此类慢性溃疡,尤其是损伤较深的大面积放射性溃疡,通过换药、理疗或局部使用生长因子等保守治疗常常效果不佳。只要患者全身情况允许,就应通过手术切除溃疡及周围病变组织,并应用整复外科方法修复创面,这是目前治疗慢性放射性溃疡的最好方法。溃疡创面的切除范围要足够大,边缘可超出正常皮肤 1~2cm。如创面受照射范围不大,则应尽可能把所有照射的部位(包括边缘色素沉着区域连同中心溃疡组织)一并切除;对放射性损伤范围广、完全切除后修复有困难者,则可考虑切除部分距中心溃疡区较近的放射损伤区。切除理想深度为清创后创面基底露出正常质地和有活跃出血的组织,对一些变性的软骨或骨组织也应予以清除,但要注意清创时勿暴露大血管致破裂大出血,对此类创面可行"生物性切除"。

四、烧冲复合伤

烧冲复合伤是指人员同时或相继受到热能和冲击波的直接或间接作用而发生烧伤和冲击伤的复合伤,多发生于战争和意外爆炸事故中,因爆炸产生的热力和冲击波不仅会导致体表烧伤,而且会造成肺部、胃肠道等多器官损伤。其病理生理反应和治疗较一般烧伤和冲击伤的更复杂和困难。

(一)临床特点

烧冲复合伤具有以下临床特点。

(1)致伤因素多:除热力烧伤致伤因素外,冲击波及由此诱发的其他损伤(如高处坠落、挤压伤等致伤因素)可导致患者出现不同类型的损伤,从而加重患者的伤情。

(2)多系统、多器官损伤:除皮肤烧伤外,心、肝、肺、肾、胰腺等脏器功能及凝血、免疫功能均可在伤后早期即出现不同程度的功能障碍,且持续时间长、恢复慢。

(3)感染发生早且重,MODS 发生率高:由于烧伤创面的存在,以及免疫功能、胃肠屏障功能障碍,严重烧冲复合伤患者极易发生创面感染和肠源性感染,导致脓毒症等严重并发症的发生。烧冲复合伤患者的 MODS 发生率与冲击伤密切相关。冲击伤本身就是一种全身性、多系统、多脏器的损伤，几乎所有脏器的病理变化都表现出不同程度的充血、出血、水肿。若再合并严重烧伤，则必将加重各脏器损伤，诱发 MODS，其中肺功能障碍发生率最高。

（4）伤情重、病死率高：伤情的严重程度主要取决于烧伤的程度及冲击伤的部位和程度。因严重烧冲复合伤存在多器官、多系统损伤，患者免疫力低下，易发生严重感染和 MODS，故病死率明显增高。

（5）容易发生漏诊或误诊：造成漏诊或误诊的主要原因是烧伤创面的存在和（或）严重的休克症状、体征，掩盖或混淆了内脏器官损伤的症状或体征。常规的体格检查往往由于创面的存在难以做到准确无误。另外，有时批量患者的存在，医务人员难以做到详细查体或缺乏烧冲复合伤的知识和经验，易忽略那些隐蔽的严重内脏冲击伤，常常导致冲击伤等复合伤的诊断延误。

（6）实施救治措施中矛盾重重：既要及早封闭创面，又要注意患者能否耐受手术；既要实施高凝状态下的抗凝治疗，又要考虑手术创面的出血问题；既要使用呼吸机纠正低氧血症，又要注意防止气压伤，特别是对伴有气胸的患者。烧伤合并其他严重创伤，大都需要急诊手术处理，但有时由于烧伤合并其他创伤的严重程度、部位不同，以及危及生命的程度不同，就必须考虑手术治疗的顺序问题，如兼顾骨折处理与创面覆盖等。

（二）伤情判断与诊断

爆炸所致的烧冲复合伤不应理解为各单一致伤因素效应的总和，而是由热力和冲击波等致伤因素相互协同、互相叠加的综合效应。烧冲复合伤的这种复合效应，常导致患者伤情重、并发症多、伤情进展快，因此，伤情判断和诊断十分重要。

1. 伤情判断

①轻度烧冲复合伤指烧伤和冲击伤均为轻度伤情，一般在 2～3 周痊愈；②中度烧冲复合伤指中度烧伤复合中、轻度冲击伤，一般在 1 个月左右痊愈；③重度烧冲复合伤指重度烧伤复合轻度或中度冲击伤，少数情况下中度烧伤复合中度冲击伤也可划分到此类，患者常伴有不同程度的休克，临床表现比较严重、伤情叠加效应较为明显；④极重度烧冲复合伤指极重度烧伤复合不同程度冲击伤，少数情况下为重度烧伤复合中度或重度冲击伤，患者均发生休克，多于伤后 1～2 天内死亡，若治疗得当，则个别患者可能存活。

2. 诊断

首先应明确患者有无危及生命的复合伤，如内脏大出血、呼吸道梗阻等。迅速诊断烧伤的面积和深度，以及是否合并吸入性损伤，判断休克的严重程度。在进行冲击伤的诊断时，一定要牢记其外轻内重和伤情变化快的特点，也可从烧伤严重程度推断所发生的冲击伤伤情。尽可能做较全面的体格检查和辅助检查，如实验室检查、X 线片、B 超、CT 等。必要时重点复查，注意多发伤的可能性，减少漏诊。

（三）急救与后送

烧冲复合伤的处理原则是在积极抗休克的同时，防止继发损伤，处理危及生命的复合伤。根据现场条件，及时处理大出血、窒息等危及生命的并发症；对不危及生命的复合伤，可暂不处理。尽快将患者转运至有条件的医疗单位，接受进一步诊治。

(四)治疗

1. 创面治疗

烧冲复合伤创面的处理原则基本同单纯烧伤创面。因此，可视创面的大小、深度采用非手术或手术治疗方案。因为烧伤创面本身就可导致并发症发生，加上冲击伤可加重各器官的损伤，所以尽早去除坏死组织、封闭创面是救治成功的关键。依据创面大小，手术过程中可采用一次或分次切除坏死组织，进行自体皮片移植或自体皮片加生物敷料复合移植。

2. 全身治疗

因为烧冲复合伤较单纯烧伤患者有伤情重、多器官受损等特点，所以烧冲复合伤的治疗除了危重烧伤的治疗措施外，更应考虑冲击伤叠加效应和冲击伤本身的致伤特点，给予有所侧重的综合治疗。

(1)充分有效的液体复苏：严重烧伤时，因血管通透性增加，血浆外渗，故需要及时补充液体。中度以上冲击伤常伴有肺出血和肺水肿，但为重度以下烧冲复合伤时，不必过分担心常规输液会加重肺出血和肺水肿，在密切监测尿量和注意胸部体征变化的前提下，增加强心、利尿药物的使用，按实际需要量静脉补充液体是可行的。

(2)维护内环境稳定，保护细胞和改善器官功能：①尽快纠正严重低蛋白血症、酸碱平衡失调及电解质紊乱，维持机体内环境的稳定；②防治 DIC，针对患者的高凝状态，使用低分子量肝素钙积极进行抗凝治疗，同时给予凝血酶原复合物、纤维蛋白原、血小板等；③使用大剂量乌司他丁，减轻胰腺损伤和炎症反应；④改善心功能，给予心肌营养药物及强心药物(如毛花苷 C、1,6 - 二磷酸果糖、参脉等)；⑤保护肝功能，给予还原性谷胱甘肽、硫普罗宁(凯西莱)、葡醛内酯等制剂；⑥预防应激性溃疡，给予 H_2 受体阻滞药、质子泵抑制剂等抑制胃酸分泌，并适当给予胃肠动力药，适时使用生长抑素等。

(3)采用保护性机械通气策略，保护肺功能，纠正低氧血症：针对此类患者肺脏易出现损伤的特点，对于需要机械通气的患者，采用保护性通气策略，既保护了肺，又改善了机体的缺氧状态，可预防呼吸机继发性肺损伤的发生。

(4)合理使用抗生素，有效防治感染：在病原菌不明确前，选用广谱抗生素，此后依据细菌培养结果及其对抗生素的敏感性，及时调整抗生素的种类和剂量，适时使用抗真菌药物，防治二重感染。

(5)合理营养支持：早期以静脉营养为主，适当给予支链氨基酸、中长链脂肪乳等，后期以胃肠道营养为主，适当给予生长激素，以加速蛋白合成，促进创面愈合。同时严格控制血糖浓度。

(6)加强免疫调理治疗，防治脓毒症：烧冲复合伤患者免疫力低下，易发生严重感染等并发症。积极的免疫调理治疗有助于改善机体抵抗力。这种全程的免疫调理治疗包括使用免疫球蛋白、血浆、胸腺素等，以增强细胞和体液免疫，亦是预防脓毒症等并发症的重要措施之一。

（五）烧冲复合伤的护理

1. 休克复苏的护理

迅速建立两条静脉通路，静脉充盈不佳、穿刺困难时应行深静脉置管，快速补液，准确掌握静脉输液的种类、速度和量。对烧冲复合伤的患者进行休克复苏时，应同时考虑其他器官损伤，以免使病情加重。对有颅脑损伤者，准确判断其意识状态，休克期每 30 分钟观察瞳孔一次（瞳孔对光反射、瞳孔直径），密切监测有无头痛、恶心、呕吐等颅内压增高表现；当发现患者出现呼吸困难进行性加重、血氧饱和度及氧分压下降时，应及时报告医师，给予相应处理；密切观察患者的尿量，同时观察尿液的颜色及性质。

2. 呼吸道护理

保持呼吸道通畅、纠正低氧血症是抢救特重度烧伤并发中重度吸入性损伤、肺爆震伤患者的重要措施。鼓励患者自行咳嗽排痰，帮助患者翻身、叩背；对损伤轻者，及时清除口、鼻腔内的分泌物，保持口、鼻腔清洁；对气管切开者，及时吸痰，观察痰液性质，进行气管内滴药、雾化吸入等，以加强气道湿化；吸痰、更换气管内套管时严格执行无菌操作，预防呼吸道感染；对使用呼吸机者，应及时更换呼吸机管道，防止打折、脱落，及时添加湿化液。

3. 多器官损伤的观察和护理

多器官损伤的观察和器官功能的保护对烧冲复合伤患者十分重要。应严密观察患者的生命体征，给予心电监护、血气分析、血氧饱和度及肝、肾功能监测等，及时发现复合伤的表现，正确判断伤情，给予相应措施。为维护内环境稳定，改善各器官功能，需应用多种药物进行治疗，因应用的药物种类较多，故应注意配伍禁忌，观察药物的不良反应和副作用，并注意监测肝功能，防止引起药物性肝损害。最好采用深静脉置管，减轻药物对静脉血管的损害，防止不良反应的发生。

4. 预防感染

救治中抗生素一般采用降阶梯用药，要注意合理安排用药时间，根据药物半衰期安排用药频次，并严密观察药物疗效。合理的呼吸道管理和早期胃肠道营养可减轻呼吸道和肠源性感染。注意创面观察，重点观察创面的颜色、水肿程度、渗出液、气味等。同时注意观察患者有无烧伤脓毒血症和败血症的全身症状。加强创面护理，协助医生给予及时创面换药，保持创面清洁干燥（可用烤灯或吹风机）。严格执行无菌操作，注意消毒隔离，防止交叉感染。

第七节　冻　伤

冻伤是低温寒冷侵袭所引起的损伤，分为两类：一类称非冻结性冻伤，由 10℃ 以下至冰点以上的低温加潮湿条件造成，如冻疮、战壕足、水浸足、水浸手等；另一类称冻结性冻伤，由冰点以下的低温（一般在 -5℃ 以下）造成，分局部冻伤（又称冻疮）和全身性冻伤（又称冻僵）。损伤程度与寒冷的强度、风速、湿度、受冻时间及人体局部和全身的状态有直接关系。在寒冷地区，不论平时、战时均可发生冻伤，尤其战时，冻伤患者往往急剧增多。一般多参照烧伤面积的计算方法来计算冻伤面积。

一、非冻结性冻伤

（一）病理生理

非冻结性冻伤多发生在肢体末端、耳、鼻等处，在长江流域多见，由手或足长时间（一般在 12 小时以上）暴露在寒冷（1～10 ℃）、潮湿条件下所致，其发生可能是由于低温、潮湿的作用，使血管处于长时间收缩或痉挛状态，继而发生血管持续扩张、血液淤滞，血细胞和体液外渗，局部渗血、淤血、水肿等。有的毛细血管（甚至小动脉、小静脉）受损后可发生血栓。严重者可出现水疱、皮肤坏死。

（二）临床表现

该病在足、手等部位常见，患者先有寒冷感和针刺样疼痛感，皮肤苍白，可起水疱；去除水疱皮后可见创面发红，有渗液；并发感染后可形成糜烂或溃疡。常有个体易发因素，易复发，这可能与患病后局部皮肤抵抗力降低有关。有的战壕足、水浸足治愈后，再遇低温时患足可有疼痛、发麻、苍白等反应，甚至可诱发闭塞性血管病。

（三）预防和治疗

冬季在野外劳动时，应穿防寒、防水服装。患过冻疮者，特别是儿童，在寒冷季节应注意手、足、耳等的保暖，并可涂擦防冻疮霜剂。发生冻疮后，局部表皮未糜烂者，可涂冻疮膏，每日湿敷数次；有糜烂或溃疡者可用含抗菌药和皮质甾的软膏，也可用冻疮膏。对战壕足、水浸足患者，除了进行局部处理外，还可用温经通络、活血化瘀的中药，以改善肢体循环。

二、冻结性冻伤

冻结性冻伤大多发生于意外事故或战时，由人体接触冰点以下的低温所致，如野外遇暴风雪、陷入冰雪中或工作时不慎受到制冷剂（液氮、固体 CO_2 等）损伤等。

（一）病理生理

人体局部接触冰点以下低温时，可发生强烈的血管收缩反应。如接触时间稍久或温度很低，则细胞外液甚至可连同细胞内液形成冰晶。冻伤损害主要发生在冻融后，局部血管扩张、充血渗出及血栓形成等。组织内冰晶不仅可使细胞外液渗透压增高，导致细胞脱水、蛋白质变性、酶活性降低，甚至坏死，而且可机械性地破坏组织细胞结构，冻融后发生坏死及炎症反应。

全身受低温侵袭时，外周血管强烈收缩，出现寒战（肌收缩）反应，体温降低由表及里（中心体温降低）使心血管、脑和其他器官均受损。如不及时抢救，则可直接致死。

（二）临床表现

在冻融以前，伤处皮肤苍白、温度低、麻木刺痛，不易区分其深度。复温后不同深度的创面表现有所不同。依据损害程度的不同一般可将冻伤分为四度。

（1）Ⅰ度冻伤（红斑性冻伤）：损伤在表皮层。受冻皮肤红肿、充血，自觉热、痒或灼痛。症状多在数日后消失。愈合后除表皮脱落外，不留瘢痕。

（2）Ⅱ度冻伤（水疱性冻伤）：损伤达真皮层。除上述症状外，红肿更显著，伴有水疱，疱内为血清样液，有时可为血性。局部疼痛较剧烈，但感觉迟钝，对针刺、冷、热感觉消失。1～2天后疱内液体吸收，形成痂皮。如无感染，则2～3周后可脱痂痊愈，一般少有瘢痕。

（3）Ⅲ度冻伤（焦痂性冻伤）：损伤达全皮层，严重者可深至皮下组织、肌肉、骨骼，甚至使整个肢体坏死。开始复温后，可表现为Ⅱ度冻伤，但水疱液为血性，随后皮肤逐渐变褐色、变黑，以至坏死。有的一开始皮肤即变白，后逐渐坏死。一般多为干性坏死，但当有广泛血栓形成、水肿和感染时，也可为湿性坏死。

（4）Ⅳ度冻伤（坏疽性冻伤）：损伤深达肌肉、骨骼，甚至导致肢体坏死，表面呈灰色、无水疱；坏死组织与健康组织的分界在20日左右明显，通常呈干性坏死，也可因并发感染而成为湿性坏疽。局部表现类似Ⅲ度冻伤，治愈后多留有功能障碍或致残。

全身冻伤开始时有寒战、苍白、发绀、疲乏、无力、打呵欠等表现，继而出现肢体僵硬、幻觉或意识模糊甚至昏迷、心律失常、呼吸抑制、呼吸心跳骤停。患者如能得到抢救，其呼吸、心跳虽可恢复，但常有心室纤颤、低血压、休克等，呼吸道分泌物多或发生肺水肿，尿量少或发生急性肾衰竭，其他器官也可发生功能障碍。

三、处理原则

1. 现场急救

尽快脱离寒冷环境。进行全身和局部复温，以减少组织冻结的时间。将冻结部位置于40～42℃的温水中复温，时间一般为20～30分钟。如无复温条件，则可将伤肢放在救护者怀中复温。切忌用火烤、雪搓或进行拍打。对呼吸心跳骤停者施行胸外心脏按压和人工呼吸、吸氧等急救措施。

2. 局部冻伤的治疗

对局部创面的处理应根据冻伤深度的情况而异：Ⅰ度冻伤创面保持清洁干燥，切忌挤压，数日后可愈合；Ⅱ度冻伤创面经复温、消毒后，用软干纱布包扎或涂冻伤膏后暴露，对创面已感染者，局部使用抗生素，采用包扎或半暴露疗法；Ⅲ度冻伤多采用暴露疗法，保持创面清洁干燥，待坏死组织边界清楚时再予以切除。坏死组织脱落或切除后的创面应及早植皮，并发湿性坏疽者常需截肢。

3. 全身冻伤的治疗

（1）复温后首先采用补液、给予血管活性药物、除颤等措施，以防治休克。

（2）保持呼吸道通畅，给氧和呼吸兴奋剂，防治肺部感染等。

（3）为防治脑水肿和肾功能不全可适当应用利尿药。

（4）纠正水、电解质酸碱失衡，给予营养支持等。

四、护理措施

1. 复温护理

尽快使患者脱离寒冷环境，去除潮湿的衣服、鞋袜，复温前后均应有效保暖。冻伤后运送患者途中避免挤压、磕碰等机械性再损伤，避免火烤、雪搓等错误的方法。不允许在复温不充分的情况下按摩、拍打受损区，水浴复温应保持恒温，全身冻僵复温至肛温 32℃ 时应停止复温，这是因为停止复温后体温还要继续上升 3～5℃。

2. 妥善处理创面

复温后的创面开始起水疱或血疱，不能剪破疱皮，在伤后 48 小时内，将疱皮低位剪破并复位；对于已分离的污染疱皮应剪除，用无菌纱布将创面的渗出液、分泌物等吸净。创面清洁后行半暴露疗法，或外加敷料包扎，并抬高患肢。观察冻伤肢体的末梢皮温、皮色、肢体柔软度情况。

3. 减轻疼痛

在复温过程中及复温后，冻伤肢体会出现剧烈的疼痛，可口服或肌内注射镇痛剂等。

4. 心理护理

对患者态度和蔼，耐心倾听重度冻伤患者对预后的担忧等不良感受，给予真诚的安慰和劝导，取得患者的信任；耐心向患者解释病情，以消除其顾虑；鼓励患者树立战胜疾病的信心。

5. 并发症的护理

密切观察患者病情，监测生命体征，及时了解各脏器功能的情况，预防和处理并发症。措施如下。

(1)保持呼吸道通畅：吸氧，监测心率、血压、呼吸、血氧饱和度，床旁备气管插管、气管切开用物及吸引装置。

(2)维持水、电解质、酸碱平衡：水、电解质紊乱及酸碱失衡是重度冻伤患者最严重的并发症，首先应合理补充血容量，复温后，当尿量大于 40mL 时遵医嘱适当补钾。

(3)改善局部血液循环：遵医嘱给予低分子右旋糖酐、肝素钠等避免血细胞凝聚和血栓形成。

(4)给予维生素 C、白蛋白等，减轻水肿，促进损伤细胞修复。

(5)必要时给予抗生素、破伤风抗毒素或气性坏疽抗毒血清，以防治感染，并注意观察药物的不良反应。

五、健康教育

(1)宣传冻伤的预防知识，具体包括：①避免到容易冻伤的环境中去；②保护皮肤免受湿气、风和寒冷空气的侵害；③保持局部干燥，减少四肢出汗或潮湿，如减少活动、保持贴身衣物干燥；④通过增加衣物等增强抗寒能力和皮肤保护；⑤确保对变化的环境条件做出有益的行为反应；⑥使用化学暖手套和电暖脚套来保温；⑦在低温环境中，应定期检查是否有四肢麻木或疼痛，如有可能出现冻伤，则应尽快温暖手指/四肢；⑧及时识别潜在的冻伤风险；⑨尽量减少冷暴露时间，避免使用润肤剂，以免增加冻伤的风险。

（2）平时锻炼身体，提高耐寒能力，保证充足睡眠，补充营养，提高机体抵抗力，少吃冷食，以免冷食对胃肠道产生不良刺激。

（3）告知患者及家属，一旦发生冻伤，首先要脱离危险环境，积极采取复温措施，避免冻伤进一步加重。告知患者及家属复温时禁用火烤、热水烫，禁捶打等。

第八节　特殊人群烧伤

一、小儿烧伤

小儿烧伤是指 12 岁以下的儿童烧伤。小儿发育阶段可分为 5 期：新生儿期（出生后 1 个月之内）、婴儿期（1 个月至 1 岁）、幼儿期（1 ~ 3 岁）、学龄前（4 ~ 7 岁）、学龄期（8 ~ 12 岁）。因为小儿发育尚不成熟，动作不协调、反应比较迟缓，所以容易发生烧伤和烫伤，尤其是幼儿和学龄前儿童。其中 1 ~ 4 岁是小儿烧伤、烫伤的多发年龄段。

（一）小儿烧伤的特点

（1）小儿处于生长发育阶段，全身各个系统的功能尚未成熟，其解剖和生理病理等方面与成人不同，此外，小儿不能完全用语言表达内心的痛苦且病情变化快，对烧伤后救治、早期治疗、感染控制和功能恢复的要求高于成人。

（2）小儿烧伤以烫伤多见，其次是火焰烧伤。在我国，小儿烧伤占儿童意外损伤的前三位，幼儿发病率最高，占小儿烧伤的 52% ~ 56%，且男性患儿多于女性患儿。

（3）小儿皮肤娇嫩，虽创面愈合能力强，但是瘢痕增生程度也较重，有时浅度烧伤可因感染而变成深度烧伤，尤其是手指、肘部、肩关节等功能部位易引起瘢痕挛缩畸形。

（4）小儿烧伤休克的发生率明显高于成人；小儿对感染抵抗力较低，免疫功能较低，易发生创面的感染，严重者常合并败血症、脓毒症等烧伤并发症。

（二）小儿烧伤休克的特点

对小儿烧伤休克的诊断主要依据其临床表现，如口渴、烦躁不安、呕吐、高热、谵妄或惊厥、尿少或无尿、四肢厥冷、面色苍白、发绀、毛细血管充盈、反应迟缓，严重者全身皮肤蜡黄，并有青紫斑出现。若小儿每小时尿量少于每千克体重 1mL，即为少尿。小儿休克时的精神状态变化大多表现为烦躁不安，在观察精神状态时，应注意不同年龄的小儿表现并不一样。1 岁以内小儿多表现为嗜睡、精神萎靡，此时切莫认为是安静而不予处理。1 ~ 4 岁小儿多表现为兴奋、烦躁不安或反常的安静，以后逐渐转入昏睡。4 岁以上小儿则表现为异常兴奋、紧张和多话。小儿烧伤休克时皮肤颜色的变化也较成年人明显，皮肤苍白，呈花斑状，毛细血管充盈缓慢，而且变化迅速。诊断时也可以参考血压、脉搏、呼吸等，但小儿哭闹时心率、呼吸变化范围极大，需连续观察变化规律才有诊断价值。严重的小儿烧伤休克时，会出现脉搏快而细弱，可以达到 180~200 次/分，呼吸加快，可达 60 次/分以上，血压下降，直至最后测不出来，继之心音变钝，心率减慢，最后出现循环、呼吸衰竭。小儿烧伤休克发展快、预后差，其病死率也较成年人的高。

（三）小儿烧伤面积的计算

详见第一章第二节。

（四）小儿烧伤严重程度的分类

详见第一章第二节。

（五）小儿烧伤的治疗

小儿烧伤的治疗原则与成年人的相同，但更要强调及早入院，及早补液，维持气道通畅，纠正水和电解质紊乱、酸碱失衡，给予镇静止痛，适当保暖和降温等综合措施。应充分暴露创面、保护创面、控制感染、促进愈合。

1. 尽早建立静脉通路，进行液体复苏

小儿烧伤后，失液量较成年人相对多，烧伤面积超过 5% 的小儿均应经静脉补液。关于补液多少、应用何公式比较安全目前还有争议。因小儿耐受性差，补液过多或不足都对小儿有严重影响，可引发肺水肿或休克。补液的原则应是使患者平稳度过休克期，这是因为休克期度过不平稳者，极易并发各种并发症和脓毒症。

通常采用的小儿烧伤输液量计算方法如下。

儿童一般按 1.8~2.0mL/(kg·1%TBSA) 计算烧伤后第 1 个 24 小时电解质和胶体补液量，在基础水分方面，儿童按 70~100mL/kg 计算，婴幼儿按 100~150mL/kg 计算。其中，1/2 量于烧伤后第 1 个 8 小时内输入，第 2、3 个 8 小时内分别输入估计总补液量的 1/4。第 2 个 24 小时胶、晶体输入量为第 1 个 24 小时的 1/2；基础水分同第一个 24 小时。烧伤 48 小时以后，因影响因素复杂，难以制订简易的补液公式，故需要根据患儿的具体情况予以调节，补液过程中注意水、电解质变化，预防发生低钠血症、高钠血症和高氯血症。

2. 气管切开，维持气道通畅并给氧

头面部烧伤的小儿往往水肿严重，甚至可因肿胀压迫气管而引起呼吸困难。特别是当发生火焰烧伤时，患儿常因恐惧而大声呼喊，进而使烟雾吸入，加重吸入性损伤，或者在密闭的环境中，虽无头面部烧伤，亦可引起吸入性损伤，临床表现为烦躁不安、呼吸增快（40 次/分以上），同时伴有呼吸困难。小儿气管较细，气管软骨较成年人易塌陷，面、颈部即使是浅度烧伤，组织水肿的压迫也可造成患儿气道梗阻。

小儿吸入性损伤，对有气道梗阻或下气道损伤者，应立即行气管内插管或气管切开。进行小儿气管内插管时，应将导管放在咽和气管水肿区，以防发生气道梗阻，导管经鼻到咽和气管者损害较小。当患儿出现呼吸困难，呼吸频率超过 35 次/分时，会出现低氧血症，PaO_2 低于 8.0kPa；或出现类似于 ARDS 时，应尽早进行机械通气，采取间歇正压通气或呼吸末正压通气。

3. 创面处理

小儿烧伤创面的处理基本上与成年人的相同。在处理创面时，注意要轻柔、快捷、彻底，避免不良刺激及再损伤。应考虑以下特点。①小儿体温中枢不稳定，皮肤血管网相当发达，血管网比成年人更接近表皮，其对内、外环境的反应也更为强烈、灵敏，体温易受环境温度影响，因此夏季温度高时，包扎面积过大易引起发热，应以暴露疗法为主，但在有空调设备的情况下，应尽可能采取包扎疗法。冬季气温低时则以包扎为主。②因小儿体表面积与体重的比例较成年人大，故创面用药浓度及用药面积不宜过大，以免引起药物吸收中毒。小儿皮肤娇嫩，应妥善保护，尤其是使用浓度较高或刺激性较大的药物时，应防止因药物刺激正常皮肤而引起皮炎、湿疹或糜烂，甚至脓皮症，增加创面处理的难度。③创面感染时常出现皮疹、瘀斑、出血点或麻疹。④小儿皮肤嫩薄，附件少，创面感染后易加深，但组织细胞生长力较强，只要处理恰当，有效地防治感染，创面愈合的速度就较成年人的快。⑤小儿正处在生长发育阶段，对功能部位的深度烧伤要妥善处理，以免形成瘢痕，影响功能，造成畸形。对颜面、手及其他功能部位的深度烧伤创面，应在休克期顺利度过以后、病情稳定的状态下，尽可能采取早期切痂植皮术。⑥创面在愈合过程中，皮肤瘙痒明显。应注意对患儿采取制动措施，并保护刚刚愈合的创面，防止被患儿抓破，造成感染或遗留瘢痕。

4. 镇静止痛

小儿烧伤后，疼痛刺激、哭闹、烦躁不安等增加了其耗氧量，易加重休克。同时，由于躁动可增加创面的再损伤，因此要给予适当的镇静止痛措施。在应用止痛药物时应注意以下问题：①小儿刚到陌生环境，常因恐惧而哭闹，因此医护人员应设法消除其恐惧心理，否则，即使给予镇静药也常常收效甚微；②当使用适当的镇静药仍不能使小儿安静时，应当检查补液量，而不宜盲目增加镇静药的用量；③在血容量未补足时，应避免使用冬眠药物，以免引发血压骤降。

5. 抗感染

烧伤后为防止创面感染或菌群失调所致的肠源性感染，应根据创面细菌培养和药敏结果遵医嘱合理使用抗生素。

(六)小儿烧伤的护理

1. 静脉输液的护理

(1)遵医嘱按照胶体液、电解质溶液、水分三者交替输入，切忌在短时间内输入大量的单一液体。

(2)将各种液体按规定时间均匀分配输入，按液体总量计算每分钟输入的量或滴数，并用输液泵匀速滴入，避免时快时慢。

(3)根据各指标调节补液量，如意识、尿量、血压、心率、皮肤黏膜色泽等。如患儿意识清楚、安静，尿量在 $1 \sim 2mL/(kg \cdot h)$，肢端温暖，肤色正常，毛细血管充盈好，足背动脉搏动有力，心率小于 140 次/分，则说明补液合理。

(4)选择和保护静脉，建立有效的静脉通路，保证输液顺利进行。如为重度烧伤患儿，则应建立 2 条以上静脉通路，以头皮静脉通路、颈外静脉通路为首选。

2. 创面的护理

(1)保持病室清洁，温、湿度适宜，室温为 28～32℃，相对湿度为 50%～60%。

(2)对发生大面积烧伤或已出现休克的患儿，应先行抗休克治疗，待病情稳定后再做创面处理；对中小面积烧伤、生命体征平稳者，应立即配合医生进行清创。

(3)清创前，根据医嘱给予镇痛、镇静药，并先剔除创面周围的毛发。若创面污染严重，则可用大量生理盐水冲洗，清创中注意观察患儿生命体征及意识的变化。

(4)对面部、会阴部创面常采用暴露疗法或半暴露疗法，要保持创面清洁干燥；定时翻身、更换体位，避免创面受压、潮湿。对会阴部烧伤者，应外展双下肢，以使会阴部暴露，并适当约束、固定肢体；当不能固定体位时，应进行仰、俯卧交替翻身，以防止创面长时间受压。对单纯臀、会阴部烧伤者，最好以俯卧为主，适当翻身。

(5)对四肢、躯干创面常采用包扎疗法，要保持外层敷料的清洁干燥，抬高患肢；观察包扎肢体末梢的血液循环情况，若出现青紫、肿胀等，则应及时报告医师。

(6)观察创面的生长情况，如发现创面分泌物增多、有臭味，或出现坏死斑等，则应及时报告医师。

(7)婴幼儿(特别是会阴部、臀、背部烧伤患儿)大小便时易污染创面，对其要做好大小便的护理。可帮患儿定时小便，必要时留置导尿管，大便后立即清洗肛门及周围皮肤，及时更换污染的敷料和被服。

3. 小儿烧伤气管切开的护理

(1)对气管切开的小儿要由专人护理，以便及时发现、解决问题。气管切开 24 小时之内要密切观察患儿的呼吸情况，包括呼吸的频率、深浅及有无发绀，切口处有无皮下气肿及血肿等，发现问题及时处理。

(2)要严格执行无菌操作，注意对吸痰负压管道、气管套管、湿化瓶等的消毒，以及对病房空气和地面的定时消毒，防止因护理不严格造成污染或感染。

(3)气管套管的固定带要松紧合适，尤其应注意后期颈部肿胀消退后，及时调节松紧度，以防气管套管滑脱造成窒息。对气管套管外口应用 1 或 2 层湿纱布覆盖或使用人工鼻，以免异物吸入，同时可以起到湿化和空气滤过的作用。对气管切口处应每日消毒 2 或 3 次并更换敷料，若敷料潮湿或被污染，则应随时更换。

(4)使用一次性吸痰管，每次吸痰时更换。若是 1 岁以内的小儿，如无合适的吸痰管，则可以用头皮针管代替吸痰管，其做法是用无菌剪刀将针头部分剪去，与吸引管直接连接进行吸痰，材料简易、方便可取。每次吸痰的时间要控制在 10～15 秒，时间过长易导致小儿缺氧、躁动及窒息。

(5)雾化吸入可以湿化气道，便于气道内分泌物的稀释和吸出。遵医嘱给予雾化吸入时，应做好雾化器的消毒。

(6)小儿烧伤后，为了减少肺部感染，应 1～2 小时翻身或拍背 1 次，以利于痰液及坏死黏膜的排出，对能配合的患儿，要鼓励其自己咳痰，做好解释，使其配合护理，增强信心。

(7)当烧伤小儿气道梗阻症状明显改善、呼吸平稳、气道分泌物明显减少、各项化验结果基本正常并能自主咳嗽和排痰时，应配合医师拔出气管套管，拔管后每天做好气管切口的换药，直至伤口愈合。

4. 高热患儿的护理

(1)体温在38.5℃以下时，一般给予物理降温，常用的方法有冰袋冷敷或温水擦浴。

(2)当物理降温效果欠佳、体温超过38.5℃时，应及时报告医师，给予药物降温，用药后密切观察病情。如患儿出现大汗淋漓，则需补充水分，防止发生脱水，同时注意保暖，及时更换衣服，防止感冒，30分钟后复测体温。

(3)当患儿高热伴惊厥时，应立即使用牙垫，以防止发生舌咬伤，保持气道通畅，给予吸氧，遵医嘱使用地西泮等药物。

5. 恢复期的护理

恢复期由于瘢痕挛缩，可造成身体各部位的畸形。因婴幼儿正处于生长发育期，故因瘢痕挛缩导致的畸形更多见。护士要向患儿家属讲解功能锻炼的重要性，以免怕患儿疼痛而不坚持必要的治疗和锻炼。一般平稳度过休克期后，即可进行关节功能活动，在创面愈合后加强功能锻炼，每日定时活动烧伤处的关节，如做伸(弯)腰、屈(伸)腿、肘、腕和踝部等活动，防止发生关节强直和肌肉萎缩。用压力疗法时，应注意不要影响患儿发育，佩戴大小合适的压力衣或弹力套，防止瘢痕挛缩畸形影响生长发育或功能。

6. 饮食的护理

(1)给予高热量、高蛋白饮食，少量多餐。

(2)注意饮食卫生，应将食物煮熟煮烂，对生吃的蔬菜或水果应用开水烫后方可食用。

(3)对不能经口进食者，可给予鼻饲饮食或静脉高营养，鼻饲营养液时应注意温度、速度及成分，以免引起腹胀、腹泻及胃肠痉挛。保持胃管通畅，操作时应轻柔，执行无菌操作，预防胃肠道感染。

7. 心理护理

烧伤后创面的疼痛及周围陌生的环境，可使患儿产生恐惧心理，常常哭闹不止，影响治疗效果。儿童对父母的依赖性很强，不会轻易与外人接近，治疗者要特别注意与儿童建立起良好的关系。医护人员应主动亲近患儿，尽量消除患儿心中的陌生感及恐惧感，以取得患儿的配合。

(七)健康教育

(1)做好对烧伤患儿家长的宣教，及时告知患儿的病情发展及治疗情况，减少其焦虑、担忧的情绪，以取得配合。

(2)向家长说明烧伤后患儿由于失去皮肤的保护屏障，身体抵抗力下降，创面容易发生感染，因此需要保护性隔离，限制陪护和探视人员数量，使家长理解并配合。

(3)指导家长学习有关安全方面的知识，对预防烧伤引起足够的重视。不要将开水壶、热水、电饭锅等放在地面或儿童伸手可及的地方。妥善保管好火柴、打火机、汽油、烟花、爆竹等易燃、易爆品。家长在看护儿童时应细心，勿让儿童离开自己的视线。烧伤发生后立即用流动清水冲洗创面，脱去衣裤，将损伤降至最低。

（4）患儿出院时，一定要对家长做好全面的出院宣教，交代好复查时间，并要求其一定要按时复查，避免因没有及时处理瘢痕增生而影响患儿的生长发育。

二、老年烧伤

随着我国人民生活水平的不断提高，老龄化社会的进程不断加快，老年烧伤病例也越来越多。当人们进入老年后，生理功能降低，各个器官系统的功能减退，使得老年人维持机体内稳态的能力下降，烧伤、休克、感染、手术等应激反应可对老年人的身心造成严重打击。

（一）老年烧伤的特点

（1）患者的年龄是影响烧伤死亡率的重要因素，年龄越大，死亡率越高。

（2）老年人烧伤后各脏器功能减退，代偿能力降低，特别容易发生休克，且发生休克的时间比同等烧伤面积的青壮年要早。

（3）老年患者烧伤后的主要并发症包含糖尿病及心血管、肺、肾、肝等脏器损伤。大面积烧伤、早期液体复苏的不均衡、血流动力学的不稳定也是造成烧伤后早期并发心肌缺血、心绞痛和心力衰竭的主要原因。肺部并发症是烧伤后最常见的内脏并发症，老年烧伤患者因心功能、肾功能不全，故对输液的耐受性差，容易发生肺水肿，而老年人烧伤后合并肺炎的发病率高，这些均可能导致呼吸衰竭。大部分肾并发症均发生在烧伤后早期，这与老年患者的肾脏对低灌注的耐受力下降、代偿功能差有关，深度烧伤引起肌红蛋白尿和血红蛋白尿也是其原因之一；而创面脓毒血症、多脏器衰竭及抗生素的肾毒性是造成后期肾损害的主要因素。肝并发症与原发疾病多无直接关系，而早期的谷丙转氨酶升高可能与烧伤后消化道血流下降，造成临时肝功能损害有关。后期肝功能损害多与药物毒性、大量输血、毒素吸收等因素有关。老年人随着年龄的增长，对葡萄糖的耐受力降低，容易发生高血糖症、糖尿病，致使创面长期不愈。

（4）老年人烧伤后易波及深部组织，常深达肌肉、骨骼。烧伤创面愈合速度慢，若伴有糖尿病，则伤口愈合会更慢，甚至长期不愈。

（二）老年烧伤的治疗

1. 老年烧伤休克与补液

老年烧伤患者休克期处理的主要矛盾是安全范围窄，一方面，老年人体液少，有的老年人常处于循环血容量不足的边缘状态，严重烧伤后更容易发生休克，需要进行补液治疗；另一方面，补液复苏治疗与患者耐受能力下降、原有疾病（特别是心肺疾病）之间的矛盾突出，对额外水分负荷耐受力低下。此外，补液过程中还应注意以下几点。

（1）严格把握静脉补液的适应证，伤情严重时应立即补液，能口服补液尽量口服补液，因口服补液虽同样有效，但更加安全。烧伤总面积 >10% TBSA 或Ⅲ度烧伤面积 >5% TBSA 的老年患者均应补液。对烧伤总面积不及 10% TBSA（Ⅲ度不及 5% TBSA），有心、肺、肾功能障碍者，仍应补液，但要限量，并需密切观察其对输液的反应。

（2）严格控制补液速度，应根据尿量、心率、意识状态、末梢循环、心肺听诊情况不断调整补液速度，如有条件，在中心静脉压监测、动态血压监测、肺动脉漂浮导管监测肺动脉楔压下调整补液则更加安全有效。以下指标可作为调整补液速度和补液量的参考：①尿量 $>0.5mL/(kg \cdot h)$；②患者安静，意识清楚；③脉搏 $<100 \sim 120$ 次/分；④参考平时血压及服药情况，维持收缩压在 100mmHg 以上、脉压 $>20mmHg$；⑤血细胞比容为 $0.45 \sim 0.50$。

（3）适当增加液体中的胶体量。

（4）老年患者因烧伤应激或休克出现血压不稳、心率过快、心律失常，可在纠正血容量不足，水、电解质及酸碱失衡的前提下，选用多巴胺、毛花苷 C、利多卡因等予以治疗；对窦性心动过缓、窦房传导阻滞、心率过慢者，可静脉滴注阿托品或山莨菪碱，效果较好。

（5）应防止由输液不当引起的并发症，如输液过多发生水中毒、液体中含钠过多引起高钠血症、短时间内血容量迅速增加诱发心力衰竭及输液不当导致酸碱失衡等。心力衰竭一旦出现，则首选利尿药治疗。

2. 老年烧伤创面的处理

老年人由于其生理特点，皮下组织菲薄，毛囊相对较浅，同等条件下致伤相对较深，加之免疫力、营养条件较差，若合并感染，则往往导致创面加深。如能够自愈，其愈合时间也较一般患者的长。对经济条件允许者，应用重组人表皮生长因子、成纤维细胞生长因子往往可以加快愈合速度；应用可改善微循环和细胞代谢的药物，也可促进组织修复。对于浅Ⅱ度创面，应保留腐皮，以保持创底湿润，防止因暴露、干燥而导致创面加深；对于深Ⅱ度创面，除保护残存的健康组织之外，还应特别注意防止发生感染。对于Ⅲ度创面，应积极通过手术封闭创面，这是救治老年重度烧伤患者的关键。对小的Ⅲ度创面，应充分利用老年人皮肤松弛的特点，将创面切除后直接拉拢缝合。对面积稍大的Ⅲ度创面，可利用腹部、大腿、上臂松弛的皮肤，取全厚皮修薄后植皮。对严重烧伤患者，如伤前无严重的器质性疾病，则可在休克期过后、全身状况平稳时，尽早（伤后 $3 \sim 4$ 天）抓住可能的时机切痂并适当覆盖、封闭创面，否则将失去早期封闭创面的时机。

3. 治疗并预防多种脏器功能衰竭

烧伤后肺部并发症较常见，因此，应保持患者呼吸道通畅，鼓励患者深呼吸、有效咳嗽，定时翻身、排痰，若痰液黏稠不易咳出，则可选用雾化吸入湿化痰液，或用排痰机辅助排痰。对休克期血压不稳、心律不齐的患者，应密切监测心功能变化，必要时给予强心药，以缓解心力衰竭。保证有效血容量和尿量，进行有效、合理的补液，必要时可应用高渗性脱水剂甘露醇，以清除氧自由基。对血糖、尿糖较高者，在输注大量的葡萄糖时，应加用适量的胰岛素，以降低血糖。

4. 老年烧伤患者的营养支持

烧伤是一种严重创伤，将对患者造成严重的应激反应。创面修复需要大量能量和营养物质，进一步加剧了老年患者已存在的营养不良状态，这对营养和代谢支持治疗提出了更高要求。

对轻、中度烧伤或胃肠功能恢复良好的老年患者，应提倡给予肠内营养支持，直至恢复经口饮食。肠内营养的优越性：营养全面，符合生理需要；方法简便，无须特殊监测；食物能刺激胃肠道，促进肠蠕动，有助于消化；保护胃肠黏膜，促进黏膜代谢与生长，维持肠道组织结构与屏障功能，预防菌群失调，降低发生肠源性感染的风险。

（三）老年烧伤的护理

1. 休克期静脉输液的护理

（1）尽早建立静脉通道、补液，以维持有效循环血容量，保证组织灌注。

（2）严格控制补液速度。在纠正休克的前提下，适当控制补液速度，以免导致急性肺水肿和心力衰竭，同时注意补液速度要均匀，晶体液、胶体液、水分交替输入，使用输液泵定速输入。

（3）补液过程中严密监测患者的心率、血压、意识状态、每小时尿量及尿液颜色，准确记录出入量。

（4）加强肺部听诊，以及时发现肺部异常情况。

2. 并发症的护理

（1）肺水肿：有慢性肺源性心脏病的老年人，休克期输液不当，容易诱发肺水肿。如果发现患者呼吸急促、面色苍白、咳泡沫样血性痰，或主诉胸闷、心前区有压迫感、疼痛等，则应立即限制输液速度及输液量，并报告医师，给予对症处理。

（2）肺部感染：鼓励患者咳嗽、咳痰，做深呼吸，增加肺活量，对卧床患者要经常协助其翻身、叩背。若痰液黏稠不易咳出，则可给予雾化吸入或振动排痰。对气管切开患者要及时吸痰，加强气道湿化，做到雾化—叩背—吸痰"三部曲"，操作时动作轻柔，严格执行无菌操作。

（3）心律失常：避免诱发心律失常的因素，如休克、疼痛、感染及大量输液等。加强监护，尤其在做吸痰、换药等操作时，如发现心律失常，则应及时报告医师处理。

（4）创面感染：对会阴部和臀部烧伤者，可行翻身床治疗，充分暴露创面，保持创面干燥；对包扎的创面，注意观察外层敷料渗液情况，渗液多时，及时予以更换。

（5）压力性损伤：注意保护创面，防止受压，按时翻身。每次翻身前认真查看骨突处的皮肤情况，并垫上体位垫。保持床铺整洁、干燥、无碎屑。

3. 饮食护理

医护人员应嘱咐患者先食用流食，随着病情的缓解再恢复正常饮食。根据老年人的生活特点、饮食习惯，选择软烂、清爽、不油腻的食物。嘱其摄入优质蛋白，量少而精，多食新鲜蔬菜、水果和粗纤维食物，多饮水，防止便秘。创造良好的就餐环境，尽量减少餐前治疗，以免影响患者的食欲。对不能经口摄入营养者，可应用鼻饲或静脉输入营养药物，以增强机体抵抗力，促进创面早日愈合。

4. 心理护理

烧伤后创面的疼痛、频繁换药、手术的刺激，以及饮食、起居等生活规律的改变，会使老年人产生一定的焦虑和恐惧心理；相对高额的住院费用、生活需要被照顾，会使老年人产生内疚、负罪感或者陷入自暴自弃的情绪中。护士要尊重、关心老年患者，了解其心理变化和心理需求，尽可能给其营造一个轻松、舒适的环境，每次给患者治疗和护理时，都主动打招呼，态度和蔼，询问其睡眠及饮食情况，争取家属的配合，以为老年人提供尽可能多的社会支持。

（四）健康教育

（1）鼓励患者多做自主运动，对于不能做自主运动的老年患者，出院时应向其及家属交代每天要执行康复运动计划，同时讲解压疮的预防措施和护理方法，避免压疮的发生。

（2）出院时向患者及家属讲解愈合后创面的护理方法，交代清楚复查的时间，并叮嘱其按时复查。

第九节　特殊部位烧伤

特殊部位烧伤是指头面、颈、手、会阴等部位的烧伤。因这些部位的解剖特点、功能作用与其他部位不同，故愈合后往往有不同程度的功能障碍及容貌缺陷，严重影响患者的生活、工作及心理。因此，对这些部位的治疗及护理有特殊要求。

一、头面部烧伤

（一）头面部烧伤的特点

（1）头面部为暴露部位，烧伤后常常伴有吸入性损伤。

（2）头皮的血供丰富，上皮再生能力强，易愈合，可多次取皮，但因毛囊、汗腺丰富，细菌易贮藏，故易造成感染。

（3）面部组织结构松弛，烧伤后组织水肿明显。一般烧伤后 6~8 小时，面部即肿胀变形，重者眼睑外翻、张口困难或口唇呈鱼嘴状。在烧伤后 36~48 小时组织间液开始回吸收，肿胀逐渐消退。

（4）当发生深度烧伤时，由于焦痂压迫，外观肿胀并不明显，其水肿渗液转向深层，致使颈部软组织和咽部水肿，从而导致或加重气道梗阻。如果头皮烧伤深达颅骨，则会造成骨外露，甚至颅骨全层坏死、缺失，伴硬脑膜及部分脑组织坏死。

（5）面部烧伤常伴有眼、耳、鼻、口腔等的烧伤，五官分泌物常使面部创面潮湿、软化容易引发感染。同样，面部创面感染也可并发或加重五官（尤其是眼、耳部）的感染。

（二）头面部烧伤的处理

1. 头部烧伤

头部烧伤应剃除头发，清洁创面，保持创面干燥，浅Ⅱ度创面 2 周内可自行愈合，深Ⅱ度创面可先在术中削去表层坏死组织，再用凡士林纱布覆盖。对于颅骨暴露头皮缺损创面的处理，可行头皮局部随意皮瓣覆盖。对于外露甚至坏死的颅骨，可予以适当保留，清除坏死软组织后直接用皮瓣覆盖。对明显干燥、发黑、坏死的颅骨要凿除，应注意清除顶部坏死颅骨时不要伤及静脉窦，以防发生大出血。对伴有大面积颅骨外露的头皮缺损、局部皮瓣不能覆盖者，可采用显微外科技术，用游离组织瓣移植修复颅骨外露。对于头皮缺损严重，大面积颅骨暴露，不能用皮瓣覆盖者，则只能等待痂皮溶痂，后期再进行肉芽创面植皮。对坏死颅骨的清创使用超声清创机效果很好，可有效清除坏死颅骨，同时减少对正常颅骨的损伤。

2. 面部烧伤

对面部烧伤的创面采用暴露疗法，保持创面干燥。清洁创面，可外用抗菌药物，防止感染，应用生长因子类药物，以促进创面愈合。Ⅱ度创面大部分能自行愈合。对面部Ⅲ度烧伤创面，应争取早期削痂植皮，以中厚自体皮最为常用。对未能行早期植皮者，亦应争取在肉芽创面上一次性移植大块中厚自体皮，尽可能避免多次小皮片移植。对颈部植皮者，皮片成活后为预防挛缩可使用颈托。

3. 眼烧伤

发生眼烧伤后，应首先保持眼部清洁，可用生理盐水冲洗，敷以抗生素眼膏或凡士林纱布条，再用无菌敷料覆盖。发生眼部化学烧伤后，要立即用水冲洗，持续 10 ~ 15 分钟，不必过于强调对酸碱的中和。对角膜、结膜烧伤者，常常要请眼科医师协助治疗。对眼结膜红肿、角膜轻度损伤者，可用 0.25% 氯霉素滴眼液滴双眼，也可用 0.5% 红霉素眼药膏涂双眼，以防止发生感染。对严重的角膜、晶状体烧伤者，需要眼科医师处理。

4. 耳烧伤

对浅Ⅱ度耳烧伤，只要保持创面干燥，防止受压，均能自行愈合；对深Ⅱ度以上的耳烧伤，要注意保持外耳清洁干燥，避免受压，预防耳软骨炎的发生。发生耳软骨炎时的典型症状和体征是耳剧痛、耳肿胀、体温升高。耳软骨炎最早多发生于耳郭，继续发展可成为全耳软骨炎。对耳软骨炎的处理，保守的方法为清洗创面、创面湿敷；对非手术治疗无效的耳软骨炎，要及早切开引流，清除坏死耳软骨；对耳肉芽创面，可行清创植皮，以修复创面。

5. 鼻部烧伤

鼻部烧伤的处理方法同面部烧伤的处理方法。对浅的鼻部烧伤，可采用保守换药处理，待其自行愈合；对深度鼻烧伤，可采用切痂植皮的方法。

(三)头面部烧伤的护理

1. **头部烧伤的护理**

(1)剃净烧伤部位及其周围头发，充分暴露创面，保持烧伤创面清洁、干燥。

(2)避免烧伤部位长时间受压，特别是枕后。

(3)度过休克期后可抬高床头 15° ~ 30°，以减轻头部水肿。

2. **面部烧伤的护理**

(1)抬高患者头部，使其取半卧位，以利于创面水肿消退和保持呼吸正常；在休克期内要使患者取休克卧位，待休克纠正后可抬高床头 15°～30°。

（2）烧伤范围波及头部或接近发际时，要剃去毛发；保持创面清洁、干燥，可用消毒棉球或纱布轻轻吸干渗出物，对创面清创后采用暴露疗法，用远红外线烤灯照射。如同时有颈部烧伤，则应充分暴露颈部创面，置颈部于过伸位。

3. 眼部烧伤的护理

（1）用合适比例的生理盐水或者其他中和液对患者眼部进行定时清洗，用无菌棉签及时清理患者眼内和眼周的分泌物。

（2）遵医嘱滴入眼药水或者涂眼药膏，特别是睡前需涂抗生素眼药膏；对眼睑外翻者，用红霉素眼药膏或用稍大于眼部的双层油纱覆盖，防止暴露性眼角膜炎的发生。

（3）取俯卧位时涂眼药膏或用纱布保护眼部，注意防止眼部受压。

（4）做眼部护理时，注意动作轻柔，并严格执行无菌操作。

4. 耳部烧伤的护理

（1）取侧卧位时，要在耳周垫耳圈或棉垫等柔软物品，使局部悬空，避免受压。

（2）保持创面清洁、干燥，及时清除分泌物，可用无菌棉球或吸水敷料吸附渗液。

（3）当化脓性耳软骨炎发生后，要保持引流通畅，清除坏死耳软骨。

（4）如外耳道因肿胀而闭塞，则可置引流条，充分引流渗液；遵医嘱滴抗生素滴耳液；若有痂皮形成，则可用无菌镊子钳出。

（5）涂药或进食时注意保护耳部，防止药液流入耳内。

5. 鼻部烧伤的护理

（1）保持鼻腔清洁、通畅，及时去除鼻腔内的痂皮，当有分泌物流出时，要及时用消毒棉球吸干；必要时用吸引器轻轻吸出。

（2）可向鼻孔内滴入少量液状石蜡，以防止分泌物黏结堵塞。

（3）当发生鼻黏膜感染时，可遵医嘱用抗菌滴鼻液滴鼻。

6. 饮食护理

能进食者早期进流质饮食，尽可能限制水分的摄入，待水肿回吸收后，循序渐进地进食高热量、高蛋白、高维生素的半流质饮食、普通饮食。进餐宜用小汤勺，防止损伤唇周创面及食物残渣污染创面。经常观察口腔黏膜的情况，有溃疡、真菌生长时可局部涂药，忌食辛辣等刺激性食物，如辣椒、葱、蒜等，加强对各类营养物质（如肉汤等）的补充。

（四）健康教育

（1）严格限制探视人员数量，防止发生交叉感染。保持创面清洁、干燥。对头面部烧伤的患儿，防止因其用手乱摸、抓挠创面而导致感染。

（2）饮食方面以软食为主，给予高蛋白、高营养、易消化饮食，进食时注意保护口周创面，防止污染。

（3）加强心理护理。面部烧伤可能导致患者毁容，因此在沟通中应注意把握分寸，了解其心理特征，多鼓励患者，帮助患者树立战胜疾病的信心。了解患者的家庭和社会情况，积极取得家庭和社会的支持与配合。

（4）对创面愈合后的患者，及时给予抗瘢痕治疗，并根据部位定制合适的弹力套，预防瘢痕增生。

（5）做好出院宣教，外出时要避免因阳光曝晒而加重色素沉着，告诉患者按时复查，如无特殊情况，一般在出院后1个月、3个月、6个月、12个月进行复查，如有异常，则随时就诊。

二、颈部烧伤

（一）颈部的解剖及烧伤特点

颈前部皮肤较薄、有横纹、柔软而松弛；颈部上连下颌，下连胸部；颈内有气管、食管、静脉、淋巴管等。颈部烧伤肿胀明显，特别是深度烧伤，痂皮形成颈部环形伤时可向内压迫气管造成气道狭窄，引起呼吸困难。颈部烧伤多伴有吸入性损伤，咽喉部水肿可引起呼吸困难或窒息。

（二）颈部烧伤的处理

颈部烧伤多同时有头面部烧伤，患者宜采取半卧位，头部略向后仰，保持呼吸道通畅。烧伤后72小时内应警惕呼吸困难和气道梗阻，对颈部烧伤伴有吸入性损伤者需行气管切开时要尽早实施，以防颈部肿胀后造成操作困难。颈部血运丰富、愈合能力强，Ⅱ度创面多可自行愈合，Ⅲ度创面有焦痂形成时是否需要切开减张，目前临床经验还不多，一般很少行颈部切开减张。对大面积烧伤患者来说，应先处理四肢、躯干等部位的烧伤创面，待病情允许时再行颈部深度创面处理。采用切痂植皮，尽量取大张自体皮覆盖。对颈部出血多者，可局部注射肾上腺素盐水，以减少出血。

（三）颈部烧伤的护理

（1）头颈部烧伤合并吸入性损伤的患者，应注意患者呼吸道是否通畅及声音情况，床边备气管切开包、气管插管用物。

（2）烧伤48小时后在患者生命体征平稳的情况下可抬高床头或使患者取半坐位，以利于水肿消退。气道梗阻时应充分湿化气道，及时清除呼吸道内的分泌物，必要时行气管切开。

（3）对重症烧伤患者，应尽早留置胃管，早期给予肠内营养，这样做对提高免疫力、促进创面愈合、改善负氮平衡及降低并发症具有重要作用。

（4）颈部创面易溶痂及感染，卧位要采取头正中后仰位，在颈背部垫一软枕，使颌颈部完全暴露，对创面采取暴露或半暴露疗法，用烤灯照射创面，保持干燥，以防止发生积液和创面软化。

（四）健康教育

（1）创面愈合后严禁搔抓，尽量减少户外活动，避免强光直接照射。

（2）在恢复期要进行早期锻炼，可涂抹抗瘢痕药物，同时佩戴颈托，以对抗瘢痕挛缩。

三、手部烧伤

虽然双手面积仅为全身体表面积的5%，但双手在人们的日常生活和工作中起着重要作用。同时，手是身体的暴露部位，发生烧伤的概率较高。深度烧伤后常遗留有畸形和功能障碍，严重者可丧失劳动能力，致残率高。因此，手部烧伤的防治和护理是十分重要的。

（一）手部的解剖特点

手掌皮肤较厚，富有汗腺，无毛发和皮脂腺。手掌皮下的浅筋膜组织致密，皮肤移动性不大；手掌腱膜组织坚韧，近指蹼处有指神经、血管在肌束间潜出，进行手术时要注意防止发生血管、神经损伤。手掌烧伤后肿胀不明显，但张力高。手背皮肤薄、软、富有弹性，有毛发及皮脂腺，因浅筋膜组织疏松，故移动性较大，烧伤后肿胀明显。

（二）手部烧伤的特点

（1）因为手部平时多处于握拳状态，握拳时，手背暴露，所以手部烧伤以手背多见且较严重；因手掌得到保护，故手掌烧伤相对少见。手掌皮肤厚，烧伤相对轻，且大部分能自行愈合。手掌植皮的概率要比手背植皮的概率低得多，只有特别严重的烧伤、电接触伤才可造成手掌部的严重烧伤。

（2）容易引起手部肿胀的原因：①烧伤早期毛细血管通透性增强，血浆外渗，因手背皮下组织松弛，肿胀以手背明显，而手掌不易肿胀，但张力大，水肿多持续1周左右；②感染性水肿，多是因创面溶痂、创面植皮未成活、创面感染而引起，这种水肿多以手指肿胀明显，出现在烧伤后期，持续2~3周，创面未封闭前水肿很难消退；③回流障碍性水肿，多由手部淋巴、静脉回流障碍造成，常见于上肢切痂而手部未切痂，行微粒皮移植后上肢皮下组织缺乏，造成淋巴、静脉回流障碍，这种水肿需要较长时间才能恢复。

（三）手部烧伤的处理原则

1. 减轻水肿

抬高患肢，改善末梢循环。因手背部皮下组织疏松，烧伤后肿胀明显，故手部烧伤后要保持患肢抬高位，以利于静脉血和淋巴回流，减轻肿胀。也可应用降低血管通透性的药物，以减少血浆渗出、减轻水肿。对手背肿胀明显、张力高者，应切开减张。对手指有环形焦痂影响末梢循环者，检查手指若有血液充盈不良、末端发凉，则要行手指两侧切开减张，以防止发生指端缺血坏死。负压封闭引流可减轻肿胀，促进创面愈合和功能恢复。

2. 防止创面感染、加深

浅Ⅱ度烧伤只要创面不感染、不加深，均能自行愈合。对深Ⅱ度烧伤创面采取包扎疗法，烧伤早期要尽量保留疱皮，对没有疱皮覆盖的创面尽量用湿润的敷料覆盖，如传统的凡士林纱布、近年来新研制的生物敷料等。对Ⅲ度烧伤创面予以暴露，以保持创面干燥。烧伤早期清创换药是防止创面感染的主要措施。

3. 尽早通过手术封闭创面

对深Ⅱ度以上的手部烧伤，应尽早行削、切痂大张自体皮移植术，一般于烧伤后3~5天，在患者病情及医疗条件允许的情况下，尽早手术。对手部烧伤单纯植皮不能成活者，可用皮瓣覆盖；对较小的深度创面，如肌腱骨质暴露不能单纯植皮、需皮瓣覆盖者，可在清创后先用封闭负压引流技术吸引 2 周，待长出新鲜肉芽后再植皮。

4. 防止畸形愈合

手部烧伤后患者怕疼，常常将手保持在自然放松状态，处于休息位，如果在包扎固定时不予以纠正，愈合后则极易造成挛缩畸形。应将手保持于功能位，以防止发生畸形愈合。

5. 尽早进行功能锻炼和抗瘢痕治疗

手的功能强大，创面愈合后要尽早进行功能锻炼和抗瘢痕治疗。手指的伸屈、握拳可通过主动和被动两方面同时进行，有条件的可在康复治疗师的帮助下进行。抗瘢痕治疗包括使用弹力套、外用抗瘢痕药物或瘢痕贴等，以防止发生瘢痕增生，有条件时可进行激光治疗，以促进功能恢复并改善外观。

（四）手部烧伤的护理

（1）抬高患肢，手高过肘，肘高过肩，有利于静脉血和淋巴回流，减轻水肿。禁止在患肢测血压或扎止血带。

（2）保持创面清洁、干燥。对浅 II 度烧伤者，应促进创面自然愈合；对深度烧伤者，应配合医师进行彻底清创，尽早切除焦痂或痂皮，进行植皮覆盖创面，做好围手术期护理。

（3）体位护理：手背烧伤，腕关节保持掌屈位；手掌或全腕烧伤，腕部以背伸为主。全手烧伤后，应保持手于功能位或抗挛缩位：置拇指于外展对掌位、腕关节微背伸、掌指关节自然屈曲 50°~70°、指间关节伸直，在各指间放置纱布卷，以防止发生指蹼粘连，必要时可采用矫形器固定。

（4）有计划地为患者进行功能锻炼和抗瘢痕治疗。循序渐进，由被动伸指、屈指逐渐过渡到自己进行日常的刷牙、洗脸、吃饭等。创面愈合后，可涂抹抗瘢痕的药物、贴瘢痕贴、佩戴弹力手套等进行抗瘢痕治疗。在不影响患者血运的情况下弹力手套应越紧越好，除功能锻炼外，应 24 小时连续佩戴，至少佩戴 6 个月。

（5）心理护理。向患者及家属介绍手部烧伤的深度、治疗方案等，让其大体了解整个治疗过程，消除顾虑，配合治疗。同时向患者讲解类似的成功病例，增强其对治疗的信心。

（五）健康教育

（1）向患者及家属讲解早期活动的重要性，鼓励患者克服疼痛进行早期活动。住院期间医护人员和家属要督促患者坚持进行手部活动，鼓励其尽量独立完成吃饭、洗脸、刷牙等日常生活动作。

（2）教会患者和家属手部功能锻炼的方法，讲解功能锻炼对恢复其手部功能的重要性，出院后要求患者每天坚持锻炼。

（3）创面愈合后及时给予抗瘢痕治疗。定制合适的弹力手套，使用抗瘢痕类药物。弹力手套和抗瘢痕类药物联合使用效果更好。教会患者清洗弹力手套的方法，并叮嘱其按时来院复查，由康复治疗师定期对弹力手套进行更新。

（4）出院时告诉患者复查的时间，注意观察手的功能恢复情况及瘢痕的增生情况。

四、会阴部烧伤

(一)会阴部解剖

会阴部指盆膈以下封闭骨盆下口的全部软组织,呈菱形,其界线与骨盆下口一致,前为耻骨联合下缘及耻骨弓状韧带,两侧为耻骨弓、坐骨结节及骶结节韧带,后为尾骨尖。通过两侧坐骨结节的连线,将会阴分为前方的三角区、尿生殖区和后方的三角区、肛门区。尿生殖区在男性有尿道通过,在女性有尿道和阴道通过;肛门区有肛管通过。

(二)会阴部烧伤的特点

(1)会阴只占全身体表面积的1%,位置隐蔽,且有衣物遮盖,故发病率低,一般不易烧伤。

(2)因会阴部凹凸不平,故一般烧伤深度分布不均。局部水肿明显,Ⅱ度烧伤出现水疱和大量渗液,Ⅲ度烧伤表现为坚硬焦痂,严重者可累及会阴部的浅筋膜。

(3)会阴部烧伤常伴有生殖器烧伤,男性为阴茎、睾丸烧伤,女性则是大、小阴唇烧伤。男性生殖器若烧伤严重,则预后不良,甚至会影响生育功能。会阴部烧伤可同时存在大腿上1/3烧伤和臀部烧伤。

(4)因会阴部血流丰富,皮肤褶皱多,敏感性强,又是大小便排泄口,故伤后渗出液多,容易感染,疼痛明显。

(5)因会阴部皮肤较厚,毛囊、汗腺多,加之深度烧伤少,故大多能自行愈合。

(三)会阴部烧伤的处理

因会阴部创面不易包扎,故多采用暴露疗法,应剃除患者的阴毛,注意保持创面干燥、清洁,局部涂抹外用药,并经常清洗创面分泌物。对阴茎烧伤者,可留置尿管。当发生会阴部烧伤时,一般肛门烧伤相对轻,肛周常存在正常皮肤。但创面愈合后因为瘢痕粘连,特别是小儿,可引起肛门狭窄,造成排便困难,所以不得不再次住院行肛周瘢痕松解。因此,要注意在换药时将两侧臀部分开,防止臀沟粘连。

对于会阴部Ⅲ度烧伤创面,因面积小,对全身影响小,同时由于会阴部区域比较狭小,不易进行手术操作,故可待溶痂或切痂后再植皮。会阴部清创植皮不同于其他部位的是要做术前肠道准备,术前2天进流质饮食,清洁灌肠,术后给予少渣饮食,服用阿片酚,以抑制肠蠕动,限制排便;会阴部烧伤患者应留置导尿,两大腿外展;阴茎手术后服己烯雌酚,防止阴茎勃起。对于生殖器烧伤,男性远比女性严重、多发且预后差。对阴茎烧伤者,可直接进行清创植皮,对缺损处可后期进行整形再造;因阴囊存在皮肤皱褶,故可保留部分表皮,且应尽量保留阴囊组织;对于睾丸烧伤导致暴露者,清创时要尽量保留睾丸组织,以保留男性特征。会阴部烧伤多同时伴有臀部烧伤,行臀部手术时创面不易止血,可在皮下注射肾上腺素生理盐水,以起到止血的作用。沿肛门周围做环形切口(女性沿小阴唇外侧切开),切除坏死组织。做手术时应避免损伤肛门括约肌。如果外括约肌已烧伤,则可将皮下部分切除。进行会阴部烧伤植皮时,在肛门左右两侧及前方做三角形植皮,以防止肛周瘢痕挛缩。对会阴部植皮采用打包固定,应注意防止粪便污染。

（四）会阴部烧伤的护理

（1）剔除阴毛，清创时注意褶皱处、凹陷处的污物。特别是对女性患者，应注意洗净阴唇的内、外褶皱处。

（2）清创后对创面采用暴露疗法，尽可能地分开双下肢，充分暴露创面，给予烤灯照射，保持创面干燥。对成人，可使用翻身床；对小儿，可用"大"字固定架固定双下肢。保持焦痂完整，防止裂开。

（3）解大小便时用无菌纱布保护创面，防止污染，尤其是对女性患者，要防止尿液浸湿纱布。大小便后及时用清水彻底清洗肛门。

（4）对留置尿管的患者，每日用合适的消毒液擦洗会阴及尿管外露部位，每日3次。

（5）在会阴部烧伤愈合过程中，注意预防臀沟两侧及双腿根部粘连，避免形成蹼状瘢痕，甚至假性肛门或阴道闭锁。

（6）心理护理。会阴部烧伤位置特殊，应根据患者的年龄、性别做好心理干预，观察患者的心理变化，并及时与医师沟通，必要时申请心理治疗支持。特别是对未婚患者，可向其及家属介绍成功病例，增强其对治疗的信心。

（7）伦理护理。医师、护士及家属都要保护患者的隐私权和自主权，在诊疗、护理过程中要与患者充分沟通，使用屏风遮挡，讨论患者病情时应注意时间与场合。

（五）健康教育

（1）介绍疾病的相关知识以及治疗和护理的注意事项，特别是对患者所担心的问题（如大小便、性功能等实际问题）给予详细的解释，让其了解治疗方法和治疗过程，减轻或消除其焦虑情绪。

（2）对因疼痛或担心大小便污染创面而控制饮食的患者，要告诉其非手术期间以高蛋白、高营养、易消化、清淡的饮食为主，术前2日进无渣流食；术日前夜和术日早晨按麻醉要求禁食、禁水，术后4~5天进无渣流食，加强肠外营养。

（3）在创面治疗期间，若患者因疼痛而没有按要求外展大腿，则应向患者耐心讲解，督促其充分暴露创面；创面愈合后，应督促患者循序渐进地进行大腿外展和下蹲训练，以防止发生瘢痕挛缩。

（4）创面愈合后，告知患者要坚持功能锻炼和抗瘢痕治疗，如坚持穿弹力裤及应用抗瘢痕药物等，并按时来医院复查，以便医护人员在发现瘢痕挛缩影响功能时给予对应处理。

第十节　烧伤相关手术及围手术期的护理

一、皮片移植术

皮片移植术简称植皮术，一般指游离自体皮片移植，其完整过程包括术前准备、取皮术、植皮术、术后处理。围手术期是指自术前 1～2 天准备到植皮术后 7～10 天去除包扎敷料的时期，在这期间各个环节的处理及后续的护理均可影响皮片移植的效果。

（一）自体皮片的分类

依据皮片的厚度不同，可将自体皮片分为刃厚皮片、中厚皮片、全厚皮片及含真皮下血管网皮片。薄皮片移植后成活率高，但术后皮片收缩较多；厚皮片较薄皮片移植成功率低，但术后不易收缩，后期外形保持及功能恢复的效果较好。

1. 刃厚皮片

刃厚皮片包括表皮及少量真皮，是最薄的皮片。供皮区容易愈合，头皮、背部、大腿外侧供皮区愈合后可重复供皮，极少留瘢痕；但耐磨性差，移植成活后容易收缩，不适用于颜面、双手及关节等功能部位。其临床主要用于烧、创伤及感染所致的肉芽创面、慢性溃疡创面、非功能及非外观部位的大面积深度烧伤后切（削）痂创面，以及修补口腔、鼻腔的黏膜缺损等。

2. 中厚皮片

中厚皮片包括表皮和真皮的 1/3～1/2 组织，相对于刃厚皮片来说含真皮较多，愈合后耐磨性较好，收缩小，外观和功能较刃厚皮片好。中厚皮片主要用于颜面、双手、足及关节等功能部位，用于深度烧伤早期切痂创面或者后期健康的肉芽创面，以及瘢痕挛缩的修复。其通常的供皮部位为背部、腹部、双大腿外侧，一般可以自行愈合，如果切取皮片过深，则愈合后会有瘢痕增生。

3. 全厚皮片

全厚皮片包括表皮和全部真皮。因为皮片更厚，所以愈合后皮肤收缩很小、色素沉着少、肤色接近正常、耐磨性好。全厚皮片主要用于修复面、颈、手掌、足底及眼睑部位的皮肤缺损，保留毛囊的全厚皮片移植可以用于眉毛的再造。因为切取全厚皮片后创面需要拉拢缝合才能够愈合，所以供皮面积受到限制。此外，全厚皮片不易存活，特别是对于有感染或血液循环较差的部位，应慎用全厚皮片移植。

4. 含真皮下血管网皮片

含真皮下血管网皮片包括表皮、真皮全层并含真皮下血管网。因其保留有真皮下血管网，皮片较全厚皮片厚，故术后弹性好，不收缩，柔韧性接近正常皮肤。其可用于前额区、眼睑的皮肤缺损，手掌、足底、关节屈曲面等功能部位的新鲜创面，以及凹陷的缺损创面的修复，可收到填充后外形丰满的效果。对供皮区一般采取拉拢缝合。对较大面积的供皮区可以采用自体刃厚皮片移植修复。与全厚皮片移植一样，真皮下血管网皮片同样存在血运建立困难和来源有限的缺点。

（二）植皮方法

按不同的植皮方式，可将植皮方法分为以下 8 种。

（1）大张皮片移植。

（2）邮票状皮片移植。

（3）网状皮片移植。

（4）MEEK 皮片移植。

（5）点状皮片植皮。

（6）微粒皮移植。

（7）自体、异体皮相间移植。

（8）小皮片异体皮镶嵌移植。

（三）影响皮片成活的因素

皮片的成活有赖于皮片的再血管化，即皮片与受区创面建立血液循环，因此任何影响皮片再血管化的因素都可能影响皮片的成活。营养不良、糖尿病、脉管炎、恶性肿瘤、激素和化疗药物的应用等全身性因素均可影响皮片移植后的成活。而临床上影响皮片成活的因素主要是局部条件欠佳、手术操作不当及围手术期处理不当（如皮片下血肿、细菌感染及包扎固定不妥等）。

（四）术前护理

1. 全身情况的准备及护理

（1）术前宣教包括介绍手术的时间、名称、方式及预后效果，手术后如何制动等注意事项，使患者了解术后有可能出现的情况，术后能及时表达自己的不适。向患者讲解一些成功的病例，以缓解患者手术前的焦虑和恐惧情绪，增加战胜疾病的信心，使患者做好充分的思想准备，提高耐受力，以最佳的状态迎接手术。术前禁烟禁酒。

（2）术前患者的一般情况要良好，各项生命体征要平稳，生化指标要相对正常。

（3）告知患者及家属营养的重要性，加强营养，改善患者的全身状况，提高机体的抵抗力。

2. 创面的准备及护理

（1）暴露创面：保持创面清洁、干燥，以防创面过早溶痂。

（2）分泌物多、异味大的创面：加强局部换药，最好在术前一天或当天进行浸浴清创。

（3）肉芽创面：可用3%生理盐水湿敷，以减轻水肿。

3. 术区皮肤的准备及护理

（1）供皮区的选择：供皮区是植皮成活的质量保证，应该选择完好无损的皮肤区域，必须无感染病灶、无皮疹等。

（2）术区皮肤护理：手术前一天或者当天进手术室前，要做好术区及供皮区的皮肤护理，防止皮肤污染、细菌滋生。彻底清洁术区皮肤，剃净术区的毛发，注意不能剃破皮肤，备皮的范围要符合手术要求，用肥皂水清洗干净皮肤。对大面积烧伤的患者，如果其自身状况及环境条件允许，则术前可以进行全身浸浴疗法。

（3）对要进行四肢手术的患者，术前必须剪短指（趾）甲。

（4）对要进行腹部或者大腿手术的患者，要剃干净会阴部阴毛。

（5）对要进行头部手术的患者，应在术前一天剃干净头发，并于术日早晨再次剃发。

4. 其他常规准备

（1）术前一天遵医嘱进行抗生素皮试，并进行抽血、交叉配血、备血及准备术前用药。

（2）指导患者进行有效咳嗽，防止患者术后因咳嗽不力、痰液排出不畅而导致肺部感染。

（3）指导患者进行卧床大小便，防止术后发生尿潴留和便秘。

（4）患者术前6~8小时禁食，4小时禁水，以防止因术中食物反流而造成窒息。

（5）对于行全身麻醉手术的患者，术前晚要进行排便，防止术中麻醉后肛门括约肌松弛及大便污染手术台、术区。

（6）对于行肛周及会阴部手术的患者，必要时可遵医嘱清洁灌肠。

（7）保证患者的睡眠，必要时给予镇静药。

（8）在患者进入手术室前，应取下眼镜、义齿、手表及项链等贵重物品，交由家属保管。

（9）将患者送进手术室后，应在病房备术后病床，在床头备吸氧装置、负压吸引设施以及心电监护设备，并检查调试好，使其处于备用状态。

（五）术后护理

1. 麻醉护理

（1）全身麻醉患者：患者术后未清醒时，应该给予平卧位，将其头偏向一侧，在麻醉清醒过程中，要密切观察患者的生命体征，防止发生舌后坠，避免引起呼吸不畅甚至窒息。如果患者躁动不安，则应给予床栏保护，多留一名陪护者，以防止其坠床，必要时遵医嘱给予约束带固定。

（2）硬膜外麻醉患者：术后平卧4~6小时，等待肠道排气后才可以进食。

（3）局部麻醉的患者：术后取正常卧位，进食，但尽量不要过早下床活动。

2. 保持体位

根据手术部位采取相应的体位，如行四肢手术，则需要抬高患肢，一般为15°~20°，以增加血液回流、减轻肿胀，对患肢应制动。对行臀部手术的患者，必要时可使用翻身床。对长期卧床的患者，为了防止造成压力性损伤，可使用气垫床。

3. 疼痛护理

寻找疼痛的原因，检查敷料包扎的松紧度及是否包扎过紧；手术后3~4天患者如有局部红、肿、热、痛，则应及时报告医师。针对不同的疼痛原因，遵医嘱予以对症处理，如使用镇痛药或处理创面等。

4. 植皮区创面的护理

（1）体位和制动：植皮术后应严格制动，并根据植皮部位安置体位，防止植皮区受压。如行面部口周及颏颈部位植皮术后，则应控制患者的张口活动及吞咽动作，以减少对皮片成活的影响；颈部瘢痕挛缩松解植皮术后，应垫高肩部，以保持颈部适度过伸；四肢植皮术后，应垫高肢端，以利于手、足的静脉回流。在行翻身等操作时，应防止拖、拉、拽等不利于皮片生长的动作，尽量不选择在手术肢体进行输血、输液、测血压，以免造成创面水肿、出血，影响植皮成活率。

（2）观察指标：包括生命体征等全身性指标和局部情况。①感染情况观察：术中长时间的低温暴露和麻醉可能使患者于术后24小时出现发热，但术后第3天起出现的发热常提示有皮片感染的可能；手术 3 天后出现术区周围发红、疼痛加剧和敷料异味，亦提示有皮片感染的可能。②出血、水肿情况观察：观察植皮区敷料及周围正常皮肤，以明确有无出血。如外层敷料出现渗血或周围皮肤的淤血进行性扩大加重，则提示有出血的可能。③包扎固定情况观察：观察局部肿胀、麻木和疼痛情况，排除因包扎过紧造成的功能损害、静脉回流障碍和神经损伤。如颈部植皮术后出现呼吸困难或呼吸受限，则提示可能为包扎过紧压迫气管；若四肢植皮术后出现肢端严重肿胀，则提示包扎过紧导致静脉回流障碍；若肘关节、膝关节植皮术后出现疼痛、肢端麻木，则应排除桡神经、腓总神经损伤。

（3）抗生素的应用：无菌创面植皮可在术中静脉滴注抗生素，术后延续使用 1 天，以预防感染；对感染性创面，需根据个体的全身状况和局部状况应用抗生素。

（4）换药要求：一般植皮区创面术后应根据需要定期换药，随着负压引流技术的广泛应用，换药时间也应根据具体情况而定。

5. 供皮区创面的护理

（1）体位和制动：切取断层皮片后，供区由残存上皮细胞及毛囊等附属器上皮细胞增殖、移行、融合而愈合。局部加压制动有利于创面愈合，肢端抬高有利于静脉回流。

（2）出血和感染征象的观察：观察敷料有无渗血、异味等，以及局部有无异常疼痛，以明确有无出血、感染。观察包扎是否适当。

（3）首次换药时间：一般于取皮 7~10 天后拆除外层敷料，拆除外层敷料后，对创面行半暴露疗法，不要撕揭内层敷料，让其自然脱落，以便于随时修剪脱落敷料。如果创面渗出较多，则可用护架烤灯或远红外线机照射治疗。

6. 营养护理

手术后患者全身消耗增加，如果营养供应不及时，则会影响皮片的成活及质量，延长愈合的时间。因此，合理的营养支持是术后护理的一个重要环节，应该根据患者的实际情况给予高蛋白、高维生素、高纤维及营养丰富的食物。

7. 康复护理

对植皮区及供皮区主要采用硅酮凝胶类产品贴敷并弹性加压 3~6 个月，以防止发生瘢痕增生。

二、皮瓣移植术

（一）皮瓣的概念

皮瓣是指具有血液供应的皮肤及其皮下组织。皮瓣的形成需有一部分与本体相连，此相连的部分称为皮瓣蒂部。蒂部是皮瓣转移后的血供来源，具有多种形式，如皮下蒂、直接皮肤血管蒂及肌皮血管蒂等。在皮瓣转移早期，皮瓣的血供完全依赖蒂部，随后皮瓣才与受区创面建立血液循环。

（二）皮瓣移植术的适应证

（1）对深部组织（如骨、关节、肌腱、大血管、神经干等）外露的创面无法利用周围皮肤直接缝合覆盖时。

(2)虽无深部组织缺损外露，但为了保证术后皮肤色泽良好、质地柔软或满意的功能效果时。

(3)进行体表器官(包括耳、鼻、阴茎、阴道和拇指等)再造，均需以皮瓣为基础，再配合支撑组织的移植。

(4)对慢性溃疡，特别是放射性溃疡、压疮或其他局部营养缺乏很难愈合的伤口，可以通过皮瓣移植改善局部营养状况。

(三)皮瓣的分类

(1)随意皮瓣。

(2)轴形皮瓣。

(3)筋膜皮瓣。

(4)肌皮瓣。

(5)穿支皮瓣。

(四)并发症

(1)皮瓣血运障碍，其主要原因有皮瓣供血不充分，静脉、淋巴回流障碍。

(2)皮瓣下血肿。

(3)皮瓣(或皮管)撕脱。

(4)皮瓣(或皮管)感染。

(五)术前护理

全身情况的准备及护理、术区皮肤的准备及护理、其他常规准备均同皮片移植术。

(六)术后护理

1. 麻醉护理

麻醉护理同皮片移植术。

2. 体位

患者要严格卧床休息，根据手术部位采取相应的体位。对行四肢手术的患者，需要抬高患肢，一般为15°~20°，以防止因血液回流不畅而导致肿胀。对行臀部手术的患者，必要时可使用翻身床。对长期卧床的患者，为了防止压力性损伤，可使用气垫床。

3. 皮瓣血液循环情况

应注意观察皮瓣的颜色、皮肤温度、肿胀情况、毛细血管反应征及局部出血情况。

一般皮瓣的皮肤温度与健侧相比差1℃左右，皮肤色泽红润，毛细血管充盈时间在1~2秒，无肿胀，无出血，则提示循环良好。一般手术后24~48小时内，每30分钟至1个小时观察一次皮瓣的血液循环情况，之后每1~2小时观察一次。一般情况下，如果术后5日内血液循环情况一直良好，则可改为每日观察4~6次，连续观察7~10日。

皮瓣血运障碍的临床表现具体如下。

(1)当皮瓣的动脉供血不足时，表现为组织呈苍白色、局部温度下降。此种情况比较少见，常常是由暂时性反应性血管痉挛等所致，不久即可恢复。

（2）当静脉回流受阻或静脉血栓形成时，皮瓣颜色青紫，与正常皮肤的温度相比下降 $2 \sim 3℃$，肿胀明显，有水疱形成，皮瓣创缘渗液较多。该病变主要是因皮瓣内血管处于扩张状态，血压低于正常值，血流量下降，血液瘀滞，组织缺氧，最终发展为不可恢复的血管栓塞和组织坏死。

4. 病室温度

如条件允许，则应尽量安排患者入住单间或双人间病房，应将室温维持在 28℃ 左右，应将皮瓣的局部温度维持在 $25 \sim 30℃$。如室温达不到，则可以使用电暖器来提高室温，如皮瓣局部温度达不到，则必要时可使用护架烤灯，一般护架烤灯应该距离伤口 $30 \sim 40cm$，使用时应做好巡视和观察，以免造成烫伤。

5. 负压引流管

对术后带有负压引流装置的患者，保持各管道通畅，不要扭曲、打折，防止脱出，并密切观察负压压力值，引流液的颜色、量和性质，若出现异常，则应及时报告医师。

6. 伤口敷料

术后注意皮瓣处的敷料情况，敷料应包扎完好，保持局部清洁、干燥，预防交叉感染。

7. 营养护理

手术后患者全身消耗增加，如果营养供应不及时，则会影响皮瓣的成活及质量，延长愈合的时间。因此，合理的营养支持是术后护理的一个重要环节，应该根据患者的实际情况给予高蛋白、高维生素、高纤维及营养丰富的食物。

8. 一般护理

术后密切观察患者的生命体征并做好记录，做好术后健康教育。如果患者术后出现疼痛，则应首先寻找引发疼痛的原因，检查敷料包扎的松紧度（是否包扎过紧），检查伤口情况有无异常，并针对不同原因的疼痛给予对症处理。预防感染，控制病房内陪护人员的数量，定时消毒病房，按时翻身，必要时叩背，防止发生肺部感染。根据患者情况，可以使用气压泵、预防下肢静脉血栓、加强皮肤护理。禁止在术区肢体或术区周围进行输液、注射及测血压等有创和加压性操作。

三、焦痂切开减压术

（一）概念

焦痂切开减压术是处理焦痂压迫的一种有效措施，可减轻环状焦痂对肢体的损伤程度，改善颈部、躯干烧伤患者的呼吸状况，挽救患者生命。

（二）手术指征

（1）逐步加重的肢体疼痛，往往同烧伤程度不相适应，常有血管受阻的可能。

（2）烧伤肢体为环状焦痂，动脉搏动消失，肢体发凉、发绀。

（3）知觉丧失。这一指征更为重要，因为周围神经的感觉异常比动脉搏动更加敏感。

（4）焦痂组织内的压力接近或超过动脉压。

（5）颈部、躯干部环形Ⅲ度或深Ⅱ度烧伤，患者感到呼吸困难或呼吸深度减弱，或血气分析出现渐进性低氧和高碳酸血症，是躯干、颈部焦痂切开术的临床指征。

（三）手术目的

焦痂是皮肤深度烧伤时形成的一层硬如皮革的坏死组织，特点是无弹性，紧紧环箍在体表，限制烧伤后因局部水肿向外扩展而向内产生压迫作用，影响患者的血液循环和呼吸，造成肢体、躯干等深部组织进一步坏死；压迫气管和胸廓造成呼吸困难，形成渐进性缺氧，导致呼吸衰竭。同时坏死的焦痂也是细菌生长的良好培养基，易导致感染中毒症状。切开焦痂能使痂下水肿液被及时引流，以缓解组织内部的压力，改善血液循环；减轻对气管及胸廓的压力，改善呼吸，纠正缺氧；防治感染，减轻烧伤创面脓毒血症。对环形的深度焦痂，应尽早切开，越早越好。

（四）焦痂切开的方法

需要切开的焦痂皆为Ⅲ度或深Ⅱ度创面，切开减压时通常无须麻醉，一般在床旁即可进行。对创面进行消毒后，纵向切开焦痂深达深筋膜层，切口边缘由于痂下组织压力高而向两侧裂开，并有大量组织间的渗出液流出，此时可以用手指触探深筋膜下的组织张力，如压力仍较大，则可继续将深筋膜切开，以求彻底减压。切开减压后应向切口内填塞碘伏纱布，以防止感染并保护创面，然后以缝线固定。

设计切口，可沿肢体的外侧和内侧中线（包括手、足）切开焦痂，在躯干部可沿双侧腋前线纵行切开焦痂达肋缘下。如仍有呼吸困难，则可沿腹部肋缘做横向切口继续缓解压力，以改善呼吸。切口长度要超越焦痂边界，延伸到浅度烧伤创面，甚至正常皮肤，深达筋膜层。电烧伤或严重的热压伤常伴肌肉坏死、深度水肿，需要切开肌膜减压。

（五）注意事项

（1）切开焦痂减压，应视为急诊手术，不可拖延。不可等待肢体缺血的体征完全出现，因为此时可能已经发生不可逆的损害。

（2）减压切开时，应注意勿损伤皮神经，并尽可能不损伤皮下血管。

（3）对非环形烧伤且不会导致循环障碍或压迫症状者，不要做焦痂切开减压。

（4）当深筋膜下组织压力过高时应切开深筋膜，以达到彻底减压、改善血液循环或呼吸困难的目的。

（5）行切开减压的创面已破坏了焦痂的完整性，易发生感染，应尽早行切痂植皮术。

（六）术前护理

（1）密切观察患肢端的颜色、温度，以及血液循环和肿胀的情况，询问患者的肢端感觉，若发现肿胀或感觉丧失，则应立即报告医师，配合医师行焦痂切开减压术。

（2）抬高患肢，减轻肿胀。

（七）术后护理

1. 疼痛护理

术后患者如果切口疼痛剧烈，则可按医嘱使用镇痛剂，将患肢抬高 $15° \sim 30°$ ，使患者保持最舒适的体位。如焦痂经切开后相关症状没有得到明显改善或改善后出现骨-筋膜室综合征，则应第一时间报告医师，积极查找原因。

2. 观察和评估

密切观察患肢肢端的颜色、温度，以及血液循环和肿胀情况。及时评估焦痂切开减压后的效果，当切开减压有效时，肢体颜色可迅速改善，肿胀减轻，远端动脉搏动恢复，疼痛减轻或消失，远端肢体的活动能力亦可改善。

3. 术区渗液的观察与护理

焦痂切开后压力得以全部解除，切开边缘时切口会向两侧裂开，积滞在组织间隙的大量液体流出；局部止血不彻底，会引发大量血性渗液或出血。护理人员在焦痂切开后应仔细观察渗液情况，如敷料已被渗透，则应报告医师及时更换。对于高压电烧伤的患者，切开减压后床旁应常备止血带与止血包，术区若有鲜红色渗出液并且范围迅速扩大，则表明有活动性出血，应立即报告医师并配合止血处理，同时观察患者的意识、心率、脉搏、血压或中心静脉压、尿量及皮肤温度等，将其作为调节输液速度的依据，防止发生低血容量性休克。

4. 加强休克期护理

及时有效的液体复苏、防治休克是抢救大面积烧伤患者的首要措施，休克期的平稳度过是抢救成功的基础。因此，焦痂切开减压术后除加强术后常规护理外，加强休克期的护理对患者后期的治疗和预后也起着关键作用。

四、皮肤软组织扩张术

(一)定义

皮肤软组织扩张术简称皮肤扩张术，是将皮肤软组织扩张器(简称扩张器)置入正常皮肤软组织下，通过注射壶向扩张囊内注射液体，增加扩张器容量，使其对表面皮肤软组织产生压力，通过扩张机制对局部的作用，使组织和表皮细胞的分裂增殖加快及细胞间隙拉大，从而增加皮肤面积，或通过皮肤外部的机械牵引使皮肤软组织扩张延伸，利用新增加的皮肤软组织进行组织修复和器官再造的一种方法。

(二)分类

软组织扩张器主要由扩张囊、注射阀门(或称注射壶)和导管组成，有多种形状、容量及规格。

(三)适应证

(1)瘢痕性秃发、部分颅骨外露或头部肿瘤切除后创面的修复。

(2)面颈部瘢痕、血管瘤及巨痣切除后的修复。

(3)器官再造。

(4)躯干部的瘢痕、缺损、骨质外露、良性肿瘤及文身切除后创面的修复。

(5)四肢瘢痕，足跟、足底软组织缺损的修复。

(6)供皮区的扩张与皮瓣的预制。

(7)周围神经、血管、输尿管的扩张、延长。

（四）禁忌证

（1）患急性感染、免疫功能低下者。

（2）患较严重的全身性慢性疾病者。

（3）患严重的皮肤病者及为瘢痕体质者。

（4）患恶性肿瘤且有全身转移者。

（5）患秃发后残留的毛发太少、总面积不足 1/3 者。

（6）年老体弱者、1 岁以下的婴儿及精神病患者。

（7）手掌及足底皮肤结构致密坚韧、伸展性差、不能扩张者。

（8）有瘢痕增生倾向或处于瘢痕增生的高峰期时，应暂缓。

（五）术后并发症

（1）血肿。

（2）感染。

（3）扩张器外露。

（4）扩张器不扩张。

（5）扩张皮瓣坏死。

（6）其他，如疼痛、神经麻痹、肢体水肿、头发脱落等。

（六）术前护理

1. 一般准备

（1）术前宣教：增进与患者及家属的交流，介绍手术名称、手术时间，也可向患者讲解类似的成功病例，增强患者的自信心，缓解患者术前的焦虑和恐惧情绪，以取得患者及家属的信任和配合。

（2）做好相关的术前评估，包括伤情判断、各脏器功能及气道等的评估。

（3）做好术前训练：练习床上大小便、咳嗽及咳痰的方法。

（4）根据患者的手术情况，若需术中输血，则应在术前一天送血样及输血申请单至输血科。

（5）根据患者的病情需要，改善其全身营养状况，提高其机体免疫力。

2. 皮肤的准备

一般在术前 1 天，协助患者清洁皮肤，修剪指（趾）甲及备皮，备皮的范围需大于预定的切口范围。

3. 呼吸道的准备

改善患者的通气功能，预防术后并发症。对有呼吸系统疾病的患者，应给予体位引流、雾化吸入，必要时行抗生素治疗。对已行气管切开的患者，应做到：及时清除呼吸道内的分泌物，保持呼吸道通畅；妥善固定气管套管，防止滑脱；使用人工鼻，加强气道湿化；严格执行无菌操作，预防感染。

4. 胃肠道的准备

术前 6~8 小时禁食、4 小时禁水，以防止因麻醉或术中胃内容物反流而导致造成窒息。

5．其他

(1)因扩张器为异物，故应在植入术前遵医嘱进行抗生素皮试，以防止发生术后感染。

(2)术前1天或术日需测患者体温，如体温超过38.5℃或女性月经来潮，则应延迟手术。

(3)术前应取下患者的活动义齿、眼镜、发夹、手表及首饰，禁止携带贵重物品至手术室。

(4)当患者进入手术室后，备术后用床，床头备吸氧装置、负压吸引设备及一次性吸痰管、心电监护仪等，检查各设备的功能，使其处于备用状态。

（七）术后护理

1．体位护理

术后根据手术方式、麻醉方式及患者的全身情况选择合适的体位。全麻患者取去枕平卧位，头偏向一侧，防止发生误吸；蛛网膜下腔麻醉患者，应去枕平卧6～8小时，防止发生头痛；扩张器植入术后应取健侧卧位；扩张器取出皮瓣转移术后保持术区局部制动。

2．生命体征的监测

严密监测患者的生命体征，防止并发症的发生。

3．伤口的观察及护理

(1)查看敷料是否干燥及有无渗血。

(2)观察术区皮肤的色泽、温度、张力、肿胀程度及伤口周围皮肤有无肿胀、有无明显的疼痛。

(3)面部术后发生血肿的患者，可有口腔颊部的异物感；颈部术后发生出血或血肿，可压迫呼吸道，患者表现出烦躁不安、心率增快、呼吸急促、呼吸困难等症状，对其应立即打开伤口敷料，行手术止血。

4．引流管的护理

(1)保证引流通畅，妥善固定引流管，观察引流液的量、色、质。如有大量鲜血被引出，则说明伤口有活动性出血，要立即报告医师。

(2)更换引流瓶时，需将引流管反折或夹闭。

5．严密观察皮瓣血运

(1)一期术后注水期：观察局部皮肤颜色、温度、肿胀度、疼痛程度、皮瓣弹性及血管充盈度。

(2)二期扩张器取出后：观察皮瓣颜色、血运、肿胀度，皮瓣是否受压、扭曲，有无血肿。

6．饮食护理

术后饮食视手术大小、麻醉方法及患者的全身反应而定。面颈部术后3天内宜进流食，3天后逐渐过渡到半流食、普食。

（八）健康教育

(1)告知患者术后穿着宽松、棉质、柔软的衣服。

（2）告知患者和家属注意保护好局部皮肤，避免剧烈活动、硬物碰撞、挤压及锐利物品刺破扩张器和注射壶。

（3）患者在淋浴、洗头时要调节好水温，避免烫伤，不要用力搓揉及挤压扩张部位。

（4）增强自身抵抗力，避免感冒。避免皮肤局部疖、肿等并发症的发生，冬季防止冻伤，夏季防止蚊咬。

（5）做好出院宣教，嘱患者按时来院给扩张器注水、复查。

五、截肢术

（一）定义

截肢指肢体被全部或部分切除，若通过关节，则称为关节离断，目的是将已坏死、危害生命安全或没有生理功能的肢体截除，以挽救患者生命。烧伤患者可因肢体损伤过于严重、已造成肢体坏死而行截肢手术。

（二）适应证

1. 肢体坏死

（1）烧伤直接造成的肢体广泛坏死。

（2）其他原因造成的肢体缺血坏死：①肢体环形烧伤破坏远端供血血管，尤其是血管密集而且走行表浅的腕部和踝部血管，可致远端组织缺血坏死；②肢体主要血管烧伤，造成血管内血栓阻塞，致使组织广泛缺血坏死；③肢体烧伤后由环形焦痂束缚引发筋膜间隙综合征，致使肢体广泛坏死。

2. 严重感染

肢体烧伤后发生严重感染，虽经手术或用药，仍不能控制而呈蔓延趋势，已威胁生命者；并发气性坏疽，或感染发展成湿性坏疽者；某些慢性感染，长期反复发作难以根治引起广泛破坏和肢体严重畸形、功能丧失，甚至诱发癌变者。

（三）禁忌证

1. 不能承受手术者

严重坏死或感染的肢体，虽有截肢适应证，但重度烧伤本身及其严重并发症已危及生命，如果贸然接受手术，则危险性极大。常见的危险因素包括机体内环境紊乱、全身免疫功能极度低下、机体严重消耗、多脏器功能衰竭、休克等。

2. 可局部切除的感染病灶

对能通过焦痂切除手术达到消除病灶目的者，不应轻率截肢。

（四）截肢术后并发症

（1）残肢皮肤破溃、窦道、瘢痕、角化。

（2）残肢关节挛缩。

（3）残肢痛和幻肢痛。

（4）残肢肌肉挛缩。

（五）术前护理

1. 一般准备

（1）纠正贫血、低蛋白血症及水、电解质和酸碱失衡。

（2）加强全身营养支持，保证有足够的热量和蛋白质，重视维生素、脂肪等营养要素的补给。若患者消化功能较好，则可给予肠内营养。必要时，静脉输注复合氨基酸溶液和脂肪乳剂等营养液，维持氮平衡，增强免疫功能，并结合化验结果，给予输入血制品和白蛋白。

（3）详细检查患者的全身情况，包括重要脏器的功能和血常规、尿常规等。全面估计大面积烧伤患者的全身情况，如心率、血压、尿量等。

（4）遵守伦理及规章制度，截肢手术不论肢体大小，均应征得患者和（或）家属同意，并报请上级批准。

2. 皮肤准备

（1）一般在术前一天，协助患者清洁皮肤，修剪指（趾）甲及备皮，备皮的范围需大于预定的切口范围。

（2）保持创面的清洁干燥，对分泌物多、有异味的创面，需术前一天清创换药。

（3）加强引流，清除坏死组织，必要时施以外用抗菌药物。

（六）术后护理

1. 体位

对术后残肢，应用牵引或夹板固定在功能位置，以防发生关节挛缩；保持下肢截肢患者髋关节和（或）膝关节于伸直位，术后 24～48 小时整体抬高患肢，避免关节屈曲，预防肢体肿胀。下肢截肢者，每 3～4 小时俯卧 20～30 分钟，并将残肢以枕头支托，向下压迫；取仰卧位时，不可在膝关节下垫枕头，以免造成膝关节的屈曲挛缩。

2. 并发症的护理

（1）出血：注意观察肢体残端伤口的渗血情况，创口引流液的颜色、性状和量，保持引流通畅。在床旁常规放置止血带，以备急用。对于渗血较多者，可用棉垫加弹性绷带加压包扎；若出血量较大，血压急剧下降，脉搏细弱，则应警惕残端血管破裂或血管结扎缝线脱落，须立即以沙袋压迫术区或在出血部位的近心端扎止血带压迫止血，并告知医师，配合处理。

（2）伤口感染：术后按时换药，观察伤口渗出情况。若伤口剧痛或跳痛并伴体温升高，局部有波动感，则可能有术区深部感染，应报告医师及时查找原因，调整抗生素种类及剂量。

（3）幻肢痛：绝大多数截肢患者在术后相当长的一段时间内感到已切除的肢体仍然有疼痛或其他异常感觉，称为幻肢痛。疼痛多在断肢的远端出现，性质多样，如电击样、切割样、撕裂样或烧灼样等，多为持续性，尤以夜间为甚，属精神因素性疼痛。缓解幻肢痛的方法：①尽早佩戴义肢，通常术后 6～8 周切口愈合后，患者可尝试适应临时义肢，有的甚至在术后 10～14 日即可适应临时义肢；②做好心理护理，护士应引导患者注视残肢，接受截肢的现实，应用放松疗法等心理治疗手段逐渐消除患者的幻肢痛,指导患者自我训练调节心理平衡,达到自我分析、自我控制、自我暗示的目的;③给予药物治疗,必要时适当给予患者安慰剂或交替给予安眠药与镇痛药;④手术治疗,截肢残端神经阻滞术、残端探查术或脊髓神经止痛术可有效缓解幻肢痛;⑤其他,例如,对于幻肢痛持续时间长者,可轻叩残端,进行残端按摩,或用理疗、封闭的方法消除幻肢痛。幻肢痛大多可随时间的推移而逐渐减轻或消失。

3. 残肢功能锻炼

一般于术后 2 周,患者伤口愈合后开始功能锻炼。具体方法:下肢截肢患者应在俯卧位练习大腿内收、后伸;上肢截肢患者应练习肩关节外展、内收及旋转运动;每日用弹性绷带反复包扎残端,均匀压迫,促进软组织收缩;当残端瘢痕不敏感、伤口愈合牢固后,可进行残端按摩、拍打及蹬踩,以增加残端的负重能力;制作临时义肢,鼓励患者拆线后尽早使用,以消除水肿,促进残端成熟,为安装义肢做准备。

(七)健康教育

(1)心理指导:指导患者保持平稳心态,树立战胜疾病的信心;让有类似经历的患者现身说法,消除患者的心理顾虑,促使患者逐渐接受和坦然面对自身形象。

(2)康复指导:严防过早负重导致患者发生病理性骨折,帮助患者制订康复锻炼计划,并按计划锻炼,调节肢体适应能力。指导患者正确佩戴义肢,正确使用各种助行器,如拐杖、轮椅等,以最大限度地恢复患者的生活自理能力。

(3)自我监测:教会患者自我检查和监测伤口及截肢残端的方法,定期复诊;发现肢体肿胀或疼痛时,应及时就诊。

(4)复诊指导:术后 1 年内每个月复查 1 次(拍患肢正侧位 X 线片和胸部 X 线片),术后 1~2 年每 2 个月复查 1 次,以后每 3 个月复查 1 次,发现异常及时就诊。

第十一节 成人烧伤疼痛管理

疼痛被认为是人体的第五项生命体征,越来越受到人们的重视。疼痛不仅会给烧伤患者带来痛苦,影响患者日常生活、社会交往、情绪及睡眠,还会带来一系列的心理及社会问题。同时,疼痛还影响烧伤患者的预后与转归,并可直接影响创面的愈合速度与质量。

一、定义

烧伤疼痛是指因烧伤造成皮肤、黏膜甚至深部组织结构破坏与完整性受损,导致皮肤神经末梢受损、暴露或受刺激等,以及在烧伤病程中多种诊疗操作给患者带来的各种不愉快的感觉与体验。

二、分类

烧伤疼痛是一种特殊类型的疼痛,其强度被认为在所有疼痛中最为剧烈。按烧伤患者疼痛发生原因、时间和强度的不同，可将其分为烧伤急性疼痛、烧伤背景性疼痛（又称静息痛）、烧伤操作性疼痛、烧伤术后疼痛、烧伤暴发性疼痛及其他，共6类。

1. 烧伤急性疼痛

烧伤急性疼痛指自烧伤即刻至伤后 2~3 天内出现的急性剧烈疼痛，主要与以下几方面因素有关。

（1）皮肤组织被破坏、皮肤完整性受损致使皮肤神经末梢暴露，受损暴露的神经末梢受空气和周围环境中各种因素刺激产生疼痛。

（2）皮肤烧伤后诱发局部或全身性炎症反应，产生 5-HT、组胺、血清素、激肽及缓激肽、前列腺素、乙酰胆碱、P 物质等多种致痛炎症介质，这些介质作用于神经末梢，可引起烧伤创面局部或邻近部位急性、剧烈疼痛。

（3）因烧伤继发创面肿胀、皮肤张力增高等刺激或压迫皮肤神经而引起持续疼痛。

（4）烧伤后创面局部或创周血管收缩、血液淤滞、微血栓形成，引起缺血缺氧、酸中毒等，进而造成创面及创周疼痛。

（5）烧伤后创面或创周竖毛肌受理化因素及生物因素刺激引发痉挛，从而产生疼痛。

此类疼痛的剧烈程度和持续时间与不同个体、烧伤原因、受伤部位、烧伤面积、烧伤深度等相关，可持续 2 小时到数天不等，往往因烧伤受累范围较其他创伤大而导致烧伤急性疼痛极为剧烈。

2. 烧伤背景性疼痛

烧伤背景性疼痛指在烧伤创面愈合过程中，或在创面愈合后瘢痕增生、挛缩过程中，烧伤患者在静息状态下出现不愉快的感觉或主观感受。烧伤背景性疼痛往往在休息时及夜间表现更为突出，从而易影响患者的情绪与睡眠。按背景性疼痛的性质与发生时期不同，可将其分为创面修复期背景性疼痛与创面愈合后瘢痕增生及挛缩期背景性疼痛。二者并无严格的时段区分，如在创面修复过程中（尤其是在创面愈合后期），患者往往存在因瘢痕增生甚至挛缩引起的背景性疼痛。同样，在瘢痕增生挛缩期因存在残余创面、新生创面等，故易发生创面愈合性背景性疼痛。

（1）创面修复期背景性疼痛：既可指创面修复过程中因创面局部干燥、皮肤神经末梢暴露等物理因素而导致的创面疼痛，也可指因烧伤创面局部的炎症反应、受压、感染、肿胀等而引起的疼痛；同时，创面本身在自然愈合或手术后愈合过程中也易引起不愉快的感觉与主观感受。创面背景性疼痛往往会因创面暴露、半暴露、应用烧伤治疗用保温架等而诱发或加重；相反，若采用包扎及湿性敷料治疗，则有所减轻。其疼痛强度多为中度，有时也较为剧烈。许多患者由于创面愈合过程中肉芽组织生长、上皮细胞移行等，除主诉疼痛外，还常伴有蚁行、痒痛等异样感觉与主观感受。研究表明，在换药后一段时间内，背景性疼痛明显加剧；而在手术去除坏死组织、皮肤移植后，同一部位的创面愈合期背景性疼痛可明显减轻。

（2）创面愈合后瘢痕增生及挛缩期背景性疼痛：指创面愈合后，因瘢痕组织充血、增生、挛缩而在创面局部或邻近部位引起疼痛等不愉快的感觉，也可因创面愈合后新生上皮对疼痛敏感，或因温度、湿度调节能力不全而使神经末梢受刺激，或因纤维蛋白质、肌成纤维细胞生长增殖活跃、积聚胶原挛缩等而引发疼痛。除疼痛外，许多患者还伴有瘙痒、发热、痒痛等不适。这类疼痛的强度多为轻度到中度，可通过综合管理控制疼痛。

3. 烧伤操作性疼痛

烧伤操作性疼痛指在烧伤病程中的各种诊疗操作（如换药、功能锻炼等）所引发的不愉快的感觉或主观感受。最多见的烧伤操作性疼痛是换药痛，指在医护人员进行创面换药操作中引起的疼痛。这类疼痛往往极为剧烈，其强度与患者耐受情况、创面情况、操作方式、医护人员的熟练程度等有关。研究显示，换药过程中以去除创面内层敷料时疼痛最为剧烈，其次是清创与局部的其他操作。烧伤操作性疼痛还包括在烧伤病程中的其他各种诊疗操作，如动静脉置管或更换气管导管、尿管与胃管等引起的疼痛。医师与患者往往能预见性地估计烧伤操作性疼痛的发生及强度，如给予有效管理，则这种疼痛能够降低到可耐受范围。

4. 烧伤术后疼痛

烧伤术后疼痛包括手术区及供皮区较大范围的疼痛。疼痛强度与持续时间和患者情况、手术情况、术后管理等密切相关。烧伤术后疼痛的强度一般为中重度，与其他外科术后疼痛有相似之处，但有烧伤专科的特殊性，如疼痛涉及部位多、面积广，供皮区疼痛较明显，持续时间较长等。供皮区的疼痛程度和持续时间与包扎的敷料种类、包扎技巧、有无淤血等相关。

5. 烧伤暴发性疼痛

烧伤暴发性疼痛指在各种烧伤疼痛管理与治疗过程中出现的疼痛性状突发性改变、疼痛强度突发性加重等。这种情况首先应排除可能的新刺激因素影响，再通过调整疼痛控制方案，以期达到最好的治疗效果。

6. 其他

在其他学科的疼痛分类中常将瘙痒、忧郁、焦虑等不愉快的感觉或主观感受归入疼痛范畴，而几乎所有烧伤患者伴有不同程度的上述不适，因此在烧伤疼痛管理中同样应该包括对这类不适的管理与治疗。

三、烧伤疼痛的评估

疼痛评估包括对疼痛强度、性状、部位、持续时间、变化规律等的评估，其中最难评估的是疼痛强度与性状。疼痛性状主要依赖于患者的主观描述，疼痛评估研究最多的是疼痛强度评估。目前有多种疼痛强度评估方法，但无论是疼痛的主观评估还是客观评估，均有其局限性。结合烧伤患者的实际情况，推荐在烧伤疼痛管理中应用数字评分法（numerical rating scale，NRS），结合使用面部表情分级评分法、视觉模拟评分法和主诉疼痛强度分级法等进行疼痛强度评价。其中 NRS 使用 10cm 长的疼痛量尺，告诉患者"0"代表无痛，"10"代表最痛，让患者自己在数值 0~10 之间选用相符合的数字代表当时的疼痛评分。其中，分值为 1~4 分为轻度疼痛，5~6 分为中度疼痛，7~

9 分为重度疼痛，10 分为极度疼痛(图 3-1、图 3-2)。

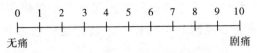

图 3-1　数字评分法中疼痛量尺示意图

图 3-2　面部表情疼痛分级图

四、烧伤疼痛管理团队的组成

世界上不同国家、地区或医院对疼痛管理的模式、组成等均有所不同。结合烧伤疼痛的特点，建议成立烧伤疼痛管理小组，由经管医师、当班护士、值班医师、疼痛专科医师、心理治疗师、患者及家属 6 类人员组成。

(1)经管医师：疼痛管理的组织者，主要负责烧伤背景性疼痛及烧伤操作性疼痛的管理。经管医师及治疗组最清楚患者在治疗过程中的各种背景性疼痛，从而可针对性地进行管理与治疗。同时，经管医师与治疗组可准确预见烧伤患者的操作性疼痛，尤其是最常见的换药痛的发生。在进行可能引起疼痛的医疗操作前、中、后均应根据操作性疼痛的原因、性状、强度等进行预防性及针对性处理与治疗，并根据疼痛专科医师的建议，对烧伤患者的各种疼痛制订管理方案，进行个体化治疗。经管医师及治疗组还应对患者及患者家属进行疼痛方面的知识介绍与心理疏导，以更有利于烧伤疼痛的管理实施。

(2)当班护士：负责定时或不定时地进行病房巡视，及时观察及评估烧伤患者疼痛强度及性状等的变化，包括背景性疼痛的改变、操作性疼痛与术后疼痛管理效果、新出现疼痛、暴发性疼痛等，详细记录，并根据需要报告值班医师或经管医师，以便及时根据医嘱进行针对性的治疗与管理。当班护士也负有对患者及患者家属进行疼痛相关知识的介绍与心理疏导的职责。

(3)值班医师：负责烧伤急性疼痛，尤其是新入院烧伤患者烧伤后急性疼痛的管理，必要时请疼痛专科医师会诊。同时，根据当班护士的报告，对控制效果不佳的各种疼痛、新出现的疼痛等进行处理。值班医师还应加强间断性重点查房，明确个别重点烧伤患者疼痛的相关情况，并及时给予相应处理，如调整镇痛方案、请疼痛专科医师会诊等。

(4)疼痛专科医师：负责协助烧伤科各种类型疼痛管理方案的制订，定期与烧伤科医护人员、患者及家属进行沟通交流，指导调整并完善烧伤后各种类型疼痛的管理方案。同时，疼痛专科医师还负责复杂性疼痛及控制效果不佳的各种烧伤疼痛、暴发性疼痛等的会诊与管理，协助烧伤疼痛个体化管理方案的制订等。

（5）心理治疗师：因为心理治疗在各种疼痛管理中越来越受到重视，所以心理治疗师在烧伤疼痛管理小组中是不可或缺的组成部分，并在烧伤治疗中起着重要作用。他们不仅负责烧伤疼痛的心理疏导与治疗，还负责烧伤患者其他心理障碍的治疗与处理。

（6）患者及家属：负责及时观察并评估各种烧伤疼痛的变化、新出现疼痛、疼痛治疗的效果等，并立即向经管医师、当班护士、值班医师等报告及描述疼痛的类型与强度；患者及家属还应接受烧伤疼痛相关知识的培训，共同参与各种烧伤疼痛的管理，尤其应积极参与烧伤疼痛的心理治疗。

五、烧伤疼痛的管理与治疗

一旦患者有镇痛需求，或疼痛评分在 3 分以上，则应积极实施有效的疼痛控制方案，以减轻、控制患者的疼痛。在管理过程中应监测疼痛控制效果，必要时增加用药剂量或联合用药，或改用、联合其他疼痛控制措施，以达到最佳的疼痛控制效果。与其他专科疼痛治疗相似，烧伤疼痛同样包括非药物治疗与药物治疗。

1. 非药物治疗

非药物治疗主要包括冷疗、换药技术、现代敷料的应用、音乐疗法、模拟视频治疗、按摩及其他治疗、疼痛知识的宣讲及心理治疗等。

（1）冷疗：对烧伤急性疼痛有极好的镇痛效果。其具体做法为用冷水、自来水直接冲洗刚受伤的创面，持续时间以大于 30 分钟为宜。冷疗可直接终止热力对皮肤组织的进一步损伤，减少 5 – HT 等的生成，降低暴露神经末梢的痛觉灵敏度，减少创面血流及肿胀程度等，因而对烧伤急性疼痛具有良好的镇痛效果。

（2）换药技术：在去除敷料的过程中，应尽量将全层敷料浸湿，尤其有必要将与创面直接接触的内层敷料完全浸湿。换药过程中注意动作轻柔，平行揭除内层敷料，减少由更换敷料等引发的疼痛。

（3）现代敷料的应用：包括不粘敷料、湿性敷料、水胶体敷料、抗感染敷料等的应用，可达到减轻烧伤创面背景性疼痛或换药痛等目的。

（4）音乐疗法：音乐疗法在疼痛管理中的作用已得到肯定，音乐可使患者感到轻松、愉悦，应用时一般以柔和的背景音乐为主，也可播放患者喜欢并能使其放松的乐曲。音乐治疗能显著影响人体大脑右半球的功能，使脑垂体分泌具有止痛作用的内啡肽，从而减轻疼痛，降低儿茶酚胺水平。音乐声响应控制在患者易接受的范围内，一般为 50 ~ 60dB，以高出现场声音 4 ~ 7dB 为宜。

（5）模拟视频治疗：国外有专家进行了这方面的研究与应用，即通过一些模拟视频、优美的画面或扣人心弦的场景来减少患者对疼痛的关注度，从而达到疼痛控制的目的，多通过头盔及眼镜式装置进行。在没有专业条件的情况下，也可通过放映患者喜欢的影视剧等达到类似的目的与效果。

（6）按摩及其他治疗：按摩能较好地舒缓患者的疼痛，尤其是创面愈合后的背景性疼痛。使用合适的力度、方向与速度可能会有更好的效果。另外，催眠术作为一种心

（7）疼痛知识的宣讲与心理治疗：心理治疗在各种疼痛管理中越来越受到重视，在

理暗示与心理治疗手段，对烧伤疼痛也有较好的舒缓效果。

（7）疼痛知识的宣讲与心理治疗：心理治疗在各种疼痛管理中越来越受到重视，在烧伤治疗中尤为重要。对患者及患者家属进行烧伤及疼痛知识的宣讲，有利于舒缓患者的焦虑情绪及减轻疼痛程度。

2. 药物治疗

镇痛药物按其作用部位可分为作用于中枢神经的药物与作用于外周神经的药物两大类；按药理学特点分为阿片类、非甾体消炎药（nonsteroidal anti-inflammatory drug，NSAID）类、辅助类及其他类共4类。阿片类药物通过作用于中枢与外周神经的阿片受体而发挥镇痛作用，效果确切，常用于中重度疼痛的治疗。其代表性药物有吗啡、哌替啶、芬太尼、羟考酮、美沙酮等。NSAID类在临床上应用最广泛，主要用于轻中度疼痛的治疗。该类药主要通过抑制环氧合酶（cycloxygenase，COX）活性，减少前列腺素等致痛致炎因子的合成，从而发挥镇痛、抗炎等作用。根据对COX作用的选择性，可将NSAID分为非选择性抑制COX类药物及选择性镇痛药物。目前研究者对这两类药物的应用虽然有一些争论，但临床已证明其安全有效。非选择性抑制COX类镇痛药物的代表性药物有氟比洛芬酯。阿司匹林、对乙酰氨基酚、布洛芬、萘普生、双氯芬酸等，均属COX-1抑制性药物，COX-2抑制性药物有塞来昔布、罗非昔布等。辅助类镇痛药通过与阿片类药物或NSAID类药物联合使用，可产生增强镇痛效果的作用，其种类繁多，常用的辅助性镇痛药包括三环抗抑郁药、抗癫痫药、糖皮质激素、N-甲基-D天门冬氨酸受体拮抗剂等。其他类的镇痛药物主要包括非阿片类中枢镇痛药物，如曲马多、氧化亚氮、苯环己哌啶衍生物氯胺酮、中成药制剂等。值得注意的是，这类药物往往同时具有镇痛和镇静的作用，进行中深度镇静时需要建立一整套管理制度，以降低治疗风险。

（1）烧伤急性疼痛的药物治疗：烧伤（尤其是大面积烧伤）后的急性疼痛往往极为剧烈，且因胃肠道缺血缺氧、体表有创面、微循环差等特点，故在实施药物镇痛时宜采用静脉或吸入给药。

1）静脉镇痛治疗。负荷剂量：盐酸曲马多50mg，或氟比洛芬酯50mg，或帕瑞昔布40mg，或舒芬太尼3μg，缓慢静脉推注。如果10分钟后疼痛评分大于4分，则可重复首次剂量（使用帕瑞昔布者应改用其他药物），2种NSAID药物不建议同时使用。也可静脉注射或皮下注射吗啡10mg，如效果欠佳，则可加大剂量至20mg，应用1次；也可直接缓慢静脉注射杜非合剂（盐酸哌替啶100mg或50mg+氯丙嗪50mg或25mg）或杜氟合剂（盐酸哌替啶100mg或50mg+氟哌利多2mg或4mg）。在应用吗啡、盐酸哌替啶等时，应严密观察并处理患者的呼吸情况。维持剂量：每12小时使用氟比洛芬酯100mg，或注射用帕瑞昔布40mg，或曲马多200mg，或舒芬太尼0.75μg/kg，加入250mL生理盐水中静脉滴注。若上述方案止痛效果欠佳，则可交叉使用作用机制不同的药物，如氟比洛芬酯效果不好时可加用曲马多；又如曲马多效果不好时，则可联合使用帕瑞昔布等。

2）N_2O吸入性镇痛。吸入预混N_2O被认为是烧伤急性疼痛、烧伤换药痛等较好的

疼痛管理方式。N_2O 通过抑制中枢神经系统兴奋性神经递质的释放和神经冲动的传导及改变离子通道的通透性而发挥药理作用，使患者处于昏睡状态，避免疼痛刺激。使用一种带有活瓣面罩的小型急救镇痛气体供应装置，让患者吸入含体积分数 50% N_2O、50% O_2 的混合气体，可通过自动调节气体流量达到最佳的镇痛效果，气流量可控制在每分钟 0~15mL。因面罩具有自动活瓣控制，吸气时活瓣打开，呼气时活瓣自动关闭，废气从面罩手柄排出，可防止 N_2O 过量吸入及泄漏。

3）应用镇痛泵镇痛。①舒芬太尼 3μg/kg + 盐酸托烷司琼 5mg（或其他 5 - HT - 3 受体拮抗剂，或氟哌啶醇 5mg），可加用或不加用地佐辛 10mg，用生理盐水稀释至 120mL，设定背景剂量 2mL/h，单次剂量 0.5mL，锁定时间 10 分钟，连续使用时间约 2 天，必要时加用氟比洛芬酯（48 小时使用 200mg）等。②芬太尼 0.8~1.0mg + 氟哌啶醇 5mg（或任何一种 5 - HT - 3 受体拮抗剂，稀释至 120mL，设定背景剂量 2mL/h，单次剂量 0.5mL，锁定时间为 10 分钟，连续使用时间约 2 天，必要时叠加 NSAID 类药物。③曲马多 800mg，或右美托嘧啶 200μg + 舒芬太尼 50μg。应用生理盐水稀释至 120mL，设定背景剂量 2mL/h，单次剂量 0.5mL，锁定时间 10 分钟，连续使用时间约 2 天，必要时可加用氟比洛芬酯或者舒芬太尼。

（2）烧伤背景性疼痛的药物治疗：①盐酸曲马多缓释片 100~200mg，口服，每日 2 次；塞来昔布，口服，每日 200mg。②盐酸曲马多缓释片 100~200mg，口服，每日 2 次；双氯芬酸 50mg，口服，每日 2 次。③吗啡每次 10~20mg，每日 2 次（或羟考酮每次 15~20mg，每日 2 次）。④中重度疼痛可应用氟比洛芬酯注射液 100mg 静脉滴注（或帕瑞昔布 40mg，或舒芬太尼 0.75μg/kg），每 12 小时使用 1 次。⑤丁丙诺啡透皮贴剂 5~10mg，可维持 7 天。

（3）烧伤操作性疼痛的治疗：具体如下。

1）口服药物镇痛：操作前 1 小时口服曲马多 50mg，或吗啡 10mg，或羟考酮 10mg，或塞来昔布 200mg，可将塞来昔布与曲马多或吗啡合用，也可应用双氯芬酸钠栓纳肛。

2）注射药物镇痛：①曲马多 50mg 静脉推注，150mg 肌内注射；氟比洛芬酯 100mg 或注射用帕瑞昔布 40mg 加入生理盐水 250mL 中静脉滴注。30 分钟后开始操作。为防止恶心、呕吐，可静脉推注氟哌啶醇 2mg，或使用 5 - HT - 3 受体拮抗剂。②氟比洛芬酯注射液 100mg、咪达唑仑 2mg 静脉滴注，观察 5 分钟呼吸无异常后开始换药。③地佐辛 5mg、咪达唑仑 2mg 静脉滴注，观察 5 分钟呼吸无异常后开始换药。④曲马多 50mg、氟哌利多 5mg 静脉滴注，观察 5 分钟呼吸无异常后开始换药；注意患者呕吐及椎体外系反应，出现时及时进行对症处理。⑤吸入含体积分数 50% N_2O、50% O_2 的混合气体，可通过自动调节气体流量达到最佳的镇痛效果，气体流量可控制在每分钟 0~15mL。

大面积创面换药疼痛的管理。如条件许可，则烧伤患者的大面积换药建议在手术室进行；在人员和条件允许的情况下也可在监护室或普通病房内实施。①术前准备。患者准备：排除气道条件差、循环不稳定、体质过敏等高危因素。对大换药有必要在手术室进行者，术前应禁食禁饮。仪器准备：麻醉机或呼吸机、监护仪、鼻饲管、吸氧面罩、吸引器、口咽通气道、喉罩、喉镜、气管导管、急救药(心血管活性药物,如肾上腺素、阿托品、麻黄碱等)。②药物镇痛。盐酸右美托咪定 0.5 ~ 1.0μg/kg,输注时间大于 10 分钟;瑞芬太尼 75μg(青年)或 50μg(老年),推注时间 1 分钟,维持剂量为 0.05 ~ 0.15μg/(kg·min)[3 ~ 9μg/(kg·h)]。帕瑞昔布 40mg,必要时增加舒芬太尼 0.3μg/kg。换药之前 5 分钟静脉注射舒芬太尼 0.25μg/kg;3 分钟后给予丙泊酚,最初效应浓度为 1.5μg/kg,根据患者反应进行调整。

(4)烧伤暴发性疼痛的治疗:排除可能引起疼痛性状及强度改变的因素后,疼痛仍剧烈时,可静脉注射或肌内注射上述负荷剂量的止痛药物,或请疼痛科医师会诊。

(5)烧伤术后疼痛的药物治疗:具体如下。

1)静脉镇痛:曲马多 50mg,或氟比洛芬酯 50mg,或帕瑞昔布 40mg,或舒芬太尼 3μg 静脉缓慢推注;氟比洛芬酯 200mg,或帕瑞昔布 40mg,或曲马多 400mg,或舒芬太尼 1.5μg/kg,加入 250mL 生理盐水中 24 小时静脉滴注。

2)镇痛泵:①舒芬太尼 3μg/kg + 盐酸托烷司琼 5mg(或其他 5 - HT - 3 受体拮抗药,或氟哌利多 5mg),同时可加用或不加用地佐辛 10mg,应用生理盐水稀释至 120mL,设定背景剂量 2mL/h,单次剂量 0.5mL,锁定时间 10 分钟,连续使用时间约 2 天,必要时合用氟比洛芬酯等,并可重复应用 1 次。②曲马多 800mg 或芬太尼 0.5mg + 氟哌利多 5mg(或其他 5 - HT - 3 受体拮抗药),加生理盐水稀释至 120mL,设定背景剂量 2mL/h,单次剂量 0.5mL,锁定时间 10 分钟,连续使用时间约 2 天,必要时可合用 NASID 类药或少量舒芬太尼。

(6)其他与烧伤疼痛相关的不适症状的药物治疗:主要包括瘙痒、焦虑等的治疗与管理。对烧伤后瘙痒的处理,除应用局部清洁、降温、压力治疗外,还可适当使用中药制剂治疗,同时可应用抗组胺制剂进行处理。对烧伤后焦虑的治疗,除心理疏导与治疗外,还可适当应用药物(如普瑞巴林、米氮平、奥氮平等)治疗。

六、烧伤疼痛管理过程中并发症的预防与处理

与其他种类疼痛管理相似,在烧伤疼痛治疗中由于病情发展、镇痛药物本身或药物剂量等原因,镇痛过程中常出现消化系统、呼吸系统、循环系统、神经系统、心血管系统、泌尿系统等方面的并发症,应及时监测、及时处理,在达到最佳镇痛效果的同时,防止各种不良后果的发生。因为疼痛管理过程中往往涉及麻醉和中深度镇静,所以规范疼痛管理过程十分重要,需要在医院职能部门的领导下,制订医护人员的培训、资质获取等制度并进行落实。

1. 做到烧伤患者个体化疼痛管理

针对不同患者选用符合其自身特点的疼痛管理方案与措施,加强监测,药物配方、药物剂量均应根据患者反应进行调整,尽可能减少、减轻因烧伤疼痛管理带来的各种并发症。

2. 及时监测、处理各种并发症

定期巡视患者,监测和记录疼痛强度和生命体征变化,实施任何治疗措施后均应

监测治疗反应，及时发现并处理各种并发症。

3. 消化系统并发症的预防与治疗

消化系统并发症是镇痛治疗中最常见的并发症，其中以恶心、呕吐和便秘最为常见。在疼痛管理过程中应避免患者长时间禁食、容量不足、消化道缺血缺氧等。对恶心、呕吐的预防，应根据患者危险因素或已发生症状的强弱，选择应用 $5-HT-3$ 受体拮抗剂、氟哌利多、肾上腺皮质激素等对症治疗。联合使用不同种类药物的效果较单一用药的好。对顽固性呕吐患者可使用 P 物质拮抗剂阿瑞匹坦。便秘的防治包括使用缓泻剂（如番泻叶、硫酸镁、乳果糖、大黄等），并可同时使用粪便软化剂。

4. 呼吸系统并发症的预防与治疗

呼吸系统并发症是使用阿片类药物镇痛最严重的并发症，常表现为呼吸减慢甚至呼吸停止，SO_2 下降至 0.90 以下合并深度镇静。因此，在烧伤镇静中应加强监护与巡视，及时发现并处理呼吸系统并发症，对有吸入性损伤、肺部感染与炎症的患者更应加强监护与巡视。一旦明确严重呼吸抑制与镇痛措施有关，则应立即停用镇痛泵；提高给氧流量，必要时可通过面罩给氧，同时静脉注射纳洛酮 0.1mg，每 $2\sim3$ 分钟可重复 1 次，直到用量达到 0.4mg 或自主呼吸恢复到 8 次/分以上，纳洛酮作用时间短，起效后需持续静脉滴注 $5\sim10\mu g/(kg\cdot h)$；必要时应用呼吸机辅助，以便控制呼吸。

5. 神经系统并发症的预防与治疗

镇痛药物氯胺酮、氟哌利多、右美托嘧啶、咪达唑仑、阿片类药物等均可引起认知障碍、烦躁、谵妄或过度镇静等神经系统并发症。烧伤疼痛管理期间，若明确神经系统兴奋症状为镇痛药引起，则应及时停药并进行对症处理。可肌内注射或静脉注射小剂量咪达唑仑镇静，以及中枢抗胆碱药物（如苯海索）对抗椎体外系反应等。同时应加强监护，防止误吸。

6. 心血管系统并发症的预防与治疗

在烧伤患者疼痛管理中，一旦出现低血压，就应及时查明并排除其他（如血容量不足等）引起低血压的原因，对症予以血管活性药物（如多巴胺、多巴酚丁胺等）升压，必要时应暂停镇痛泵的使用。

7. 泌尿系统并发症的预防与治疗

疼痛管理过程中的泌尿系统并发症主要为尿潴留，尤其是在应用阿片类药物后，可因平滑肌张力减弱而出现尿潴留。留置导尿管可起到极好的预防作用。对于严重尿潴留患者，可静脉注射纳洛酮 $0.1\sim0.2mg$，并及时导尿、留置尿管，但应注意，使用纳洛酮后镇痛作用将减弱。

8. 镇痛过程中瘙痒的防治

因烧伤患者本身较常出现瘙痒等不适，如在烧伤疼痛管理过程中出现瘙痒，或瘙痒明显加重，则在排除烧伤本身原因及其他药物或血制品过敏等原因后，明确为镇痛过程中出现的瘙痒，可给予抗组胺药物，必要时给予小剂量纳洛酮 $1\sim3\mu g/(kg\cdot h)$ 静脉注射或静脉滴注。

第十二节　烧伤的营养护理

　　烧伤是一种常见创伤，也是研究创伤和营养代谢的典型模型，随着烧伤面积和深度的增加，机体的能量消耗也相应增加。烧伤修复常需代谢调理及营养支持，因此现今营养护理已成为烧伤治疗的重要组成部分。国内专家普遍认为重度烧伤（根据 1970 年上海全国烧伤会议分类，重度烧伤指烧伤总面积在 31% ~ 50% 或 Ⅲ 度烧伤面积在 11% ~ 20% 或总面积不足 31% TBSA，但有下列情况之一者：全身情况严重或休克；有复合伤或合并伤，如严重创伤、化学中毒等；中重度吸入性损伤）患者应给予正规的营养评估，决定是否进行营养支持。

一、营养素代谢特点

　　大面积严重烧伤后，机体的应激反应和分解代谢都相当强烈，营养素和能量代谢发生一系列复杂的变化，通常可将这种代谢变化分为两个阶段，即低潮期和高潮期。第一阶段，是烧伤后即刻出现的短时间的基础代谢下降，持续时间为 1 ~ 2 天，称为低潮期；第二阶段，是从烧伤后第三天起，可持续数周甚至数月，称为高潮期（相当于感染期）。高潮期的突出特点是分解代谢明显增强，主要表现为产热和耗氧增多、蛋白质过度分解以及由于肌肉、脂肪和水分减少而导致体重下降等一系列变化。随着创面的基本愈合，各种代谢反应也逐步恢复正常，即进入合成期。

　　1. 蛋白质

　　烧伤患者蛋白质代谢紊乱的表现为机体蛋白质的过度分解和氮的大量丢失。烧伤后第 2 ~ 3 天即可出现尿氮排出量增加，并可持续数日，甚至数周。除了尿氮的排出量增加外，从烧伤创面也可丢失相当数量的氮。此外，在治疗过程中的每次手术切痂、植皮以及合并败血症时，尿氮排出量也会显著增加，其结果是机体处于负氮平衡状态。

　　烧伤后，由于长时间的负氮平衡、高基础代谢率、能量和营养素摄入不足，将使患者的体重明显下降。而且，烧伤的程度越重，体重丢失越大，越会导致机体呈现恶病质状态。

　　血清支链氨基酸水平与预后有关。由于烧伤后大量支链氨基酸从创面渗出和肌肉支链氨基酸氧化加速，致使患者血清支链氨基酸下降，当下降 20% ~ 30% 时，会明显提高患者的死亡率。

　　2. 脂肪

　　烧伤后脂肪代谢的变化是分解代谢增强，脂肪酸转运障碍，血浆脂肪酸和甘油三酯含量升高。大面积烧伤患者在早期即可出现血浆游离脂肪酸含量升高，并且与烧伤程度呈正比。另一个重要变化是烧伤患者酮体生成率下降，这一点在禁食患者中更为明显。

　　体内以糖原形式贮存的碳水化合物很少，在正常代谢条件下，仅能维持 12 小时。

蛋白质分解主要是提供氨基酸，所供能量只占热能的 12% ~ 22%。因此，脂肪组织是烧伤后机体主要的能量来源，体内耗能总量的 80% ~ 90% 来自于脂肪氧化。严重烧伤患者，每日脂肪丢失量可达 600g 以上。

3. 碳水化合物

烧伤后由于机体处于应激状态，常伴有轻度或中度的高血糖。大面积烧伤患者中约有半数在伤后 2 小时内出现高血糖症，并且与烧伤程度成正比，称为应激性高血糖。当进行口服葡萄糖耐量试验时，患者的糖耐量曲线与糖尿病患者相似，但尿中没有酮体。

严重烧伤患者，机体对能量的需求大大增加，但由于糖原储备有限，为维持血糖浓度满足机体组织对能量的需求，体内糖原异生增加。而胰岛素是体内最主要的促进合成代谢的激素，具有抑制糖原异生与分解、促进氨基酸合成蛋白质的作用。在烧伤患者中，胰岛素对肝脏糖原异生的抑制作用受到阻抑，从而导致高血糖和胰岛素拮抗等。

4. 矿物质

在烧伤早期，组织细胞的破坏可引起血清钾、血清铁和血清其他矿物质含量的升高。而在分解代谢旺盛期，随着创面的大量流失和尿液中排出量增加，则可导致某些微量元素的缺乏，如血清钾、血清锌和血清铜含量下降以及钙、磷代谢的紊乱。

5. 维生素

烧伤后机体常常出现胃肠功能紊乱，致使维生素的吸收受到影响，加之水溶性维生素经尿液和创面丢失及机体所处的高分解代谢状态，很容易发生维生素的缺乏。而维生素是许多酶的辅酶，在烧伤后，无论从纤维组织的增生、肉芽组织的形成、伤口的愈合等角度，还是从防止烧伤后脑和肝脏脂质过度氧化的角度，烧伤患者的维生素需要量均明显增加，应及时予以大量补充。

6. 能量

代谢率增高是超高代谢的直接表现。大面积的深度烧伤，由于烧伤创面水分的蒸发、高热、细菌感染和儿茶酚胺分泌增加等，导致机体能量消耗增加，基础代谢率增加幅度明显高于甲亢、感染和其他严重创伤，可达 50% ~ 100%，并且增加幅度与烧伤的严重程度成正比。代谢率随烧伤后时间的推移而改变，一般在烧伤后第 6 ~ 10 天达到高峰。然后随着创面的愈合和感染的消失，代谢率逐渐恢复到正常的基础水平。

在代谢率增高的同时，可伴有体温升高和心率加快，严重烧伤者体温可达 38 ~ 40℃，心率可达 120 次/分。

二、营养治疗

烧伤后切痂、手术出血、创面渗液和感染等对营养物质的消耗极大，而创面的修复、供皮区的再生和植皮区的成活均需要营养物质做保证。如果各种营养物质得不到充分补给，势必使患者处于一种急性营养不良状态，导致机体抵抗力下降，使感染和各种并发症更加难于预防和控制，从而延迟创面愈合，对治疗极为不利。由此可见，营养是改善患者全身状况和组织修复的物质基础。

1. 能量

烧伤后机体产热和耗氧增加,能量需要远高于正常状态。烧伤面积>50%的患者,每日能量需要可按以下公式计算:

成人能量需要量(kcal)=25×体重(kg)+40×烧伤面积(100%)

8岁以下儿童能量需要量(kcal)=50×体重(kg)+35×烧伤面积(100%)

以上公式计算的能量往往适用于严重烧伤处于高分解代谢期的患者,在烧伤的不同病程,机体对能量的需求不同,应结合患者的具体情况随时予以调整。

2. 蛋白质

严重烧伤患者蛋白质分解代谢明显超过合成代谢,机体呈现严重的负氮平衡状态。为纠正负氮平衡和低蛋白血症,促进创面愈合,不仅要供给充足的热能,还必须供给足够的蛋白质,氮:热比值以1g:(100~150)kcal为宜。供给量占总能量的15%~20%,或按以下公式计算:

成人:蛋白质(g/d)=1.0×体重(kg)+3.0×烧伤面积(%)

儿童:蛋白质(g/d)=3.0×体重(kg)+1.0×烧伤面积(%)

烧伤后的不同时期,机体对蛋白质的需要量差异很大。在分解代谢旺盛期,蛋白质的供给应充足,宜占总热量的20%左右,其中在烧伤后第7~16天时蛋白质的需要量最高,为3.20~3.94g/(kg·d)。对于合并肾功能不全、消化功能紊乱的患者,应适当降低蛋白质的供给标准。

值得一提的是,对于烧伤患者,除了注意蛋白质的供给量和补充必需氨基酸外,还应注意非必需氨基酸的补给。有些氨基酸对烧伤患者是特别需要的,如蛋氨酸可用于合成胆碱,以抗脂肪肝,同时蛋氨酸还可以转变为半胱氨酸,以发挥解毒作用,在肝脏中毒时具有保护作用。赖氨酸是蛋白质合成的必需氨基酸,适宜比例的赖氨酸可以提高蛋白质的利用率,在烧伤患者膳食中必须注意补给。

此外,烧伤患者还应考虑苏氨酸、丝氨酸、色氨酸、酪氨酸、组氨酸、谷氨酸、甘氨酸、丙氨酸和脯氨酸的补充,因为这些氨基酸对于减轻患者机体的分解代谢、促进蛋白质合成、增强免疫功能都很重要。

3. 碳水化合物

碳水化合物具有保护心功能、肝功能、肾功能,防止酸中毒,减缓脱水的作用,同时也是热能最为经济而丰富的来源。每日供给量可在400~600g(包括静脉输注的葡萄糖在内)。若碳水化合物补给不足,则患者将大量消耗体内脂肪或蛋白质,发生代谢性酸中毒或影响组织修复。在此需提及的是,供给烧伤患者的葡萄糖要适量,应尽量选用复合碳水化合物。因为过多的葡萄糖可产生高渗,从而导致腹部不适、胃排空时间延长或消化不良。

4. 脂肪

脂肪是人体重要的能量来源,适量的脂肪既可满足患者的能量需求,又能避免因单纯应用碳水化合物所带来的糖代谢紊乱,减少糖异生,具有节氮作用。但脂肪摄入太多，会使患者食欲减退，并引起胃肠功能紊乱，对肝脏亦不利。因此，对于烧伤患者，脂肪的摄取量以适度为宜。一般膳食中脂肪供给量以占总热能的 20% ~ 30% 为宜。同时，为满足组织细胞再生的需要，应选择大豆制品和鸡蛋等含必需脂肪酸和磷脂丰富的食物。

成年烧伤患者脂肪供给量通常为 $2g/(kg \cdot d)$，严重烧伤者可增至 $3 \sim 4g/(kg \cdot d)$。对于合并胃肠功能紊乱及肝脏损害者，需适当减少脂肪的摄入。

5. 维生素

烧伤后机体对维生素的需要量增大，尤其是对维生素 A、维生素 C、维生素 E 及 B 族维生素的需求量增加明显，而且烧伤面积越大，程度越重，需求量越大。对于严重烧伤患者，维生素的需要量约为正常供给量的 10 倍。而维生素在烧伤愈合过程中具有重要作用，应予以大量补充。

6. 矿物质

(1)钠盐：如果患者无水肿及肾功能障碍，则可以不限制钠盐，每日可从膳食中摄入 6 克左右的食盐。如出现高钠血症和肾功能下降，则应采用低盐饮食。

(2)钾盐：在整个烧伤病程中，因从尿液中和创面渗出液中均丢失大量钾，故较多患者出现低钾血症，并且常与负氮平衡同时存在，因此在供给大量蛋白质的同时需补充钾，以促进机体对氮的有效利用。

(3)磷：磷对烧伤患者很重要。因为物质氧化供能的关键是如何将其释放的能量用于二磷酸腺苷(ADP)进一步磷酸化为三磷酸腺苷(ATP)，以供各种机械能的需要，所以烧伤患者应定期检查血清磷浓度，如血清磷浓度低，则应立即补充肉类、豆类和谷物等含磷丰富的食物。

(4)镁：烧伤后镁从尿和创面渗出液中大量流失，如不及时补充，则很容易导致血镁含量下降。

(5)锌：机体含锌总量的 20% 左右分布于皮肤，并且多与蛋白质结合，烧伤后创面的渗出不仅使锌丢失，蛋白质丢失时也会带走部分锌离子，而且烧伤后患者尿锌排出量明显增加，甚至可持续 2 个月。增加锌的摄入可提高血清锌浓度、缩短创面愈合时间，必要时可补充葡萄糖酸锌。

(6)铁：铁是血红蛋白和肌红蛋白的组成部分，参与氧和二氧化碳的运输，在细胞呼吸及生物氧化过程中起着重要作用。烧伤后，由于摄入不足、手术切痂造成的出血以及创面渗出均可导致血清铁浓度的下降，应注意动物血、肝脏、瘦肉、蛋黄和绿色蔬菜等含铁丰富食物的补给。

(7)水：严重烧伤后，维持体液的平衡至关重要。烧伤早期，大量水分从创面丢失，并且与烧伤面积成正比，烧伤患者长期发热也会蒸发很多水分，在喂食高浓度的营养液时，若不注意液体的补充，则将引起高渗性脱水，因此应予以及时补给。对于严重烧伤患者，当输入液体量减少后，每日供水量应在 2500 ~ 3500mL(包括食物含水量及饮水量)，具体用量应结合患者的肾功能情况而定。

三、营养方案

1. 注意事项

治疗时必须考虑患者的病情和病程。应首先从少量试餐开始，逐渐加量，以免发生腹泻和急性胃扩张。

(1)膳食治疗必须考虑病情和病程：对于有 40% 以上体表面积深度烧伤的患者，一般在第 1~2 天胃肠功能明显减弱，或其在烧伤前胃内有食物未消化，为保护胃肠功能，暂不宜经肠摄入过多食物，应以静脉补液主为。2~3 天后多数患者的胃肠蠕动开始恢复，可逐渐增加肠内营养，用量应由少到多。目前的观点是，因为在烧伤早期给予少量多次的流质饮食，能刺激胃肠道黏膜，促进胃肠道功能的恢复，预防应激性溃疡，减少肠道细菌感染所致的肠源性感染的发生，所以应尽早给患者口服或鼻饲饮食。

(2)食物的选择应结合病情：患者烧伤后食物的选择应结合病情，选择具有清热、利尿、解毒功能的食物，而不应过分追求摄入能量和蛋白质。应由少到多，逐渐增加用量和品种，结合患者的食欲和消化吸收情况，随时调整膳食计划。若患者食欲差，但无消化吸收功能障碍，则可采用鼻饲与口服共用的方式进食。如患者极度厌食且消化吸收功能下降，则不宜过分强调补充热能，以防止腹泻和胃潴留等并发症的发生。

(3)注意烧伤部位：对头面部无烧伤的患者，应尽量鼓励其自行进食；对因头面部、呼吸道、食管、咽喉部烧伤或行气管切开不能经口进食者，可给予鼻饲膳食。

(4)参考患者的饮食习惯：在对烧伤患者实施营养支持时，应注意照顾患者的饮食习惯，注意食物色、香、味、形和品种的多样化。同时，膳食应达到高热能、高蛋白质和高维生素的要求。尽量选择营养价值高、质量好、体积小、易于消化吸收的食物。

(5)注意餐次安排与用量：应尽量采用少食多餐的方法，每日可安排 6~8 餐，甚至 10 餐，使患者的胃肠既能够容纳一定的食物而又不致过饱，以保护胃肠道的消化功能。此外，每次用量不宜过大，以免引起急性胃扩张或胃潴留等。

(6)关注烧伤的原因：对有机磷农药烧伤的患者，应给予绿豆汤、百合汤等具有清热解毒作用的食物，每日 2 或 3 次，连服 7~10 天。同时应禁用牛奶和含脂肪较高的食物，这是因为脂溶性毒物在给予含脂肪丰富的食物时其吸收率将会明显增加。

2. 补充营养的途径

(1)肠内营养：严重烧伤后早期患者血流动力学指标不稳定时不能给予营养支持，避免加重机体代谢紊乱。对于需要营养支持的患者，肠内营养应优先于肠外营养。中重度烧伤患者管饲肠内营养应该尽早开始。①经口营养：经口摄食是最主要的营养支持途径。它不仅经济、方便、营养素齐全，而且完全符合人体的正常生理，可以保护胃肠道的消化吸收功能，因此经口摄食是营养治疗的首选途径。②管饲营养：适用于患者消化功能良好，但因口、面部严重烧伤而不能口服或患者拒食的情况。管饲部位有鼻胃管、胃造瘘管和空肠造瘘管。管饲内容可为均衡肠内营养制剂、混合奶、混合液及匀浆膳食等。③经口加管饲营养：当患者经口进食不能完全满足营养需求时，可采用经口与管饲混合的营养支持方法，即对患者经口饮食摄入不足的营养素，用管饲营养予以补充。

（2）肠外营养：当肠内营养有禁忌证或给予肠内营养4~5天仍不能满足能量需求时，应给予肠外营养。若采用深静脉置管进行肠外营养，除非为经外周静脉穿刺的中心静脉导管（peripherally inserted central venous catheter，PICC），否则同一部位正常皮肤置管时间不得超过7天，无感染创面置管时间不得超过3天。①完全胃肠外营养：烧伤后机体处于严重消耗状态以及由于胃肠道功能紊乱或并发应激性溃疡、消化道出血等而不能经肠内营养时，需给予肠外营养。每天可供热能3000~5000kcal、蛋白质100~200g。②周围静脉营养：周围静脉营养输注的营养液应为等渗或稍高于等渗的溶液，如4%氨基酸、5%葡萄糖、脂肪乳等。对于长期采用肠外营养的烧伤患者，要注意补充必需氨基酸、多种维生素和矿物质，必要时加入能量合剂、辅酶A和胰岛素。同时，在实施完全胃肠外营养的过程中，应定期监测血清离子、血糖及肝、肾功能等。

3. 肠内营养的食物选择

（1）休克期：该期病程为1~2天。因患者应激反应严重，胃肠蠕动减弱，其功能受抑制，故不宜经肠摄入过多食物，应以静脉补液为主。肠内营养以补充多种维生素和矿物质为主，而不强调能量和蛋白质的摄入。可以少量供给米、面、牛奶、绿豆汤、梨汁、西瓜汁和维生素饮料等，或给予少量肠内营养制剂。尤其要限制饮水量，防止因大量饮水而引起患者呕吐和急性胃扩张。

（2）感染期：一般在烧伤2天后，患者即进入代谢旺盛期，此时创面坏死组织逐渐脱痂，很容易发生创面细菌感染，甚至出现全身感染。

此期应供给高维生素膳食，并逐渐增加蛋白质和能量的供给，以纠正负氮平衡，促进创面修复。休克期过后，患者的胃肠功能逐渐恢复，但仍不能承受大剂量的营养补给，因此在此期的早期仍以肠外营养为主，适当辅以肠内营养。当胃肠功能基本恢复后，可逐渐由肠外营养向肠内营养过渡，供给半流食或软食，包括各种粥类、面条、鱼、虾、奶类、蛋类、鲜嫩的蔬菜和水果。当口服有困难时，可考虑管饲。

（3）康复期：患者平稳度过感染期后即转入康复期。此期应全面加强营养，给予高蛋白、高热量、高维生素和多种矿物质的平衡营养膳食，以增强机体抵抗力，促进机体快速康复。可给予各种面食、米饭、鱼、虾、瘦肉、奶类、蛋类、新鲜蔬菜和水果等。

4. 并发症的营养治疗

（1）应激性溃疡：烧伤并发应激性溃疡时应禁食，出血停止后可食用无糖牛奶或加4%~5%蔗糖的米汤，牛奶的量可由50mL增至200mL。每1~2小时进食1次。随着病情的好转，应及时调整膳食方案，增加进食的品种与数量，同时应注意维生素A的补充，以利于溃疡面的修复。

（2）腹泻：应首先查明腹泻的原因，针对腹泻原因采取相应的治疗措施。凡排便次数多者，均应注意膳食中水分、钾、钠、氯、镁等的补充。

（3）肝功能障碍：适当限制膳食中脂肪（尤其是动物脂肪）的摄入，每日脂肪摄入量应少于100g。进食宜清淡、易消化，多食新鲜蔬菜、水果以及绿豆汤、百合汤等具有清热解毒功效的食物。同时应注意优质蛋白质的补充，如鸡蛋、鱼、瘦肉等。

（4）应激性高血糖：烧伤并发高血糖时，因尿液中丢失大量糖，代谢消耗量更大，为了防止患者出现营养不良、感染和糖尿病等并发症，在患者血糖浓度过高时，可适当增加胰岛素用量，使血糖浓度控制在11.0mmol/L以内。

（5）急性肾衰竭：当烧伤并发急性肾衰竭时，少尿期蛋白质应限制在30g/d以内，给予高碳水化合物、高维生素、无盐饮食，并限制钾和水的摄入量，同时，食物必须细软、易消化。

四、营养护理

1. 做好健康教育

通过与患者的沟通，提高其对饮食疗法对本病康复重要性的认识，争取其主动配合；设法创造轻松、舒适的进餐环境，以增进患者的食欲，鼓励其多进食，摄入充足的营养，以积极的态度面对疾病。

2. 制订合理的营养方案

烧伤患者对营养物质的需求量大，而病程的不同阶段，营养的供给途径和供给标准不同。作为护理工作者，必须熟悉患者的病情，并做好与营养师的沟通，共同拟订合理的营养支持方案。

3. 妥善安排膳食治疗计划

应详细了解患者既往的饮食习惯，根据饮食习惯为患者提供合适的食物，注意食物的色、香、味、形和食物的多样化，以确保营养治疗的顺利实施。

4. 做好观察记录

详细记录患者食物的摄入量和水的出、入量，结合临床营养检测指标随时调整膳食计划，以确保患者摄入适宜的营养。

第十三节　烧伤患者的功能康复

一、烧伤瘢痕的防治

瘢痕是创伤愈合过程的必然产物。临床上常将局部增生、局限于病损区域内的瘢痕称为增生性瘢痕，而将病损超出原损伤范围的瘢痕称为瘢痕疙瘩。

伤口的愈合有两种形式：一种是完全性修复，即由与原来损伤组织结构相同的细胞和组织来修复，如胎儿早期伤口的无瘢痕性愈合，或创伤皮肤表浅损伤的愈合，除此之外几乎所有伤口都是在上皮化的同时以瘢痕性愈合而告终。这种瘢痕属于正常组织修复过程的产物，因而被称为正常瘢痕。另一种是异常修复，当创伤修复过程发生异常时，以胶原为主的细胞外基质成分大量沉积，真皮组织过度增生，出现病理性瘢痕或称异常瘢痕，包括增生性瘢痕和瘢痕疙瘩。瘢痕疙瘩虽然与增生性瘢痕有许多相似的性质，且往往把它们放在一起描述，但由于瘢痕疙瘩具有肿瘤生长的趋势，因此也被列入良性肿瘤的范畴。基于增生性瘢痕和瘢痕疙瘩可对机体造成诸多损害，其又被称为"愈合性的皮肤创伤"。

（一）瘢痕的分类

从临床角度出发，根据病理性瘢痕的不同形态、对功能所造成的不同影响，一些著作中常将病理性瘢痕分成许多类型，如增生性瘢痕、萎缩性瘢痕、挛缩性瘢痕、浅表性瘢痕、凹陷性瘢痕及瘢痕疙瘩等。

1. 增生性瘢痕

增生性瘢痕也称肥厚性瘢痕，通常发生于深Ⅱ度烧伤创面愈合后，也见于Ⅲ度烧伤创面植皮时周边残留的深Ⅱ度烧伤处。这种瘢痕常出现于创面愈合 1～3 个月后，原来平整的创面，首先出现潮红、瘙痒，继而局部逐渐高起形成形状不规则、质地坚硬的瘢痕，表面毛细血管充血，呈潮红或鲜红色，局部痒痛难忍。以上情况逐渐加重，可以持续半年或 2～3 年。在此过程中可以伴有挛缩畸形发生。增生性瘢痕只是在原有的瘢痕上增生肥厚，而不会向周围扩展，这是与瘢痕疙瘩的主要区别点。

2. 萎缩性瘢痕

此类瘢痕多见于幼年烧伤自愈后，经过较长时间，瘢痕已成熟软化，并进一步萎缩，表面光滑平坦，色素减退或脱失，呈片状白色，或色素沉着，呈深褐色，亦可上述两种情况同时存在，中央呈白色，周边呈褐色。萎缩性瘢痕质地柔软，基底较松，可以提起。萎缩性瘢痕可见于身体各部位，以面部为多见。患者一般病情比较稳定，无明显的功能障碍。在颜面部可严重影响容貌，这是要求治疗的原因。

3. 挛缩性瘢痕

挛缩性瘢痕常见于深度烧伤，且多出现于易活动的关节处或面颈部较松动的部位。创面在自行愈合时创缘向心性收缩，周围上皮向创口中心生长，周围皮肤也被牵拉带动向创口中央移动。在关节周围由于创面的存在及疼痛等因素导致关节被动屈曲，一方面可减轻疼痛，另一方面可以加速创面的愈合。然而，在创面愈合后，挛缩性瘢痕不可再展开，可分为原发性挛缩性瘢痕与继发性挛缩性瘢痕两种。前者是在创面愈合中形成，后者是在创面愈合后形成。增生性瘢痕组织内的肌成纤维细胞导致瘢痕继续收缩，有时也可因外部刺激、异物、感染因素或在关节活动部位的反复破溃导致挛缩进一步加重。

4. 浅表性瘢痕

浅表性瘢痕常于皮肤受轻度擦伤、表浅感染或浅Ⅱ度烧伤后形成，除色泽与正常皮肤稍有不同外，局部平整柔软，排汗功能等均无影响，一般无须进一步治疗。

5. 凹陷性瘢痕

若损伤仅累及皮肤及皮下组织浅层者，瘢痕低凹多只影响外观，可不伴功能障碍；若瘢痕累及深部肌肉组织、肌腱及骨膜，或粘连甚紧，则可影响功能活动，如累及周围神经，瘢痕与神经粘连时可出现疼痛等症状。

6. 瘢痕疙瘩

瘢痕疙瘩是一种进行性生长的瘢痕组织，有良性肿瘤的生长特点。有人认为瘢痕疙瘩与身体特异素质（俗称瘢痕体质）有关，只要轻微的损伤就可以形成瘢痕疙瘩；有人认为瘢痕疙瘩与家族遗传因素有关或与种族有关，有色人种比白色人种多见，黑色人种发生率最高（有统计称可高出 6～9 倍）。局部因素，如外伤、炎症、异物刺激、局部张力过大等，均可促使瘢痕疙瘩的形成。瘢痕疙瘩高出皮面，呈肿瘤状增生，边缘可逐渐向外扩散、侵袭至原来未烧伤或无病损的区域，形如蟹足，故瘢痕疙瘩又有"蟹足肿"之称。其质地硬如软骨样，并可有奇痒难熬或疼痛、灼热感，一般无自愈的可能。瘢痕疙瘩好发于胸前、肩、颈项、背与耳垂等部位，而眼睑、手掌、足跖、外生殖器等部位则罕见。

（二）瘢痕的治疗方法

瘢痕治疗在具体临床工作中需要结合患者的年龄，瘢痕的性质、严重程度、所处的部位等因素综合考虑来选择合适的治疗方式。

瘢痕的治疗多采用手术和非手术相配合的方式，利用既有的、切实可行的技术手段，改善瘢痕外观，最大限度地缓解患者的病痛。

1. 非手术治疗

（1）压力治疗：弹力加压是目前临床上防治瘢痕的有效手段。其机制在于持续压力作用下局部组织缺血缺氧，从而导致一系列的病理生理变化，如血管数量减少、管腔变窄、内皮细胞变性，以限制瘢痕增生。缺氧状态下承担细胞生物氧化功能的线粒体肿胀、空泡化，使成纤维细胞增殖受到抑制，胶原合成下降；缺血后 α_2-M 球蛋白减少，使受压部位胶原酶增多，胶原降解增强。

加压疗法应遵循"早""紧""久"的原则。"早"即创面愈合后尽早开始加压；"紧"即内层要紧，以维持一定的压力；"久"即创面愈合后至少 6 个月内应持续应用。终止加压的标准为瘢痕变软、颜色变浅。

（2）硅酮制剂治疗：采用硅酮制剂防治瘢痕在临床上已有 20 多年的历史，其安全性和有效性已被证实。目前临床上最常用的是硅酮凝胶软膏和贴膜，其作用机制可能是通过保持瘢痕水分、减少毛细血管活动、减少早期炎症细胞浸润和胶原沉积，达到抑制瘢痕增生的目的，也有人认为其作用与静电作用有关。从预防和治疗的角度审视，硅酮凝胶外用的最佳时机为伤口愈合后 2 周左右，在此后的 6 个月内持续使用效果最佳。对已形成的增生性瘢痕或瘢痕疙瘩，硅酮凝胶也可起到缓解红肿、减轻硬度和痒痛感的作用。

（3）药物治疗：目前常用的治疗药物包括皮质激素类药物、钙通道阻滞剂、维生素、抗组胺药和中药。临床观察表明，应用上述药物后瘢痕组织变软变平，颜色从红色逐渐接近周围皮肤颜色，局部痒、痛等症状减轻或消失。其作用机制在于降低局部瘢痕组织的高免疫应答状态、抑制成纤维细胞增殖及其合成胶原和其他细胞外基质的能力、加速胶原的分解，进而发挥抗瘢痕作用。

常用的钙通道阻滞剂局部注射后可导致瘢痕萎缩、变软、变平。其作用机制是通过阻断钙离子通道，调节细胞内钙离子浓度而影响细胞周期中 mRNA 的合成，使瘢痕成纤维细胞停滞在分裂期，减少胶原合成或诱导三磷酸肌醇合成而发挥抗瘢痕作用。维生素类药物可以对瘢痕产生抑制、软化作用，常用的有维甲酸和维生素 E，但疗效并不十分肯定。抗组胺药物（如苯海拉明）可以减轻瘢痕瘙痒症状，在临床上使用渐多。而曲尼司特可以抑制瘢痕成纤维细胞的胶原合成，从而达到减轻瘢痕的作用。

近年来，中医药对瘢痕的防治作用受到重视。中医认为瘢痕疙瘩是气血瘀滞所致，属疽症，是邪毒与体内浊气、瘀血等引发的病症。外用黑布药膏是治疗瘢痕和瘢痕疙瘩的常用方药。其他如桃红四物汤、复方艾叶煎浸剂、鸦胆子软膏等，对治疗瘢痕疙瘩均有一定的疗效。以活血化瘀为主要治疗目的的中医药瘢痕防治疗法对于纤维化疾病（包括瘢痕疙瘩）有一定的治疗作用，值得进一步研究。

此外，目前临床上也有使用透明质酸、复方秋水仙碱、肉毒素等药物治疗瘢痕的报道，但疗效尚不确切。生长因子在瘢痕形成过程中的作用是近年来基础研究的重点，相关制剂具有广阔的应用前景。

（4）放射治疗：可用于瘢痕的一线治疗和辅助治疗，它通过破坏增殖的成纤维细胞和新生血管来抑制瘢痕增生。放疗的有效率平均为 56%，但对瘢痕疙瘩的效果较差，复发率仍然较高。手术联合早期放射疗法被认为是一种行之有效的治疗方法，可以明显降低瘢痕疙瘩的复发率。放疗的时机一般在术后 48 小时内，常用的照射剂量为15 ~ 20Gy。放射治疗常用 ^{192}铱、^{90}锶、深部 X 线等进行外照射或术中放疗，低能量光子和电子线的应用进一步减少了对周围皮肤的照射剂量和对皮下组织的破坏。近年来出现的皮损腔隙内照射疗法与普通外照射疗效相当，但可更好地限制照射范围，应用方便，为术后放疗提供了新的选择。放射治疗的副作用有红斑、皮肤萎缩、溃疡、毛细血管扩张、色素沉着、切口愈合延迟等，对年幼患者或有潜在癌症（乳腺癌和甲状腺癌）的患者以及大面积、多部位病变者应注意严格掌握适应证。

（5）激光治疗：激光用于瘢痕的治疗始于 20 世纪 70 年代，其治疗机制为凝固瘢痕内毛细血管，导致瘢痕局部乳酸和缺氧环境形成，从而抑制细胞增殖及胶原合成、促进胶原降解、诱导细胞凋亡等。目前已有 CO_2激光、氩激光、Nd：YAG 激光、585nm 脉冲染料激光等用于临床实践，但单纯应用激光治疗疗效有限，常需配合放射治疗等其他治疗方法来提高疗效，降低复发率。激光在烧伤瘢痕治疗中的应用将在后文阐述。

（6）冷冻治疗：即利用冷冻剂来破坏局部细胞和血液微循环，使组织坏死、脱落，达到去除瘢痕的目的。每个疗程对瘢痕疙瘩进行 2 或 3 次时间约为 30 秒的冻蚀－解冻的循环操作，需治疗 2 ~ 10 个疗程，间隔25 天，可使瘢痕疙瘩变平，收到较好的治疗效果，且复发率低。因为黑色素细胞对寒冷敏感，所以该疗法主要的副反应为皮肤色素脱失。冷冻疗法的使用在临床上受到限制，主要在于其疗程较长、存在个体疗效不稳定性和色素脱失带来外观改善不佳等问题。

（7）基因治疗：随着细胞生物学和分子生物学在病理性瘢痕机制方面研究的不断深入，可望通过病理性瘢痕相关致病基因的克隆及基因位点定位，在基因水平上控制病理性瘢痕的发生，达到从根本上防治瘢痕的目的。

（8）其他：如紫外线疗法、红外线疗法、直流电疗法、超短波疗法、高压氧疗法、水浴疗法及石蜡疗法等。

2. 手术治疗

常规外科手术切除是临床瘢痕治疗的常用方法之一。手术时机一般选择在瘢痕成熟后，此时瘢痕因变软而平坦，充血消退。但对位于功能部位的瘢痕，一旦影响功能，则应尽早实施手术。

瘢痕切除后，可以根据具体情况予以直接缝合、"Z"或"W"成形术、组织移植（皮片、皮瓣）或软组织扩张术，以改善病损部位的外观及功能。手术过程中应特别注意掌握无菌、无创、无张力操作的原则，应当注意的是手术切除后瘢痕仍存在一定的复发率，尤其是瘢痕疙瘩，复发率可高达45%～100%，且手术有可能刺激原有病变和周围皮肤，使病变范围扩大、病情加剧，因此，手术后常需辅以加压疗法、放射治疗等综合治疗方法。此外，手术后切口应尽可能与皮纹方向一致，而保留瘢痕边缘部分的切除可以有效减少复发率，这一术式值得借鉴。

（1）手术时机：除瘢痕疙瘩不宜手术切除治疗外，瘢痕增生与挛缩手术治疗的时机均应在瘢痕进入成熟期并开始萎缩软化后施行。否则，术后易引起瘢痕增生，一般是半年以后或1～2年后易发生。在上、下眼睑出现睑外翻，儿童时期关节出现挛缩畸形，瘢痕增生伴挛缩且已引起器官移位或关节活动受限时，可提早进行手术治疗。对继发创面应通过植皮或皮瓣修复，以防止畸形加重或进一步发展。

（2）手术治疗的基本原则：烧伤瘢痕常发生增生与挛缩，严重者可造成体表组织或器官的毁损或肢体的伤残。另外，由于烧伤面积有时很大，累及的器官或部位较多，特别是累及头面颈部及双手时，不仅功能、外貌受影响，而且常造成患者精神与心理上的负担。因此，手术治疗的基本原则可归纳为以下几项。

1）注意恢复功能与改善外形的统一：尽量做到功能的重建与形态恢复同时兼顾，一般来说，结构、形态恢复，功能亦获得恢复，但有时会出现矛盾，如颜面经过手术治疗，眼、鼻、口唇等器官基本复位，解除了移位、外翻、狭窄等畸形，但是色泽不一致或仍有条状瘢痕增生，使患者难以满意，而要求通过进一步手术来改善外貌，此时治疗的主要目的就需要以改善外形为主。

2）治疗计划全面考虑，分清主次缓急：对于广泛烧伤，多部位、多器官需要修复者，常常不可能通过一次手术完成修复治疗计划，需要多次分期完成治疗。治疗前必须全面检查身体，特别注意可供修复的材料（供皮区）是否足够、质量如何，然后根据病损与畸形的特点，患者的年龄、性别、职业、经济条件，患者及家属（包括监护人）对治疗的要求，制订手术治疗计划，计划包括需要恢复的功能与外观、提供修复的组织部位、采用组织的类别（如皮片、皮瓣、复合皮瓣及其他组织移植）、各部位治疗的先后顺序等，然后一步步实施。

3）治疗方法的选择原则是缺什么补什么：烧伤患者大部分为皮肤的缺损，增生性瘢痕切除后或挛缩性瘢痕松解后均会出现大小不等的创面，多数情况下可以用植皮覆盖封闭创面来达到治疗的目的。然而也有一部分病例为电烧伤后深部组织受累，除了需要解决皮肤软组织覆盖的问题外，还有深部组织修复的问题（如神经损伤、肌腱损伤、骨裸露、关节裸露等的修复），当单纯皮片移植不能解决上述问题时，则需要进行皮瓣或肌皮瓣的修复。另外，器官的损伤或毁损则存在器官再造问题，也需要进行皮瓣或皮管修复，甚至需要进行复合组织修复，此时可通过预构皮瓣予以修复。

4）要重视精神心理治疗：烧伤患者肉体上的痛苦与精神及心理上的创伤都是比较严重的，甚至精神心理上的创伤重于实际上的病损，特别是头面部的瘢痕常影响美观，对患者造成的精神压力非常大。然而现行的各种治疗（包括手术治疗）还很难完全满足患者的治疗要求。因此，在治疗前必须重视患者的精神心理状态，细心、耐心地向患者如实说明治疗可能改善的程度，使患者对手术治疗的结果有正确的认识，期望值比较客观，疏导患者能正确地面对现实，保持乐观的生活态度，积极配合治疗。

5）重视理疗和体疗，积极进行功能训练：现代烧伤康复的理论认为，烧伤康复治疗应从烧伤后立即开始，治疗过程是多方面的，可能要延续数年；烧伤康复可分为理疗、体疗、职业疗法及心理、社会康复；促进创伤愈合的同时应预防瘢痕增生与挛缩；此外，还需同时提高内脏功能，促进体力恢复等。

烧伤的治疗与康复是一项复杂的系统工程。烧伤后瘢痕增生或挛缩畸形的康复单纯靠手术是不够的，术前和术后的理疗、体疗、功能锻炼非常重要。

数十年的医疗实践显示：烧伤患者瘢痕增生与挛缩畸形手术治疗后欲达到真正的功能重建，有赖于持久而有效的理疗与体疗，特别是主动功能锻炼与被动功能锻炼的结合，坚持不懈地刻苦锻炼，才能达到目的。要想加速创伤的修复，预防肌肉萎缩及关节僵硬，同时使瘢痕软化吸收、肢体功能早日恢复，则理疗、体疗及功能锻炼是不可或缺的。

6）手术操作的六大原则：手术操作的原则与一般整形修复外科一致，即无痛技术、无菌技术、微创技术、张力适度、无无效腔形成及无创面外露遗留。

(三)瘢痕的预防

瘢痕的治疗是非常棘手的，很难获得非常满意的结果。从理论上讲，瘢痕一旦形成，即使采用最精细的手术方法，也不能彻底根除。因此，采取各种措施，最大限度地预防瘢痕形成，与瘢痕的治疗具有同等重要的意义。临床上预防瘢痕应注意以下几点。

(1)预防瘢痕的根本点在于促使创口早期一期愈合，无菌技术尤为重要。此外，进行无张力缝合能获得较好效果。

(2)若切口顺着皮纹方向进行，则愈合后能减少瘢痕。

(3)在Ⅲ度烧伤创面上尽早行皮片或皮瓣移植，可在很大程度上减少瘢痕的产生和预防畸形的发生。

(4)采取正确的体位，烧伤后或手术后的体位为抗瘢痕挛缩功能位。

(5)进行压力治疗，使用弹力套加压治疗，并配合进行功能锻炼。

(6)进行药物(如积雪苷等)辅助治疗。

二、激光在烧伤瘢痕治疗中的应用

激光治疗瘢痕起始于20世纪70年代,随着人们对激光生物学特性认识的进一步深入,激光在医学领域中的应用越来越广泛。

临床严重的瘢痕会影响容貌及伴随瘙痒、疼痛、功能障碍等。目前采用激光对烧伤后的瘢痕进行干预施治,可有效改善瘢痕的功能、症状和外观,促进瘢痕色素沉着缓解。可以说激光已成为改善瘢痕症状和畸形的一个强大工具。

烧伤后瘢痕在一年内通常为发红或肥厚型瘢痕,特定作用于血管的激光设备,尤其是585/595nm脉冲染料激光(pulsed dye laster,PDL)可有效地治疗这类瘢痕。文献中有报道,PDL可以单独应用于小的肥厚型瘢痕,但常需要结合点阵激光交替进行治疗。

(一)激光的作用机制

1. 585/595nm PDL治疗红色增生性瘢痕的作用机制

(1)直接作用:激光以抑制瘢痕内异常增生的血管为主要作用机制。根据光热吸收范围,500~600nm波长区段的激光热量能被血红蛋白吸收。而烧伤后早期红色瘢痕内富含新生血管,因此有足够的靶效用组织。新生血管因受热致无菌性炎症而最终封闭,组织供血量减少造成组织缺氧和养分缺失,导致瘢痕成纤维细胞的凋亡和胶原纤维的降解,瘢痕外观红色减退、质地变软,同时解除瘙痒、疼痛等伴随症状。

(2)间接作用:血红蛋白吸收热量后经血管将热能传导至周围邻近的组织,造成邻近组织的热损伤,成纤维细胞受损,导致胶原的合成减少。

2. 超脉冲点阵CO_2激光的作用机制

超脉冲点阵CO_2激光具有波长和能量优势,通过点状间断打孔(人工点阵技术)产生阵列样排列的微小光束作用于瘢痕组织,瘢痕组织中的水分吸收激光能量后形成多个柱形结构的微损伤区,在激光照射的位置产生汽化热变性,以增加对瘢痕深部成纤维细胞的热损伤,并启动再生修复过程。同时超脉冲点阵CO_2激光的治疗还可以改善瘢痕的色素异常(色素沉着)。

从目前报道的基础研究文献中归纳超脉冲点阵CO_2激光治疗瘢痕的机制如下。

(1)直接汽化或热损伤导致过度增殖的成纤维细胞凋亡。

(2)有限的热损伤,启动组织修复程序,修复的结果与组织中残留的皮肤附属器的数量有关。

(3)激光能改变瘢痕的组织学构成。

(二)治疗时机选择

传统瘢痕手术治疗选择在烧伤后6个月到1年(瘢痕成熟稳定期)进行。原因是此时组织界限清楚,适于手术切除,可减少瘢痕复发的风险。在此之前多采用非手术的手段治疗瘢痕。如用弹力敷料加压包扎,以减少瘢痕组织的血供,用类固醇类激素瘢痕内注射以促进瘢痕胶原降解等,但等待的结果往往令人失望。

而脉冲染料激光、超脉冲点阵CO_2激光的技术进展结合对瘢痕病理的深入研究,促使传统的瘢痕治疗观念和时间表都发生了改变，现在甚至可以把瘢痕治疗时间提前到伤口拆线后 1 周进行。

基础研究和临床应用报道表明，早期应用激光可改变伤口愈合的生理过程：首先可预防伤口的瘢痕增生，使伤口的瘢痕快速变软，红色减退更接近正常肤色，较不易发展为增生性瘢痕；若是增生性瘢痕，则多结合 PDL 和超脉冲点阵 CO_2 激光 UItrapulse 模式治疗，采用"先退红、后点阵"的治疗顺序。

（三）激光治疗瘢痕后的护理指导

（1）治疗后的 3 ~ 4 天有轻度水肿、结痂、疼痛、痒，可予冰敷消肿，外用重组牛碱性成纤维细胞生长因子凝胶等对症处理。

（2）严格遵医嘱，忌搔抓、碰压创面，特别是结痂后严禁用外力抠除痂皮和避免创面接触水，以免新生上皮被剥脱，发生红斑并发症。

（3）术后 1 个月内严格防晒。因创面愈合后，皮肤角质层形成需 2 ~ 3 周，此时对紫外线的隔断作用较弱，分布在基底层的黑色素细胞容易受紫外线刺激增殖，故物理防晒（遮阳伞、遮阳帽）和化学防晒（防晒霜）措施是必需的，否则就有色素沉着发生的风险。

（4）术后 2 个月避免吸烟、饮酒和进食辛辣刺激性食物。

三、烧伤后的康复治疗及护理

随着医疗水平的提高、治疗手段的进步，挽救生命、修复创面已不再是烧伤治疗的唯一目标，预防和减轻畸形、恢复功能、改善外观、帮助患者重返家庭和社会越来越受到重视。烧伤康复的理念及技术正逐渐为众多烧伤治疗单位所接纳。

为规范烧伤外科专业康复治疗的形式和内容，经借鉴国外烧伤康复治疗的经验，并基于对全国 39 家烧伤治疗单位开展康复治疗情况的调查结果，以欧美烧伤康复治疗指南为蓝本，中华医学会烧伤外科学会、中国医师协会烧伤科医师分会初步拟定适合我国当前医疗环境的烧伤康复治疗指南。希望以此为起点，通过临床实践，不断对该指南进行修订和完善，逐渐形成适合我国医疗模式的烧伤康复治疗指导规范，让烧伤患者从中受益。

（一）烧伤康复治疗的目标

（1）近期目标：维持并逐步增加未受伤及受伤部位关节活动范围（range of motion，ROM），减轻水肿、疼痛，改善肌力、耐力，预防挛缩，减少瘢痕增生。

（2）长期目标：改善关节肌肉力量以及 ROM，提高运动能力、灵活性、协调性，逐步恢复身体的转移、行走能力。

（3）可参照的离院标准：能独立完成站立、行走、就餐、如厕等日常生活活动，实现基本自理。

（4）终极目标：实现烧伤患者良好的家庭和社会回归。通过康复治疗，使患者尽可能回归到烧伤前的生活状态：①拥有独立完成日常生活活动（activity of daily living，ADL）能力和相应的学习、工作的能力；②拥有更好的外观；③实现良好的创伤后心理适应。

（二）烧伤康复治疗关注的问题

（1）因制动造成的肌肉萎缩以及肌力、耐力、平衡能力和协调能力的下降。

（2）因制动所致关节周围纤维组织沉积、增生引起的软组织粘连、关节 ROM 下降。

（3）因瘢痕增生或制动后瘢痕、肌腱、肌肉等软组织挛缩造成的关节僵硬、畸形。

（4）因制动造成的心肺功能下降，以及肺部感染、深静脉血栓与压疮风险的增加。

（5）烧伤创面、感染创面、肢体肿胀的辅助治疗。

（6）因烧伤造成的皮肤色素异常、瘢痕增生所致外形改变。

（7）烧伤后伴随的躯体不适，如感觉异常、疼痛、瘙痒、睡眠障碍等的辅助治疗。

（8）烧伤后脏器功能障碍。

（9）烧伤后治疗结局的追踪与随访。

（10）因关节 ROM 下降或肢体残障造成的 ADL 能力、学习能力、工作能力下降。

（11）因烧伤造成的社会、心理问题，包括工作、学习、社交、家庭等方面。

（三）烧伤康复治疗的主要内容

（1）烧伤后康复知识的宣传教育。

（2）烧伤后康复的评定。

（3）烧伤后正确的体位摆放。

（4）提高患者肌力、耐力、平衡能力、协调能力，增强心肺功能，预防深静脉血栓和压疮的运动治疗。

（5）维持和扩大关节 ROM 的主、被动运动治疗。

（6）提高患者 ADL 能力的作业治疗、职业指导及培训。

（7）预防、纠正关节畸形以及维持关节功能矫形器的应用。

（8）促进创面愈合、辅助感染控制的物理因子治疗。

（9）针对瘢痕增生挛缩、肢体肿胀、急（慢）性炎症、疼痛、瘙痒等问题的物理因子治疗。

（10）烧伤后瘢痕与愈合创面的综合治疗，包括压力治疗、瘢痕按摩、瘢痕牵伸、瘢痕内药物注射、皮肤护理（针对色素不均、色素沉着、充血等）、激光治疗、掩饰性化妆技术。

（11）烧伤后躯体不适症状（如疼痛、瘙痒、睡眠障碍）的药物治疗。

（12）烧伤后的心理评估、心理咨询及治疗。

（13）烧伤后机体代谢紊乱的监测与治疗。

（14）烧伤后脏器功能异常的监测与治疗。

（四）烧伤康复治疗团队的组成及有关职责

1. 人员组成

烧伤患者的良好康复治疗依靠的是团队力量，任何个体都无法单独达成这一目标。提倡在各烧伤治疗单位逐渐建立多学科合作的团队治疗模式，以达成"使烧伤患者最大限度恢复烧伤前的外形与功能"为共同目标，既分工明确，又相互协作，共同完成对患者的治疗。除常规临床治疗所需的烧伤科医生、护士外，这个团队还应包括康复治疗师或经过康复培训的专职治疗人员、康复护士，另可增设烧伤科康复医师、心理医师或心理治疗师、营养师、创面处理专业人员、志愿者、社会工作者等。

提倡各烧伤治疗单位配置经过康复培训的专职治疗人员开展康复治疗，优选具有康复治疗专业背景的康复治疗师担任。在人员编制充足的情况下，康复治疗师还可以细分为运动治疗师、作业治疗师（occupational therapist，OT）、职业康复治疗师、社会康复治疗师、物理治疗师（physical therapist，PT）、义肢矫形器制作师等；而在人员编制不足的情况下，烧伤科医师、护士经过康复理念及知识、技能的学习后，可以承担烧伤科康复医师、康复护士的职责。

2. 成员职责

（1）烧伤科医师：负责烧伤患者的危重抢救、内科治疗、创面日常处理及手术治疗，是烧伤创面治疗阶段总体治疗方案的制订者和实施指导者，此阶段康复治疗的开展应征得其同意。

（2）烧伤科康复医师：烧伤科康复医师首选具有烧伤外科治疗经验、熟悉创面处理及瘢痕增生规律、经过康复治疗培训的临床医师担任。在患者创面治疗阶段，烧伤科康复医师应从康复角度提出治疗方案，并与烧伤科医师讨论确认。在患者创面修复基本完成后，负责患者总体康复计划的制订与实施指导、患者全身情况的监察与对症处理、残余创面处理，具有手术能力者还可行后期创面修复、瘢痕整形手术，以更好促进患者功能及外观康复。

（3）专职康复治疗人员：专职康复治疗人员遵照烧伤科医师和康复医师的医嘱，负责患者康复治疗计划的具体实施、对接诊患者的功能状况进行全面评估、出具评估报告，根据评估内容制订具体康复治疗目标及实施方案，并定期进行再评估，修订康复治疗目标及方案，参与临床的交班、查房与病例讨论，适时向烧伤科医师、康复医师汇报患者康复治疗进展并提出治疗建议。在科室无固定人员编制时，可由康复理疗科派专业人员参与治疗。专职康复治疗人员由康复治疗师或经过康复培训的专职治疗人员担任，现列举康复治疗师分类中 PT 与 OT 的职责。

1）PT 的职责：主要实施与指导烧伤患者的体位摆放，进行关节 ROM、肌力、耐力、平衡能力、协调能力及呼吸功能训练，进行肢体活动、身体转移、行走和步态训练，进行物理因子治疗等，以达到消除或减轻患者的功能障碍、提高活动能力、增强社会参与的适应性、改善患者生活质量的目的。

2）OT 的职责：通过设计烧伤患者主动参与的活动来维持和改善关节 ROM，增强其力量、耐力，改善肢体活动的灵活性、协调性，辅助使用矫形器、瘢痕治疗手段等，以恢复患者的 ADL 能力为中心，促进患者的家庭、社会参与及回归。

（4）康复护士：康复护士主要配合康复医师和康复治疗师的工作，对患者进行康复知识的宣传教育，指导患者的体位摆放、ADL 能力锻炼，督促患者按时完成康复治疗，指导和监督患者使用压力衣、矫形器，了解患者的心理变化，遇到问题及时与烧伤科医师、康复医师、康复治疗师、心理治疗师沟通交流，是患者及家属与康复治疗团队之间不可缺少的纽带。

（5）心理医师或心理治疗师：负责对患者烧伤后的心理状态进行评测，并根据评测结果决定是否需要进行药物或心理咨询等治疗干预，帮助患者克服烧伤后焦虑、抑郁、悲观等心理障碍，帮助其树立战胜疾病的信心，为帮助患者重返社会建立良好的心理适应。

（五）烧伤后的康复评定

康复评定是对患者的功能状况及有关资料进行综合收集、量化、分析、比较的过程。一般针对患者的器官功能、ADL 能力、工作能力、学习能力、社会适应能力等方面进行评定，通常采用体格检查、仪器检测、临床观察、问卷调查等手段对患者的功能状况及潜在能力进行分析和判断。目前，对烧伤患者尚无标准的康复评定指标和方法，应用较为广泛的评定指标及方法如下。

（1）采用角度尺测量关节 ROM。

（2）徒手肌力检查及采用握力计评定肌肉力量。

（3）采用 Barthel 指数、功能独立性评定量表评定 ADL 能力。

（4）采用温哥华瘢痕量表评定瘢痕类型。

（5）采用神经 - 肌电图检测神经肌肉的电生理。

（6）采用运动平板试验及肺功能测定评定心肺功能。

（7）采用相关量表评定心理和精神障碍的程度。

（六）各阶段的烧伤康复治疗

虽然临床上将烧伤患者的治疗过程分为休克期、感染期和创面修复期，但实际上除休克期有较明显的"烧伤后 48 小时或烧伤后 72 小时"概念外，这 3 个病理生理过程在时间上相互重叠、在过程中相互影响，难以完全分开。一个需要普及推广的理念是：烧伤康复治疗不是等待患者创面愈合之后再开始的后期补充治疗，因为此时可能已经错过治疗的最佳时期，治疗效果得不到保障，患者治疗的依从性难以提高，甚至对康复治疗产生抵触情绪。烧伤康复治疗应从患者受伤后就开始并贯穿治疗全程，需要持续数月至数年。建议将烧伤治疗过程划分为创面治疗阶段和康复治疗阶段，采用"全程介入、分段治疗"的模式组织康复治疗。该模式是指康复治疗手段需全程介入烧伤治疗过程，但在不同阶段，治疗的主导者不同。在创面治疗阶段，烧伤科医师主导各种治疗手段的决策；患者创面基本愈合即进入康复治疗阶段，此时患者的康复治疗应由烧伤科康复医师统筹安排。

根据患者生命体征变化结合创面愈合情况，两大阶段又可细分。创面治疗阶段因患者常存在危及生命的情况，故可分为重症期（生命体征不平稳）和稳定期（生命体征相对平稳）。因危及生命的情况可能反复出现，故 2 个时期可能出现交替。康复治疗阶段又可分为创面覆盖完成、离院前康复治疗及离院后康复治疗 3 个时期。

1. 重症期康复治疗

此时期患者存在可能危及生命的情况，生命体征不稳定。康复治疗应选择对患者扰动最小的手段。该阶段康复治疗主要包括：①通过体位摆放改善肢体、头面部肿胀；②维持关节 ROM；③通过矫形器和体位摆放保持关节在抗挛缩位或功能位；④与患者和家属长期保持联系，保证治疗的依从性并增强患者康复的信心。

如果肢体制动时间较长，则会导致关节囊挛缩和跨关节的肌腱肌肉短缩。下列治疗可预防和延缓其发展：①未受伤关节与受伤关节行被动关节 ROM 训练，每天至少 2次；治疗过程中康复治疗师应严密观察患者生命体征（心率、血压、呼吸）的变化，治疗持续时间、活动幅度、训练强度应个体化，以不引起生命体征明显变化为前提。②康复治疗如能在换药、清洁伤口的同时进行，则可减少患者疼痛。③恰当的抗挛缩体位可最大程度地减少肌腱、侧副韧带、关节囊的挛缩，需通过被动关节 ROM 训练、体位摆放和使用矫形器来共同实现（表 3 - 2）。

表 3 - 2　烧伤后各部位常见挛缩及对抗策略

烧伤部位	常见挛缩	矫形器的应用与体位摆放策略
颈部	屈曲	每日运动，使用后伸位矫形器，将颈部置于轻度后伸体位
肩关节	内收	每日运动，腋下使用外展矫形器
肘部	屈曲或伸展	每日运动，交替使用屈曲矫形器和伸展矫形器
腕部	屈曲或背伸	每日运动，使用功能位矫形器（背伸 20°）
掌指关节	过伸	每日运动，使用功能位矫形器（掌指关节屈曲 70°～90°，指间关节伸直）
指间关节	屈曲	同掌指关节过伸位抗挛缩处理
髋关节	屈曲	每日运动，使用伸展矫形器，在可耐受的情况下取俯卧位
膝关节	屈曲	每日运动，使用膝关节矫形器
踝关节	跖屈	每日运动，使用中立位矫形器
趾跖关节	背伸	每日运动，使用功能位矫形器
口唇周围	小口畸形	每日运动，使用口唇扩张器及矫形器
鼻孔	鼻孔狭窄	使用鼻孔扩张器及矫形器

2. 稳定期康复治疗

此时期患者生命体征相对平稳，可尝试逐渐增加治疗时间、提升运动幅度和强度，鼓励患者开始尝试力所能及的主动运动。该阶段康复内容如下：①继续做被动关节 ROM 训练；②增加主动关节 ROM 及肌力训练；③采取各种措施减轻肢体水肿；④开始进行力所能及的 ADL 能力训练；⑤尽早开始抗瘢痕治疗；⑥开始为工作、入学、娱乐做准备。

3. 创面覆盖完成后、离院前康复治疗

此时患者创面基本愈合，身体状况明显好转，改善躯体功能的意愿强烈，有能力承受一定强度的康复治疗。此期应将焦点放在 ADL 能力训练上，提高患者身体综合素质，考虑让其回归工作、家庭等问题。同时瘢痕问题开始变得突出，瘢痕的综合治疗也是此期的重要任务。该阶段康复内容如下：①抗阻的关节 ROM 训练、等长肌力训练、主动力量训练、步态训练；②ADL 能力训练；③对抗瘢痕增生与挛缩的综合治疗；

④对于儿童，应使用适合其发育水平的玩具和游戏来辅助康复治疗的开展。

4. 离院后康复治疗

一般来说，烧伤后 1～2 年是患者最艰难的时期，患者虽然已伤愈出院，仍需长期接受治疗和随访观察。该阶段的康复内容如下：①有条件的单位应开展烧伤患者的门诊康复治疗；②进一步加强关节 ROM 及力量训练，改善身体素质；③加强瘢痕处理；④为患者建立随访档案、制订随访计划并实施；⑤定期评估躯体功能状态及存在问题，及时调整治疗方案；⑥适时考虑重建手术及术后治疗。

（七）烧伤康复治疗的手段与实施

康复治疗手段并无限定只能用于某个时期的治疗，烧伤科康复医师和康复治疗师的职责是在充分评估患者病情与功能状态的前提下，选择适合患者当时病情的康复治疗手段并进行组合治疗。

1. 体位摆放

烧伤后由于创面及疼痛的存在，患者往往采取个人感觉舒适的体位并保持不动。应牢记"舒适的体位往往也是肢体挛缩的体位"这一理念并告知患者，帮助他们采取正确的体位摆放方法，以对抗可能出现的肢体挛缩和功能障碍。

持续良好的体位摆放是烧伤患者走向康复的第一步，也是预防关节挛缩的第一道防线。提倡体位摆放从受伤后开始并贯穿治疗始终，同时体位摆放还应配合肢体运动，否则长时间固定体位也会造成关节 ROM 减少与挛缩。

体位摆放的实施应因地制宜，可利用棉垫、枕头、床头、泡沫垫、矫形器、约束带等一切可以利用的辅助器具来帮助维持体位。应用举例如下。①对口唇周围深度烧伤患者，在创面治疗过程中就可应用小口扩张器或矫形器，以预防小口畸形的发生。②上肢及胸壁烧伤患者应充分外展上肢（肩关节外展 90°），预防上臂与腋部及侧胸壁创面粘连和瘢痕挛缩，同时上肢水平内收 15°～20°，防止因过度牵拉臂丛神经而造成神经损伤。③颈前烧伤患者，采取去枕头后仰位，可在肩下垫 1 个长枕头，以使颈部充分后伸。对颈后烧伤患者，要调整好枕头，使颈略前屈，以防止发生颈后挛缩。对颈前两侧烧伤患者，要保持颈部中立位。④若为肘部屈侧烧伤，则肘关节应置于伸直位；若为肘部伸侧烧伤，则一般应保持肘关节屈曲 70°～90°；若为肘部环形烧伤，则以伸直位为主，并采取伸直位、屈曲位交替的摆放策略。前臂保持中立位或旋后位，取仰卧位时掌心向上。⑤若为手背烧伤，则腕关节保持掌屈位；若为手掌或全腕烧伤，则腕部以背伸为主。全手烧伤应保持手功能位或抗挛缩位，即拇指外展对掌位，腕关节微背伸，掌指关节自然屈曲 50°～70°，指间关节伸直，在各指间放置纱布卷，以防止发生指蹼粘连，必要时可采用矫形器固定。⑥若为臀、会阴部烧伤，则应保持髋伸直位，双下肢充分外展。⑦若为膝关节伸侧烧伤，则在膝部下方垫纱垫，微屈 10°～20°；若为膝关节屈侧烧伤，则应保持伸直位，必要时用矫形器固定。⑧踝部烧伤时宜保持中立位，踝关节背屈 90°，患者的脚蹬床尾放置的海绵垫或矫形器，以防止因跟腱挛缩而形成足下垂（踝关节跖屈畸形）。

2. 运动治疗的开展

运动疗法是物理疗法的核心，是现代康复医学的重要治疗手段。运动疗法不是患者完全被动接受治疗，最终需要过渡到患者主动运动而达到治疗的目的。运动治疗不需要特殊、复杂、价格昂贵的器械，需要的是具有丰富知识、娴熟技术、关爱患者的康复治疗师。在康复治疗师的指导下开展治疗，能最大程度地减少患者的运动损伤、确保运动效果。

传统的运动疗法包括：①维持关节 ROM 的运动疗法；②增强肌力的运动疗法；③增强肌肉耐力的运动疗法；④增强肌肉协调性的运动疗法；⑤恢复平衡功能的运动疗法；⑥恢复步行功能的运动疗法；⑦增强心肺功能的运动疗法。这些需要康复治疗师根据患者关节 ROM、肌力、耐力等情况，通过被动运动、主动－辅助运动、主动运动、抗阻运动、牵引运动等方式开展治疗。

一些患者可出现以下情况：①生命体征不稳定、存在危及生命的状况；②治疗部位存在明显的红、肿、热、痛等急性感染表现；③治疗部位存在严重的组织坏死、血管破裂、深静脉血栓、骨折等情况，可能因运动治疗造成严重损伤和并发症；④治疗部位需制动，如植皮术后、骨折固定等；⑤有明显的精神症状、意识障碍等，不能配合治疗。此时，在制订运动治疗计划和实施过程中要充分权衡利弊，以运动治疗不对患者生命体征造成明显干扰、不扰乱病理生理过程、避免运动损伤为原则进行，避免盲目、粗暴的治疗。

（1）创面存在时开展的运动治疗：尽早开展身体主要关节（烧伤或未烧伤）的被动、主动－辅助、主动关节 ROM 训练，根据患者耐受程度决定治疗强度。减少患者绝对卧床的时间，尽可能在他人协助下保持坐位。在可耐受的前提下，争取让患者尽早下地行走。治疗团队中所有成员均应了解肢体抬高及加压包扎可以控制肢体肿胀的发展并掌握操作要点。

（2）自体皮片移植术后开展的运动治疗：术后第 5～7 天（或按手术医师要求）打开敷料后即可开始适度的主、被动关节 ROM 训练。如果皮肤移植不在关节部位，则关节 ROM 训练可于术后更早进行。如果不影响皮肤移植，则运动及行走训练可于术后早期进行。

（3）异体皮或异种皮移植术后开展的运动治疗：按手术医师要求包扎或用矫形器固定 5～7 天，于术后第 1 天可恢复主、被动关节 ROM 训练。

（4）人工真皮移植术后开展的运动治疗：按手术医师要求包扎或用矫形器固定。非相关肢体运动可于术后第 1 天开始。只要不涉及关节，移植后肢体运动可于术后 5～7 天开始。移植涉及关节部位时，运动时间由手术医师以及康复治疗师讨论决定。

（5）整张自体皮移植术后开展的运动治疗：皮肤移植肢体应按手术医师要求包扎或用矫形器固定 5～7 天，关节 ROM 训练可于包扎打开后逐渐进行，以患者能承受为宜。

（6）供皮区开展的运动治疗：可于术后早期（有可能的情况下在术后第 1 天）开始主、被动关节 ROM 训练。尽管下肢有供皮区，但是在不影响受皮区域前提下，患者可尽早在护士的协助下取坐位并尝试行走训练。

（7）手术室中（麻醉状态下）开展的运动治疗：烧伤科医师和康复治疗师可协商决定在手术室内进行关节 ROM 训练及矫形器的制作与使用。在手术室中也可进行关节 ROM

的测量与诊断。

(8)清醒镇静下开展的运动治疗：对于服用止痛药或接受疼痛控制技术处理仍不能忍受治疗的患者，可通过清醒镇静来辅助完成关节 ROM 训练和体位摆放。根据烧伤科医师和康复治疗师的判断，清醒镇静可 1 周内使用 2 ～ 5 天。

(9)水中运动疗法：指在水中进行的运动训练，以缓解患者的瘙痒、疼痛症状，改善关节 ROM，提高患者心肺功能为治疗目的，可根据患者的病情和各单位的具体情况选择水中运动疗法。需注意如下两点：①治疗过程中应有康复治疗师、护士或烧伤科医师的监护；②处于 ICU 监护状态下、生命体征不平稳、感染期患者禁用，该类患者的具体适用时间应由烧伤科医师决定。

3. 矫形器的使用

矫形器由康复治疗师制作，若科室人员编制充足，则可由义肢矫形器制作师制作，主要用于维持受伤关节的功能位或抗挛缩位。矫形器的正确使用与维护由康复治疗师、护士、烧伤科医师、患者及陪护人员共同完成。矫形器的使用时间表由康复治疗师制订并贴于患者床头，同时填写使用部位皮肤或创面评价表，用于跟踪使用矫形器过程中出现的异常情况。一旦出现因使用矫形器造成的皮肤损伤，应立即报告康复治疗小组。根据不同的矫形器及使用部位的皮肤条件，观察时间间隔可从每小时 1 次到每 4 ～ 6 小时 1 次不等。

(1)持续使用方案：只在进行康复治疗、创面换药、皮肤检查时去除矫形器。该方案可用于如下情况：①皮肤移植后用于维持或加强包扎的效果，此时植皮部位的检查因包扎会受到影响；②用于环形、屈曲侧、跨关节深度烧伤部位的功能位或抗挛缩体位的维持；③用于维持和巩固关节 ROM 的改善。

(2)交替使用方案：具体为 10 小时使用、2 小时休息。该方案可用于如下情况：①较表浅的环形或跨关节烧伤部位体位的维持；②辅助异体皮移植后皮片的固定和体位的维持；③应尽可能多地使用矫形器，如可能由此影响或限制关节的主动运动，则需由烧伤科医师和康复治疗师协商讨论，充分权衡利弊。

(3)仅在夜间或休息时使用方案：用于可自主活动但仍需在休息时维持所需体位的患者。

(4)矫形器使用注意事项：①在矫形器使用过程中，应严密观察有无皮肤压伤、创面变化，及时调整使用策略；②需及时调整矫形器，以适应患者关节 ROM 的变化。

4. 瘢痕的综合治疗

创面愈合时间超过 2 周即有出现瘢痕增生的可能，在烧伤后 1 个月左右瘢痕增生逐渐明显，烧伤后 3 ～ 6 个月是瘢痕增生的高峰期，表现为愈合部位持续加重的充血发红、发硬、隆起、表面高低不平、紧绷感并伴瘙痒和疼痛，可出现明显的毛细血管增生。关节部位的瘢痕增生可影响关节活动，同时也会出现由瘢痕挛缩导致的关节畸形。

到目前为止，尚无任何方法从根本上阻断瘢痕的增生，综合应用各种治疗手段并长期坚持才有可能取得较好的效果。前面提到的体位摆放、矫形器的应用、牵伸和运动疗法是瘢痕综合治疗中不可替代的治疗手段，在对抗瘢痕挛缩、促进瘢痕软化方面起着重要作用。除此之外，以下治疗也能起到限制瘢痕增生幅度、缩短瘢痕增生病程和减轻伴随症状的作用，应根据患者的具体情况综合应用。

（1）压力治疗：为大面积瘢痕治疗的首选方案。它可以减轻和控制肢体肿胀、限制瘢痕增生的幅度和程度、促进瘢痕软化、保护愈合皮肤、减轻瘙痒和疼痛等。目前应用的压力制品主要包括压力衣、压力垫、弹力绷带、硬质接触式面罩、矫形器，其中压力衣和弹力绷带使用最为广泛。

压力治疗的注意事项如下。①对建议愈合时间在 2～3 周的部位应进行预防性压力治疗；对愈合时间超过 3 周、接受皮肤移植部位、中厚以上断层皮片供皮区，应进行压力治疗。②压力治疗开始时间应尽早。对于超过 2 周未愈合的部位可考虑在包扎敷料外加用弹力绷带，以尝试进行压力治疗。③充分权衡压力治疗与创面治疗之间的利弊，当压力治疗影响创面愈合时，可适当减小压力、缩短压力制品使用时间、增加换药频次或暂停压力治疗以改善创面情况，之后再逐渐恢复压力治疗，无须等待无创状态。对于深度烧伤患者而言，在相当长的时间内几乎难以达到创面完全愈合。④压力治疗应渐进开展，以减少新愈合皮肤出现压力性、摩擦性损伤水疱，提高患者对压力治疗的耐受程度。应由低压力开始逐渐增加治疗压力，对于特别薄和脆弱的新愈合部位，可先从弹力绷带的加压开始，逐渐增加压力并过渡到压力衣，提高患者对压力治疗的接受度和依从性。⑤压力制品的使用要求为每天除洗澡、换药、瘢痕治疗等必需操作外，还应持续穿戴，中间去除时间每次不超过 30 分钟；压力治疗需长期坚持，直到瘢痕充血消退、变软、变平、弹性改善，此过程常需要持续到烧伤后 1～2 年甚至更长时间。⑥康复治疗师应监测压力制品的弹性和压力状况，当弹性下降、压力减小时，应考虑调整或者更换。⑦对于形状不规则部位的压力治疗，为保证加压效果，应考虑在凹陷部位加用压力垫。⑧压力制品可配合抗瘢痕药物、瘢痕贴一起使用。⑨对于处于生长期的儿童，应密切随访压力治疗过程，定期调整和更换压力衣。不合适的压力衣不仅不舒适，还可能影响儿童的身体发育，造成畸形。

（2）瘢痕按摩及药物敷膜治疗：尽管尚无确切的机制来解释瘢痕按摩的作用原理，但在临床工作中已观察到采用有力、缓慢的压力进行按摩，有促进瘢痕软化、改善关节 ROM、缓解瘢痕瘙痒和疼痛不适的作用。

瘢痕按摩被广泛推荐用于瘢痕治疗，可能有如下作用。①烧伤瘢痕表面常干燥，使患者感到不舒服的同时可能会出现瘙痒、破溃等问题。按摩时涂抹一些润肤品或油剂，会使瘢痕表面变软、延展性增加、瘙痒感减轻，从而使患者感到舒适。②当瘢痕变厚隆起时，其内部会有多余的体液存留，从而减低其可塑性。通过深度有力的按摩可帮助瘢痕内液体回吸收，肢体牵伸运动时配合瘢痕按摩有助于扩大关节 ROM。③深度、小范围旋转按摩可帮助瘢痕形成过程中内部胶原纤维等组织结构的有序排列。④深度烧伤后常伴发皮肤感觉减退或敏感，瘢痕按摩对疼痛敏感的部位有脱敏作用，可促进感觉恢复。

瘢痕按摩结束后，可配合使用具有淡化色素、软化瘢痕、促进充血消退、保湿等功能的药物敷膜进行愈合皮肤的恢复治疗，每周可治疗 2 或 3 次，疗效确切。

(3)硅酮制剂的使用：硅酮制剂对瘢痕有保湿、促软化的作用。部分患者外用硅酮制剂后会出现皮疹、瘙痒等情况，但去除后易消退，此时可考虑每天缩短使用时间，适应后再逐渐延长使用时间。有证据表明，单纯使用硅酮制剂即可起到一定的抗瘢痕作用，配合压力制品效果更好。

(4)瘢痕内药物注射治疗：对于小面积、局限、瘙痒疼痛症状明显的增生性瘢痕可选择瘢痕内药物注射来缓解症状，促进瘢痕软化、消退。目前常用于瘢痕内注射的药物是皮质类固醇，其中曲安奈德和复方倍他米松应用广泛。虽然瘢痕内注射药物在抑制瘢痕增生和促进瘢痕软化、消退方面有确切的疗效，但尚无统一、明确的标准治疗方案，各单位可根据实际情况选择合适的药物进行治疗，需注意以下内容：①治疗前应明确告知患者瘢痕内药物注射的疗效与可能出现的不良反应；②治疗过程中要记录瘢痕的变化情况，常用评价方法为图像记录（照相）、温哥华瘢痕量表；③首选局限、美容相关部位以及瘙痒疼痛症状明显的部位；④限制皮质类固醇的一次使用总量，调整合适的注射时间间隔；⑤治疗过程中要跟踪患者不良反应的发生情况，及时调整用药频次、剂量，尽量减少对患者全身情况的影响。

5. 心理治疗

患者的态度和动机是影响康复治疗效果的重要因素，有时这些心理因素甚至比烧伤给患者造成的创伤影响更为深远。烧伤治疗团队中的每位成员都应该重视患者的心理状态，并在每天与患者的交流过程中关注这个问题。在烧伤治疗的不同阶段，患者可能存在不同的心理问题。

(1)当生命体征不平稳、处于危重阶段时，患者出现的心理问题包括焦虑、恐惧、幻觉、睡眠障碍等。这些问题可由 ICU 团队和心理咨询师来处理。

(2)当基本度过危险期、手术和监护逐渐减少、物理治疗和作业疗法逐渐增多、患者逐渐了解损伤程度和对未来可能产生的影响时，他们常表现为抑郁，存在创伤后应激障碍的比例约为30%，表现为恐惧、敏感、睡眠障碍等。

(3)在基本痊愈、出院后的 1～2 年，患者往往有情感上的问题，在身体受限的情况下需适应家庭、工作环境。许多患者会出现不同程度的情绪低落，在未得到及时、有效治疗时这种情绪会进一步加重、放大。这些心理康复需要在患者与心理治疗师之间建立长期的治疗关系，如有条件，则建议患者参与团体心理治疗。

6. 物理因子治疗

物理因子治疗是利用光、电、声波、磁场、水、蜡、温度、压力等所具有的独特物理特性，通过产生减轻炎症、缓解疼痛、改善肌肉瘫痪、抑制痉挛、防止瘢痕增生以及促进局部血液循环等效果而发挥治疗作用。烧伤患者可以充分利用这些物理因子进行治疗，达到辅助炎症控制、促进创面愈合、控制肿胀、软化瘢痕、改善肌肉软组织状态的疗效。常用于烧伤患者的物理因子治疗手段包括蜡疗、水疗、低频电、中频电、微波、短波、肢体气压、激光、紫外线、超声、冷疗等，可根据患者的具体情况适当选用。

（八）烧伤康复治疗的延伸

由于在外观、肢体功能、心理状况、社会角色等方面出现较大变化，烧伤患者往往在很长时间内不能回归正常的家庭生活和社会生活，需要康复治疗团队动员包括医疗单位、患者及其家庭、患者单位、社会组织、政府机构等力量，举办各种帮助烧伤患者更好回归家庭、融入社会的活动来促进他们实现最大程度的康复。如果条件允许，则可考虑开展以下活动：烧伤后文体娱乐活动、烧伤后职业技能培训、烧伤患者联谊会、互助组织、烧伤儿童夏令营等。

第十四节　烧伤患者的心理护理

一、儿童烧伤的心理康复治疗

儿童烧伤早期即可发生不同程度的心理应激反应及心理障碍，而深度烧伤所致后期瘢痕、功能障碍及生长发育受到的影响更可造成持续甚至永久性的心理创伤。有容貌损毁及功能障碍的儿童在生活中易受他人(尤其是同龄儿童)的疏远甚至歧视，造成不同程度的心理负担及心理创伤，产生自闭倾向甚至导致人格障碍。迄今，烧伤儿童的心理康复尚未得到足够重视，各医疗单位尚未普遍采取针对性的干预措施，有关的心理康复治疗也不够规范。中国老年医学学会烧创伤分会组织国内相关领域专家，针对儿童烧伤心理障碍的诊断和治疗提出建议并形成共识，以期规范治疗和康复措施，帮助烧伤儿童健康成长和重返社会。

1. 烧伤儿童心理应激和心理障碍的发生率

有研究显示，31%的烧伤儿童有急性应激障碍(acute stress disorder, ASD)；出现创伤后应激障碍(post - traumatic stress disorder, PTSD)的烧伤儿童在烧伤后1个月达25%，烧伤后6个月仍达10%。一项包括270例患者的远期随访调查结果显示，儿时烧伤(平均烧伤总面积12% TBSA)后至成年，曾有或一直有心理障碍表现者达42%，其中抑郁者为30%、焦虑者为28%，曾有自杀倾向者为11%。很多严重烧伤儿童因难以重返学校，故不能受到正常教育，成年后更加难以适应社会。因此，烧伤儿童的心理康复对其建立基本自信和健康人格极为重要，有助于其重返社会。

2. 烧伤儿童心理应激和心理障碍的表现

儿童烧伤后不同阶段的心理障碍可有不同表现。

(1)入院初期及重症监护阶段。遭到突发烧伤意外的惊吓、烧伤创面痛苦的治疗过程、陌生而令患儿害怕的住院环境、与父母的分离等都会使儿童产生恐惧、易激惹和愤怒等表现。创伤后应激反应在幼儿常表现为恐惧、分离焦虑、易怒及侵略性行为等，而在学龄儿童和青少年可表现为恐惧、内疚、悲痛、羞愧、困惑及情感麻木，甚至产生自杀意念。

(2)创面修复阶段。治疗期间定期换药是无法避免的痛苦过程，患儿因害怕疼痛而产生抗拒、挣扎、拒绝治疗、哭闹不止等不良心理状态。治疗过程中的体位制动、频繁换药及手术等，可导致患儿产生沮丧、焦虑及恐惧等情绪。

（3）创面愈合后及重返社会阶段。该阶段患儿可出现反复痛苦回忆、噩梦、分离性反应（感觉或行为类似创伤事件重复出现）、注意力不集中、过分警觉及睡眠障碍等 PTSD 症状，不愿与其他儿童玩耍的社交恐惧症，突然出现害怕或不适的惊恐障碍及过分焦虑和担心的焦虑障碍等。

烧伤可引起强烈及持久的心理痛苦或生理反应，所以患儿往往回避创伤事件的相关人和事。与成年人不同的是，在漫长的治疗过程中，烧伤患儿的恐惧心理始终占据主导地位。由于儿童的年龄小，尚缺乏充分的语言表达能力，难以用言语表达内心的感受，即使有情绪障碍，也很少诉说，最多只会告诉自己的父母。因此，儿童心理状态可受到父母及家庭环境的影响，导致 PTSD 的主要是儿童对创伤的主观感受，而非创伤的客观严重程度。

3. 烧伤儿童心理应激和心理障碍的评估与诊断

有关儿童心理及行为评估的方法很多，针对不同年龄及不同表现的烧伤患儿，可分别选用下列量表评估烧伤儿童的心理应激及心理障碍。①PTSD 量表：根据患者的年龄选用不同的 PTSD 量表，7 岁以下由家长填写完成，有阅读能力的较大儿童与青少年由本人填写完成。②儿童应激障碍检查表（child stress disorders checklist，CSDC）：CSDC适用于 2～18 岁的儿童和青少年，由儿童观察者（父母、其他抚养者、老师等）填写，共 36 个条目，包含 1 个创伤事件条目、5 个急性反应条目和 30 个近期反应条目。创伤事件条目描述创伤事件，急性反应条目评定恐惧事件发生后立即出现的情绪或行为，近期反应条目评定儿童最近 1 个月内的行为，得分越高，说明应激反应症状的程度越严重。③儿童抑郁量表第 2 版（children's depression inventory 2，CDI 2）：用于测量儿童和青少年的抑郁情绪，适用年龄为 7～17 岁。CDI 2 由儿童及青少年本人完成。其简化版有 12 个条目，填写用时约 5 分钟；完整版有 28 个条目，填写用时约 15 分钟。为准确评估儿童的抑郁情况，还可以使用父母版及教师版量表，测量儿童可观察的抑郁症状。CDI 2 父母版有 15 个条目，教师版有 12 个条目，填写用时约 10 分钟。④贝克焦虑量表（beck anxiety inventory，BAI）：用于评价焦虑情况，适用于成年人及有阅读能力的儿童，包含 21 个条目，得分越高，表明其焦虑程度越重。

4. 儿童烧伤后不同阶段的心理康复

（1）入院初期及重症监护阶段：伤后早期（伤后 1～2 周）患儿的生命体征可能不稳定，突如其来的受伤使患儿产生紧张、恐惧、焦虑及失眠等表现，早期心理干预有助于缓解上述问题。医务人员应帮助患儿及家属尽快适应医院环境，使其了解自己的病情，并向其讲解有关烧伤知识，消除其焦虑及恐惧心理。对无须进行隔离治疗的轻中度烧伤患儿，可酌情允许家属留院陪护；对需隔离治疗的重症患儿，应通过定时视频探视等方式让其与家人保持联系。

（2）创面修复阶段：在创面修复阶段，患儿既面临创面换药的痛苦，还可能经历皮肤移植等手术。对于不同年龄及不同情况的烧伤患儿，可采取必要的药物镇痛镇静、虚拟现实游戏、音乐治疗及心理辅导等，帮助其减轻痛苦和配合创面处理。随着病情逐渐稳定，手术和监护逐渐减少，康复治疗逐渐增多，患儿在慢慢了解了自己的损伤程度和对未来可能的影响后，可出现抑郁、敏感、恐惧及睡眠障碍等症状。医护人员可通过解释、医疗信息支持、鼓励安慰、积极暗示等方式缓解患儿的过度紧张及焦虑情绪，帮助其正确面对。

（3）创面愈合后及重返社会阶段：创面基本愈合后，深度烧伤儿童往往逐渐出现瘢痕增生、躯体功能受限、入学及社交障碍等问题，出院后这些问题可能逐渐加重。出院后的 1~2 年里，深度烧伤儿童需要重新适应家庭和学校环境，常出现不同程度的心理问题。与成年患者相比，瘢痕形成等对儿童的心理伤害更大，可影响到其正常的人格发育和受教育过程，有些烧伤儿童或青少年会因为不能像从前一样参与正常活动而质疑自我价值。因此，在出院前后及其后漫长的康复阶段，为儿童及其家长提供心理辅导和支持十分重要。采用患儿易于接受的方式有助于帮助其心理康复及重返社区和学校。住院期间安排患儿与老师和同学沟通，争取指定几名了解患儿情况的同学作为患儿重返学校后的伙伴，患儿出院后协助其返回学校，逐步回归正常的学习状态。为了让患儿适应并重返校园，可采取分阶段性重返，以可控的节奏逐渐延长其在校时间。

5. 烧伤儿童心理康复治疗的方法

心理治疗的方法很多，要根据各种因素选择适当的方法，既要考虑儿童心理障碍的性质，又要考虑儿童的年龄及心智发育程度，既可单独使用某种方法，也可多种方法联合使用。

（1）心理干预：对于已经具有较好语言沟通能力的儿童，可通过语言交流和情感支持减少患儿的恐惧心理；帮助患儿适应住院环境，激发其对良好预后的期望并提高自我控制能力；及时发现患儿的情绪及心理变化，鼓励其说出内心的感受，并认真倾听；用暗示和鼓励性语言，使其振作精神，接受烧伤的现实，正确面对伤痛。

（2）行为疗法：常用的行为疗法包括以下几种。①行为技能训练：通过示范、指导、演练和反馈等来学习新行为或新技能，提高烧伤患儿的社会适应能力。②系统脱敏疗法：治疗师引导患儿想象由弱到强不同等级的恐惧和焦虑情境并进行干预，从而减轻恐惧和焦虑反应。③放松训练：采用活动身体等放松行为对抗躯体自主神经兴奋反应，进而减轻或消除恐惧和焦虑心理。瑜伽放松训练也是一种有效的放松训练方式，可降低 6~12 岁烧伤患儿的躯体性和认知性焦虑。④差别强化疗法：运用强化和消退原理来增加期望行为和减少非期望行为，如鼓励期望行为，不关注非期望行为。⑤烧伤儿童夏令营：烧伤儿童的集体活动有助于提高患儿的行为管理能力。行为治疗是一个循序渐进的过程，需要长期坚持才能取得良好效果。父母的情绪状态和家庭环境可影响烧伤患儿的行为调整，因此行为治疗往往需要患儿父母的参与。

（3）认知疗法与认知行为疗法：人的情绪和行为依赖于个体认知。认知疗法是改变不良认知的一类心理治疗方法，不仅针对情绪和行为的外在表现，还分析患者的思维活动，找出其错误认知并加以纠正。认知行为疗法是将认知疗法与行为疗法结合使用的方法。多项研究证实，认知行为疗法可减轻儿童的焦虑及抑郁症状，减轻烧伤儿童 PTSD 症状的严重程度。鉴于儿童认知发展水平较低，认知行为疗法一般适用于 9 岁以上的儿童。

（4）游戏疗法：指通过游戏来矫正儿童及青少年心理行为障碍的一种治疗方法。游戏疗法包括讲故事、戏剧活动、绘画、舞蹈、运动、木偶及沙盘游戏等传统游戏及艺术活动，也包括虚拟现实游戏、视频分心游戏等电子游戏及播放卡通动画。当患儿沉浸在游戏中时，可以将注意力从痛苦中转移开，抑制消极的暗示和厌恶性条件反射，从而发挥治疗作用。虚拟现实游戏可用于减轻烧伤儿童在换药等操作过程的疼痛和焦虑。夏令营集体游戏可减轻烧伤儿童的孤立感，提高其社交能力。

（5）音乐治疗：指采用音乐治疗手段或治疗对象参加各种形式的音乐体验活动，达到改善情绪障碍、解决心理问题、促进身心健康目标的一种方法。音乐治疗不仅具有心理作用，而且可通过调节多巴胺等神经肽释放而发挥生理效应，起到缓解疼痛、调节情绪、减轻焦虑及抑郁情绪等治疗作用。儿童因心智发育、交流和表达能力的限制，焦虑和抑郁情绪等往往不易得到释放，而音乐治疗可作为一种辅助治疗手段发挥作用。

音乐治疗可用于减轻烧伤儿童换药和清创术中的疼痛和焦虑情绪，以及辅助心理干预及康复训练。音乐治疗方式包括接受式音乐治疗、再创造式音乐治疗和即兴演奏式音乐治疗。开始治疗前，治疗师首先介绍自己，然后介绍音乐治疗的目的及方法，通过与患儿沟通，评估他们的行为、情绪和参与程度，然后根据评估情况选择适当的音乐治疗方式。在治疗过程中可让患儿仅聆听，也可鼓励患儿及家属共同参与，注意引导患儿通过对音乐的聆听及想象来表达内心感受，以释放负面情绪，减少心理压力。

（6）药物治疗：对有严重心理障碍的儿童和青少年，在进行心理干预治疗的同时，若有必要，则可配合使用药物治疗，但对幼儿应慎用药物。可用于减轻烧伤儿童疼痛、焦虑和PTSD症状的药物有阿片类药物、苯二氮䓬类药物、抗抑郁药、抗精神病药和β受体阻滞剂。阿片类药物除了有明显的镇痛作用外，还可减轻烧伤儿童的PTSD症状，通常用于对非阿片类镇痛药不敏感的中度急性损伤性疼痛患儿，须在有临床经验的医师的指导下应用，并选择合适种类按需使用，使用过程中应监测心率、血压和经皮血氧饱和度等，注意防止药物滥用和成瘾。

（7）同伴支持：游戏疗法中已提到同伴支持对烧伤儿童的心理康复十分有益。同伴支持可分为非烧伤同伴支持和烧伤同伴支持。同伴支持可以让烧伤儿童体验到被同龄人接纳的感受，提升自我价值，进而提高患儿重回校园和社会的信心。儿童夏令营是烧伤同伴支持的一种形式，让烧伤儿童在夏令营一起活动，能够帮助他们增强勇气和自信，减少孤独感，逐步适应烧伤带来的变化，有助于烧伤儿童重新回到学校和社会。

6. 烧伤儿童心理康复治疗的形式

（1）家庭治疗：家庭心理治疗是一种以家庭为单位的治疗技术，是以系统观念来理解和干预家庭的一种心理治疗方法，其认为患者的问题是家庭成员交互作用的结果，因此改变病理现象不能单从治疗个人着手，而应以整个家庭为对象。家庭治疗有利于同时观察父母与儿童的行为及关系，并了解其与儿童心理障碍有无联系，也有助于现场指导父母与儿童的相处和沟通的方式、方法。

（2）单独治疗：当治疗师与儿童交谈时，有的父母会禁不住替儿童回答，或做多余的提示，影响观察结果，妨碍治疗者与儿童建立关系。单独会谈有利于观察儿童在没有父母在场时如何表现自己的行为，增加儿童与治疗者谈自己问题的意愿。一般来说，对4岁以上的儿童即可采取单独会谈的方式治疗，特别是十几岁的少年往往不愿意父母在场听其与治疗师的谈话；但幼儿常害怕单独与陌生人相处，不愿离开父母，治疗师勉强与其独处，可能会影响患儿的情绪，达不到预期的治疗目的。与儿童进行单独会谈时，仍需分别与父母进行会谈，一方面可向父母解释儿童心理问题的性质及治疗的方向，另一方面可对父母进行心理辅导，协助治疗。

（3）集体治疗：治疗师可同时与10例左右的烧伤儿童集体交谈，但这要求治疗师有一定的集体治疗经验，把握好集体治疗的要领。集体治疗效率高，烧伤儿童之间的互相交流对舒缓压力和增强信心有重要作用。

7. 烧伤儿童心理康复治疗的注意事项

由于心理治疗的特殊性，在进行儿童心理治疗的过程中应注意以下事项。

（1）要与儿童建立良好关系：儿童对父母的依赖性很强，不会轻易与外人接近，治疗师要特别注意与儿童建立良好关系。初次会面时，最好让父母与其一起，同时可观察儿童与父母的关系，与儿童熟悉之后可让父母离开。治疗师最好不要穿白色制服，治疗室可摆一些儿童喜爱的玩具，挂一些儿童喜爱的画，使儿童感到亲切，消除他们的惧怕心理。

（2）要充分考虑儿童的心智发育水平：要根据儿童的年龄及心智发育程度选择适当的心理治疗方法。婴幼儿尚不能进行语言交流，可通过面部表情与动作来了解其心理状况并与其沟通，通过真诚的关心和爱护使其有满足感及安全感。四五岁的儿童喜欢听故事、玩玩偶，可采用游戏疗法及行为疗法，不能像对青少年或成年人一样经由解释、辅导来改善其问题行为，可采用奖励、禁止等形式。8岁以上儿童已具有较好的理解能力，可酌情采用各种心理治疗方法。

（3）父母的参与：由于儿童深受父母的影响，对儿童的心理治疗要尽量让父母参与，年龄越小，越需要父母参与。

8. 烧伤儿童父母的心理障碍及所需帮助

儿童烧伤后，其父母同样会经历急性应激反应，往往有抑郁、焦虑和极度愧疚。25%～45%的父母在患儿受伤后6个月内有ASD、PTSD、焦虑、抑郁及创伤后应激综合征。父母的这些反应会影响儿童的治疗，也应得到重视和帮助。

入院初期及重症监护阶段主要以提供医疗相关信息为主要干预手段，并对患儿和父母进行筛查，对有ASD、PTSD危险因素或已有ASD的家庭进行必要的干预。创面修复阶段可对患儿父母提供心理辅导，帮助其理解和改善他们自己及患儿对创伤的反应，并告知适当的应对策略，以减轻创伤应激带来的痛苦。创面愈合后及重返社会阶段应告知父母如何处理患儿出院后面临的各种问题，帮助父母及其他家庭成员接受患儿外表的变化，并向他们提供有关瘢痕的知识和通过治疗瘢痕等改善外观的建议，以及有关心理康复方面的建议。帮助父母避免不良行为，如对孩子的过度保护、强烈的负罪感及焦虑的行为模式等；可采用基于互联网的长期心理支持，对患儿父母给予出院后持续指导，减轻他们的创伤心理反应、内疚感、压力和睡眠问题，帮助改善家庭成员间的沟通。

二、成人烧伤的心理康复治疗

(一)烧伤后的心理疾病

许多研究证实，烧伤患者心理疾病发病率较高。患者在烧伤后的各个阶段，均可能出现诸如焦虑、抑郁、回避、睡眠障碍等心理紊乱症状，如症状持续，则将可能发展为精神疾病。在成年烧伤患者中，创伤后应激障碍的发生率在7%～45%，其中有10%～44%在创伤早期经历心理紊乱症状后发展为严重的心理、精神疾病。烧伤患者最为常见的心理社会问题包括体像障碍、焦虑与抑郁、ASD、PTSD及综合症状。

1. 体像障碍

重度烧伤患者常出现的瘢痕、毁容、截肢和功能丧失会导致重大且终身的外形改变。残肢或面部等暴露部位的毁损是患者痛苦的主要原因。毁损部位(如生殖器官)虽不是明显部位，但与患者对外形的满足感或自尊感高度相关。对成年烧伤患者，需依据烧伤部位或程度来评估其是否有发生外形不足感的高风险。另外，心理障碍也会影响生理条件认知，而情感因素也会影响对生理残损和残疾的客观评估。曾有相关研究认为，青少年烧伤患者相比成年烧伤患者，尽管他们的生理外形认知的分级较低，但有着积极的整体自我价值感，比起工作技能、教育技能及其他的社会能力，他们将外形置于自己价值结构中的次要部分。正如一个年轻烧伤患者在解释为什么她不想要进行进一步外科整形手术时所说的："我只希望自己能够拥有更加优秀的人格。"青少年更加重视人格与品质的发展。

2. 焦虑与抑郁

烧伤患者遭受他人羞辱的行为，如被盯着看、戏弄或恐吓，抑或给予非常敏感的眼神接触、忽视或表示遗憾，会导致他们产生自我怀疑和(或)卑微感。Bull和Rumsey提示因外形差别而经历的羞辱对人们有着特殊的影响。正常人是不希望接受侵入性的眼神或与陌生人交谈自己所经历的创伤事件的。烧伤患者整体形态的可见性差别、外形的不足感、羞辱感和社交焦虑是导致患者痛苦的关键，采取正确的干预措施能够帮助患者在生活中减少这些不适感。

3. ASD和PTSD

烧伤后所暴发的ASD和PTSD是十分常见的。在国外，烧伤后的应激障碍的流行性调查比例为7.8%，而重度烧伤更倾向于出现PTSD。烧伤1年后出现PTSD的烧伤患者达25%～38%，几乎50%的烧伤患者至少符合PTSD三个症候群中的一项症状。创伤后痛苦与急性住院期的时间、强烈的痛苦感和损伤调节障碍呈明显的正相关。PTSD与是否首次创伤呈正相关，与烧伤程度并无明显相关性。另外，急性创伤后压力的症候学显示PTSD与住院烧伤患者的强烈疼痛感有着确切的相关性。

重度烧伤后的PTSD可以导致患者长期的调节障碍。创伤前某些因素可以影响创伤暴发后进行性PTSD发生的高风险性。例如，当患者没有出现PTSD时，神经过敏症的发生会是PTSD症候学的高风险症状。

（二）心理干预措施

1. 改良治疗方式，增强患者的康复信心

烧伤治疗方式对患者身心康复的影响并不亚于心理干预，甚至在烧伤早期对患者心理反应的影响更大。如患者因清创剧痛而深感"痛不欲生"，萌发自杀的冲动，则其身心康复的主观能动性也随之严重受挫。因此，临床医师为调动其身心康复的主观能动性，不断尝试以改良治疗方式提升患者的康复信念，可以收到明显效果。目前使用最多的改良治疗方式有以下三种。

（1）间断换药法：与传统观念不同，间断换药建立在以下假设基础上——换药过程中"可预见的暂停阶段"，可以增加患者对疼痛的控制感，以降低患者的疼痛与焦虑情绪。Powers 等的研究表明，虽然间断换药组和持续换药组的结果没有显著差异，但进一步通过深入访谈的质性研究显示，严重烧伤患者主观上倾向于采取间断换药替代持续换药，此方法可增加其对自身康复的控制感和信心，说明间断换药可能更适用于严重烧伤患者。

（2）伤者自行清洗法：Sutherland 提出，由患者自行清洗创面，并尽可能多地清除坏死组织，与经医护人员清洗创面对照研究显示，患者自行清洗创面时感受到的疼痛程度低，提示患者的主动参与可有效减轻疼痛感。

（3）按摩疗法：在国外烧伤患者治疗过程应用较普遍，在烧伤急性期、慢性康复期均有应用。按摩疗法在烧伤急性期的应用可以明显改善患者的疼痛、焦虑状态。在国内，只有少数文献探讨按摩疗法对患者心理状态的影响，结果显示按摩疗法可以缓解患者的瘙痒、疼痛、焦虑和抑郁程度，且效果可以长时间保持。

2. 缓解过度情绪的心理干预策略

患者的情绪状态可影响治疗与康复，特别是过度的负性情绪状态可降低患者的机体免疫功能，如果得不到适当宣泄，则会演变成心理疾病。因此，目前使用的部分心理干预策略是以患者的过度情绪反应为干预点，旨在帮助患者缓解或转移过度情绪。

（1）音乐疗法：被认为是一种易操作、成本低、便于推广应用的非侵入性心理干预措施。早在 20 世纪 70 年代，Christenberry 就将音乐治疗应用于烧伤患者的护理过程中。近年来，音乐疗法越来越多地被应用于烧伤儿童的心理干预中。有临床实践表明，它可降低患者的心率、血压、心肌耗氧量及减轻胃肠功能负担，特别推荐用于重症患者。总体来说，音乐疗法对缓解患者疼痛、降低患者的负性心理反应方面的作用已获肯定，但在其实施程序、评估标准等方面还需要更多、更深入的研究，如进一步探讨音乐治疗的机制、加强实施人员的专业培训等。

（2）放松疗法：现已被独立作为心理生理障碍的治疗方法之一。放松疗法相对其他心理干预方法较简单、易行，呼吸放松是最简单和最基本的放松方法。在多数情况下，使用最简单的放松疗法也能取得很好的疗效。Knudson - Cooper 的研究显示，渐进性肌肉放松可显著减轻烧伤患者的疼痛，但烧伤患者经常因身心疲惫而不愿花时间、精力学习此项放松技术，他们可能更倾向于用呼吸放松技术来控制疼痛。

（3）支持性心理治疗：通过疏导、解释、支持、鼓励、指导等方式帮助患者摆脱阴影，使其从痛苦中走出来，配合治疗。

（4）认知治疗：分为理性情绪治疗、自我指导训练、问题解决疗法及 Beck 认知治疗等，目的是纠正和改变患者的不良认知，改变患者否认和回避现实的错误行为方式，提高其适应能力，促进心理障碍的好转。

（5）行为治疗：通过交互抑制法、系统脱敏法、阳性强化法等减轻或改善患者的症状。

（6）家庭治疗：加强或重建患者支持系统，改善患者生活环境的心理支持条件。

3. 对患者施行心理护理的指导要求

（1）提高自身素质：具体如下。①富有同情心：护士对烧伤患者要有深切的同情心。②热情主动：护士的态度直接影响患者的情绪，对患者热情友好、礼貌相待、和蔼可亲，能使患者因此产生信任感。③理解和容忍：作为烧伤科护士，要学会关怀和体谅患者，对患者要宽容体谅、容忍克制，不要为细碎小事与患者争执。

（2）建立良好的护患关系：尊重患者、平等相待是处理好护患关系最基本、最重要的原则。

（3）取得患者及其家属的配合：对初入院的患者，除积极配合医师做好各项救护工作外，还应向患者亲属讲明病情的真实情况，以取得配合。

（4）讲话慎重，做好患者的思想工作：对有猜疑心理的患者，切忌在患者面前窃窃私语及在查房、交接班时谈论患者的病情。即使病情发生意外变化，也不要让患者感到慌乱和紧张的气氛。对患者要多给予鼓励和安慰，以及适当的劝解和疏导，帮助他们振作精神，克服暂时的情感障碍。

（5）细心观察患者的心理变化：学会应用心理学知识去分析患者的性格、气质和心理特点，密切注意他们言语的真正含义、行动的真正意图，避免和减少患者受到不应有的伤害，如自尊心、人格、情感等的伤害。

（6）加强基础护理：生活上的体贴、关心常可稳定患者焦虑不安的情绪，使其感到身体的舒适和生活的温暖美好。

（7）嘱患者加强早期功能锻炼：烧伤早期功能锻炼是为了促进患者肢体功能恢复，预防或减轻肢体关节挛缩、僵硬、畸形和功能障碍。

（8）制订心理护理计划：根据患者的职业、年龄、文化程度，有针对性地制订心理护理计划，实施心理护理。

第四章

烧伤科重症监护

第一节　脉搏轮廓心排血量监测技术

　　脉搏轮廓心排血量(pulse contour cardiac output, PCCO)监测技术是近年发展起来的一种新型血流动力学监测技术,其结合经肺热稀释法和动脉脉搏轮廓分析技术可实现对患者血流动力学、心功能和肺水等指标的全面监测。与传统有创监测比较,PCCO监测技术具有操作简单、安全、指标全面、适用人群广和实时动态等优点,在指导休克复苏、液体管理等方面具有重要价值。PCCO监测技术适用于需要进行血流动力学、心功能、容量状态和肺水监测的烧伤患者,优先推荐在严重烧伤患者的救治中使用。

一、PCCO监测技术的主要参数

　　PCCO监测技术的参数几乎涵盖了所有血流动力学指标,包括心脏前负荷指标(如全心舒张末期容积指数和胸腔内血容积指数)、心功能指标(如心排血指数、心功能指数、全心射血分数、左心室收缩力指数等)、心脏后负荷指标(如外周血管阻力指数)。经动脉轮廓分析技术可获得动脉压、每搏输出量指数、每搏输出量变异度、脉压变异等参数。此外,PCCO监测技术还可获得肺相关指标(如血管外肺水指数和肺血管通透性指数)。详见表4-1。

表4-1　PCCO监测技术的主要参数及其正常范围

监测方法	参数	正常范围
动脉脉搏轮廓分析技术	脉搏连续心排血指数	$3.0 \sim 5.0L/(min \cdot m^2)$
	平均动脉压	$70 \sim 90mmHg$
	每搏输出量指数	$40 \sim 60mL/m^2$
	每搏输出量变异度	$\leqslant 10\%$
	脉压变异	$\leqslant 10\%$
	系统血管阻力指数	$1700 \sim 2400dyn \cdot sec \cdot cm^{-5} \cdot m^2$
	左心室收缩力指数	$900 \sim 1200mmHg/s$

续表

监测方法	参数	正常范围
经肺热稀释法	心排血指数	$3.0 \sim 5.0 L/(min \cdot m^2)$
	全心舒张末期容积指数	$680 \sim 800 mL/m^2$
	胸腔内血容量指数	$850 \sim 1000 mL/m^2$
	血管外肺水指数	$3.0 \sim 7.0 mL/kg$
	肺血管通透性指数	$1.0 \sim 3.0$
	心功能指数	$4.5 \sim 6.5 L/min$
	全心射血分数	$25\% \sim 35\%$

注：PCCO 监测技术获得的参数为连续性参数，经肺热稀释法监测获得参数为非连续性参数。

二、PCCO 监测技术的适应证

1. 容量管理

采用 PCCO 监测患者的心排血指数、全心舒张末期容积指数、胸腔内血容积指数和每搏输出量变异度，有助于指导严重烧伤患者的容量管理，避免补液过少或补液过多。

2. 辅助指导休克期液体复苏

烧伤休克期补液不能以追求 PCCO 容量参数的正常值作为液体复苏目标；相反，"允许性低血容量"理念可能更适合烧伤休克期液体复苏。采用 PCCO 容量参数指导烧伤休克复苏时，应联合其他指标(如生命体征、尿量、血气分析及血生化检查)，以更客观、全面地评价复苏效果。

3. 肺水肿监测与预防

休克期恰当的液体复苏和回吸收期采取限制性容量管理，有助于防止血管外肺水指数异常升高和预防肺水肿。联合参考肺血管通透性指数和胸腔内血容积指数，有助于预测严重烧伤肺水肿发生的风险和判断肺水肿类型。

三、PCCO 监测技术的禁忌证

PCCO 监测技术禁用于存在动脉插管和中心静脉插管禁忌证的严重烧伤患者，如伴有穿刺部位感染和严重全身出血性疾病等的患者。

四、PCCO 监测技术的使用方法

1. 置管位置

(1)静脉导管：由于烧伤创面等不能进行颈内/锁骨下静脉置管时，可通过股静脉留置中心静脉导管，并在仪器中选择相应的中心静脉置管选项。

(2)动脉导管：实施 PCCO 监测的动脉导管可置于股动脉、腋动脉和肱动脉。对严重烧伤患者实施 PCCO 监测时，股动脉导管和股静脉导管不宜置于身体同侧。

2. 导管留置时间

对于严重烧伤患者，动脉导管与中心静脉导管留置 3 ~ 7 天是安全的。

3. 体位

实施 PCCO 监测时，应将换能器置于右心房水平（腋中线第四肋间）。应避免在严重烧伤患者处于俯卧位时进行 PCCO 监测。

五、实施 PCCO 监测技术的注意事项

1. 连续性肾脏替代治疗的患者

对行连续性肾脏替代治疗（continuous renal replacement therapy，CRRT）的严重烧伤患者实施 PCCO 监测时，应注意选择正确的置管位置。为避免 CRRT 对 PCCO 监测的影响，宜在 CRRT 启动前或 CRRT 停止且待血液温度恢复稳定后，再考虑行 PCCO 监测。

2. 机械通气的烧伤患者

对机械通气的烧伤患者实施 PCCO 监测时，应考虑和评估低水平的呼气末正压通气对血管外肺水指数测量值的影响和潮气量对每搏输出量变异度、脉压变异测量值的影响。

六、PCCO 置管后的护理

1. 保证 PCCO 测量值的准确性

每次测压前调整好零点，在调整零点时应将换能器置于腋中线第四肋间或右心房水平，与大气相通，按监护仪调零键，直至数值为零，再转三通开关，使换能器与各导管相通，调零完成。测量时，患者取平卧位，置管侧肢体伸直，避免弯曲，保持管道通畅，停止中心静脉输液 30 秒以上，准确注射 0℃ 冰盐水 15mL，采用弹丸式注射方式，快速均匀，在 4~7 秒内注射完毕。在整个测量过程中关闭所有通道，避免外界温度影响，操作者的手不可触摸中心静脉的温度传感器和导管，避免手温影响测量的准确性。PCCO 监测需重复测量 3 次，取其平均值。PCCO 测量不能频繁，避免增加心脏负荷，一般为每 8 小时测量 1 次。

2. 密切关注 PCCO 监护仪的各项参数指标

略。

3. 预防 PCCO 监测中的并发症

PCCO 监测中的并发症主要有感染、栓塞、出血、血肿等。监测中应严格执行无菌操作，密切观察穿刺部位有无红肿、脓性分泌物、渗血、渗液，监测体温及血常规变化。维持导管通畅，持续应用肝素等渗盐水冲洗管道，必要时手动冲洗，以防止发生导管堵塞，配制好的肝素等渗盐水每天更换 1 次。肝素等渗盐水加压袋压力保持在 300mmHg，同时测量双下肢周径，触摸足背动脉，观察双下肢末梢血液循环及皮肤颜色、温度，注意有无疼痛、下肢肿胀、下肢麻木、静脉回流受阻等深静脉血栓表现。翻身及操作时注意避免牵拉导管，以防其脱落出血。

第二节 气道管理

气道管理的主要目的是保持气道通畅，包括自主气道的保持和人工气道的建立两种方式。保证人体气道通畅是通过不同的人工技术方法在生理气道与空气或其他气源之间建立有效的通气连接，其目的是保证或维持危重患者的有效通气和换气功能，为临床救治提供基础保证。

一、人工气道的建立

（一）经口气管插管

【适应证】

（1）上呼吸道梗阻。口、鼻、咽喉部软组织损伤及异物或分泌物潴留均可引起上呼吸道梗阻，威胁患者生命。及时建立人工气道，能够保证上呼吸道通畅，挽救患者生命。

（2）若气道保护性机制受损，则应及时建立人工气道，以防止发生误吸和分泌物潴留。

（3）实施机械通气，提供与呼吸机连接的通道。

【禁忌证】

经口气管插管无绝对禁忌证。但对有喉头急性炎症者，因经口气管插管可以使炎症扩散，故应谨慎。

【操作前准备】

（1）环境准备：请无关人员回避，采取适当措施遮挡。

（2）患者准备：清除口、鼻腔内的分泌物及摘掉活动义齿等，根据患者情况遵医嘱进行镇静、镇痛。密切监测患者的生命体征变化。

（3）物品准备：氧气、简易呼吸器、喉镜、型号适宜的气管插管、口咽通气管、气囊压力表、牙垫、导丝、注射器、固定带、听诊器及负压吸引装置（处于备用状态）。

【操作中护理】

（1）协助患者取仰卧位，在肩下垫小枕，头略后仰，注意保暖。

（2）放平床头，取下床头挡，有效约束患者双手。

（3）将床的高度调整到适合医师操作的位置，以方便操作。

（4）建立静脉通路，遵医嘱给予镇静药、镇痛药、肌松药、抢救药并记录。

（5）配合医生使用简易呼吸器辅助呼吸，提高血氧饱和度。

（6）配合医生选择合适型号的气管插管，检查气囊有无漏气，润滑气管插管插入端。

（7）操作过程中与医师密切配合，如传递喉镜、气管导管，吸引口腔内的分泌物等。

（8）操作过程中注意观察患者的病情变化并报告医师，必要时使用简易呼吸器给氧。

（9）插管成功后，立即置入牙垫，拔出管芯，协助医师连接简易呼吸器或呼吸机给氧，听诊双肺呼吸音，充气囊，妥善固定导管，测气囊压并调整到合适的压力。

（10）操作结束后，协助医生再次确认气管插管深度后，给予妥善固定。

（11）协助患者取舒适卧位，床头抬高＞30°。

（12）整理用物，洗手并记录。

【操作后护理】

（1）妥善固定气管插管，详细记录插管的日期和时间、插管型号、插管外漏长度等，随时观察气管插管位置是否变化。避免气管插管的异常扭曲及牵拉，防止损伤气管黏膜和意外脱管的发生。

（2）每 4 小时监测气管插管气囊压力，观察有无漏气现象，保持压力在 25 ~ 30cmH$_2$O 范围，在保证正常机械通气的同时，防止黏膜缺血坏死。

（3）做好患者的口腔护理，每日 4 次，以保持口腔内清洁，每日更换牙垫及其位置，在进行上述操作时，应防止气管插管移位。

（4）采用蒸汽加温、湿化或者气管内直接滴注的方式，加强对患者气道的护理。

（5）正确按需给予气管内吸痰，清除患者呼吸道内的分泌物，保持气道通畅，防止并发症的发生。

（6）做好患者的心理护理。护理人员应耐心细致地做好解释工作，可通过患者的表情、手势、肢体语言等来判读其需求，并给予帮助。减轻患者的焦虑和不安，取得其配合。

（7）防止自行拔管等意外情况的发生。对神志清楚的患者应讲明插管的意义、配合方法及注意事项；对意识障碍或躁动者，应给予保护性约束，必要时遵医嘱给予镇静剂。

（8）若气管插管意外脱出，则要沉着冷静，密切监测患者的生命体征，同时通知医师，做好再插管的准备。

（二）气管切开术

【适应证】

（1）预期或需要较长时间机械通气治疗者。

（2）上呼吸道梗阻导致呼吸困难者。

（3）反复误吸或下呼吸道分泌物较多、清除能力差者。

（4）因喉部疾病致狭窄或阻塞而无法进行气管插管者。

（5）因头颈部大手术、破伤风或严重创伤需行预防性气管切开者。

（6）高位颈椎损伤者。

【禁忌证】

常规气管切开术无绝对禁忌证。对严重凝血功能障碍者，需待凝血功能纠正后进行气管切开。

【操作前准备】

1. 患者准备

（1）术前备皮。

（2）患者取仰卧位，肩下垫枕，头后仰，使气管接近皮肤，暴露明显。固定头部，使头颈保持中线位以利于手术。

（3）吸净患者口腔、鼻腔中的分泌物。

（4）根据患者情况适当给予镇静剂，呼吸困难明显者术前先行气管插管，再行气管切开。

（5）密切监测患者的呼吸频率和幅度、血氧饱和度、心率和血压等。

（6）对颈段气管因受肿瘤等压迫发生移位者，术前应行颈部正侧位 X 线片或 CT 检查，以确定气管的位置，使术中容易找到气管。

2. 物品准备

（1）照明灯、吸引器、氧气、药品等。

（2）10mL、5mL 注射器各 1 个，止血钳 6 ~ 8 把，巾钳 4 把，卵圆钳 1 把，拉钩 4 把，有齿及无齿解剖镊各 1 把，直解剖剪和弯解剖剪各 1 把，手术刀 2 把，持针器 1 把，适当型号的气管套管，缝合针，线，纱布，治疗巾等。必要时应备电凝刀（止血）。

【操作中护理】

（1）协助患者取仰卧位，在肩下垫枕，头后仰，固定头部，使头颈保持中线位，以利于手术。注意保暖。

（2）将病床的高度调整到适合医师操作的位置，以方便操作。

（3）建立静脉通路，遵医嘱用药。

（4）操作过程中为医生提供所需物品。

（5）操作过程中注意观察患者的病情变化并报告医师，保证患者的术中安全。

（6）插管完成后，给予妥善固定。

（7）协助患者取舒适卧位。

（8）整理用物，洗手并记录。

【操作后护理】

（1）气管套管要固定牢靠，随时检查系带松紧，与颈部的间隙不应超过两横指。

（2）气管切开术后根据伤口渗出情况选用合适的敷料。

（3）协助患者取舒适体位，床头抬高 >30°，呼吸机管道固定适宜，避免患者头颈部移动时气管套管被呼吸机管道牵拉而脱出。

（4）每 4 小时监测气管套管气囊压力，保持压力在 25 ~ 30cmH_2O，保证正常机械通气，同时防止黏膜缺血坏死。

（5）正确按需给予气管内吸痰，清除呼吸道内的分泌物，保持气道通畅，防止并发症的发生。

（6）采用蒸汽加温、湿化或者气管内直接滴注等方法，加强气道护理。

（7）做好心理护理，护理人员应耐心细致地做好解释工作，可通过患者的表情、手势、肢体语言等来判读其需求，并给予帮助。减轻患者的焦虑和不安，取得其配合。

（8）如果使用的是带有内套管的气管套管，则应每 8 小时进行内套管清洁、消毒，为防止内套管堵塞，应用毛刷、2%戊二醛溶液，遵循气管套管消毒流程进行清洁、消毒。

（9）防止患者自行拔管等意外情况的发生，对神志清楚的患者应讲明气管套管的意义、配合方法及注意事项。对意识障碍或躁动者，应给予保护性约束，必要时遵医嘱给予镇静剂。

（10）在气管切开后4天内，因为窦道尚未形成，一旦气管套管脱出，气管切开窦口将关闭，很难将套管重新插入，可引起气道梗阻和严重缺氧，后果严重，所以患者床旁应备气管切开包，若气管套管脱出，则应立即给予简易呼吸器给氧，通知耳鼻喉科医师紧急重新打开关闭的窦口，在直视下插入气管套管，当情况紧急时可先行经口气管插管，以迅速重新建立有效的人工气道。

二、气管内吸痰

危重患者常因年老体弱、咳嗽反射降低而易发生气道分泌物潴留，这是引起肺部感染和呼吸衰竭的常见原因。人工吸引是清除气道内分泌物的重要方法。经气管插管或者气管切开吸痰是将气道内的分泌物吸出，以保持气道通畅，预防吸入性肺炎、肺不张、窒息等并发症的一种方法。

【适应证】

气管内吸痰适用于危重、老年、昏迷及麻醉后患者因咳嗽无力、咳嗽反射迟钝或会厌功能不全，不能自行清除气道内的分泌物或误吸呕吐物而出现呼吸困难等的情况。

【禁忌证】

一般无禁忌证。

【操作前准备】

（1）评估患者：是否有吸痰的指征。

（2）患者准备：如果为意识清醒的患者吸痰，一定要向患者解释吸痰的目的及可能出现的不适，取得患者的理解与配合。

（3）物品准备：负压吸引装置、一次性吸痰管、听诊器、一次性无菌手套、治疗巾、纱布、压舌板、生理盐水、简易呼吸器等抢救物品。

【操作中护理】

（1）戴好口罩、帽子，洗手，携用物至患者床旁，协助患者取适宜体位。

（2）操作前、操作后均给予高浓度氧（$FiO_2 > 70\%$），吸入2分钟。

（3）打开负压吸引装置开关，检查吸引器性能，调节压力为40～53.3kPa。

（4）选择适当型号的吸痰管，成人吸痰管直径小于气管插管或气管切开套管直径的50%，婴儿的则要小于70%。

（5）严格执行无菌操作，以防发生感染。

（6）进行气管内吸痰。

1）连接吸痰管与负压吸引管，试吸少量生理盐水。

2）一手反折导管末端，另一手将吸痰管插至人工气道远端。

3）放松导管末端，拇指和食指旋转上提吸痰管，每次吸痰时间＜15秒。

4）抽吸完毕，待 SpO_2 回升至正常时，再将氧浓度或氧流量调至原参数。

5）吸痰期间注意观察患者的病情变化及缺氧情况，一旦出现心律失常或 SpO_2 降至 90%，则应立即停止吸痰，待生命体征平稳后再行吸痰操作。

（7）吸痰后的处理。

1）观察有无低氧血症、呼吸道黏膜损伤、感染、心律失常、肺不张、气道痉挛等并发症。

2）观察分泌物的性质和量，用脱下的手套将吸痰管包裹，丢在医疗垃圾袋内，用灭菌用水冲洗负压吸引管。

（8）更换吸痰管，分别抽吸口咽部及鼻腔内的分泌物。

（9）继续观察，给予肺部听诊，再次评估吸痰效果。

（10）操作完毕，整理用物，协助患者取舒适体位，洗手并记录。

【重点提示】

（1）吸痰管的选择。应选择对黏膜损伤小、远端光滑且有侧孔、长度足够到达人工气道的远端或气管隆嵴处、外径不超过人工气道内径 1/2 的吸痰管。

（2）当患者患有呼吸道传播疾病时，为避免交叉感染和污染空气，需采用密闭式吸痰管，并与患者的人工气道连接紧密。

三、拔除人工气道护理常规

患者由于病情特殊，如昏迷、麻醉未清醒、呼吸功能衰竭、心肺脑复苏后等，均需建立人工气道，保持呼吸道通畅，以进行机械通气或清除气道内的分泌物、改善患者的缺氧状态。尽早、有效地撤除人工气道对降低呼吸机相关性肺炎的发生率起着重要作用。

（一）拔除气管插管

【操作前准备】

（1）拔管前应向患者充分说明拔管的过程及如何配合，消除患者的心理负担，使其充分合作。

（2）拔管用物准备齐全，放至床旁。用物包括负压装置（连接完好备用）、气道冲洗液、10mL 注射器（1个）、吸痰管（2或3根）、拔管后的吸氧用物、口腔护理用物、紧急插管和抢救用物、气管切开用物及床旁备照明灯。

（3）如患者有胃管，则应先确认胃管在胃内，后彻底吸净胃潴留液，避免胃液反流。

（4）提高吸入氧浓度，增加体内氧储备。

（5）为防止声门及声门下水肿，在拔管前遵医嘱给予地塞米松静脉注射，为患者做气囊漏气试验，根据漏气量选择拔除人工气道的时机。

【操作中护理】

(1)将患者床头抬高30°~45°，彻底、充分地吸引气道内的分泌物，之后清除口咽部及鼻咽部的分泌物，防止拔管时因松开气囊而使分泌物误吸入气道。

(2)一人将吸痰管置于人工气道远端抽吸，同时另一人给气囊放气，嘱患者做咳嗽动作并快速拔除气管插管。如有患者因鼻胃肠管放置困难，则可由口腔放置，拔管时要把鼻胃肠管先用牙垫固定，再拔除气管插管。拔管后再次确定鼻胃肠管是否在胃内。

(3)拔除气管插管后，立即给予患者合适的吸氧措施，同时评估患者的气道是否通畅、有无气道梗阻的症状、有无喘鸣或呼吸困难，鼓励患者做深呼吸。

【操作后护理】

(1)为患者做口腔护理，观察口腔内的情况。

(2)密切观察患者的病情变化。

(二)拔除气管切开管

【操作前准备】

(1)先给患者更换小号金属导管(不带气囊)。

(2)密切观察患者2~3日，判断其可否有力地自主咳痰，无呛咳、缺氧等不良反应可试堵管。

(3)对试堵管1~2日后无不良反应者，可拔除金属导管。

【操作中护理】

(1)拔管前，清洁创口皮肤，充分吸引气道及口腔内的分泌物。

(2)拔管后吸引窦道内的分泌物，以油纱覆盖切口，并以无菌纱布固定。

【操作后护理】

(1)嘱患者咳嗽时压住切口。

(2)为患者做好口腔护理。

(3)对切口每日换药1次，直至愈合。

第三节 机械通气操作技术与护理

机械通气是在患者自然通气和(或)氧合功能出现障碍时，运用呼吸机使患者恢复有效通气并改善氧合的技术方法。

【适应证】

(1)以通气功能障碍为主的疾病：如慢性阻塞性肺疾病急性加重期，哮喘急性发作期，胸部外伤或胸廓手术后，重症肌无力等所致的外周呼吸泵衰竭，脑炎、脑血管意外、外伤、药物中毒等引起的呼吸中枢衰竭。

(2)以换气功能障碍为主的疾病：如重症肺炎、间质性肺疾病、严重的心源性肺水肿、肺栓塞等。

（3）心肺复苏：对任何原因引起的呼吸心跳骤停患者进行心肺复苏时。

（4）需强化气道管理时：如各种外科手术常规麻醉和术后管理的需要、使用某些呼吸抑制药物时等。

（5）预防性使用：如心、胸外科手术短期保留机械通气，以帮助患者减轻因手术创伤而加重的呼吸负担，促进术后恢复。

【禁忌证】

一般认为，机械通气没有绝对禁忌证，但在一些特殊情况下，可归为相对禁忌证，临床上需采取适当的处理后方可行机械通气。相对禁忌证为：①伴有肺大疱和肺囊肿的呼吸衰竭；②未经引流的气胸和纵隔气肿；③严重肺出血、气管食管瘘等；④急性心肌梗死；⑤低血容量性休克未补足血容量。

【操作前准备】

（1）评估患者：做此项操作的目的、适应证及有无相对禁忌证，以及患者的生命体征、心理状态、疾病严重程度等。

（2）患者准备：向患者解释此项操作的目的及配合方法，取得其理解与配合。

（3）物品准备：呼吸机 1 台、膜肺、中心氧源、中心负压、无菌注射用水 500mL、可调节式输液器。

（4）建立静脉通路。

【操作中护理】

（1）护士应提前连接呼吸机的电源、氧源等，并妥善固定，防止意外脱开，保证机械通气治疗的顺利进行。

（2）协助医师准备膜肺，调试呼吸机，做好上机前准备。

（3）医师调节好参数后，将呼吸机管道与患者连接好，并观察呼吸机工作是否正常及有无出现人机对抗，以便及时给予处理。

（4）再次核对呼吸机设置参数。

（5）整理用物，洗手。

【操作后护理】

（1）观察病情变化，以了解机械通气的效果。

1）密切监测患者的生命体征。

2）密切观察患者对正压通气的反应（包括意识状态、皮肤颜色变化），必要时查血气报告、进行肺部听诊及拍摄胸片等。

3）观察人机协调的情况，给予患者舒适卧位。

4）观察患者的气道压是否增高。气道压增高常发生于气道分泌物过多、呼吸机管道打折、气管内导管移位、气道痉挛、患者与呼吸机对抗时。

5）评估患者的心理状态，如有无焦虑或恐惧情绪及其程度。

（2）观察呼吸机的工作状态。观察呼吸机是否正常工作，并做好监测记录，查对呼吸机各参数调节与医嘱要求是否一致，观察呼气潮气量的数值是否能满足患者的需要。

（3）人工气道的护理。

（4）营养支持的护理。因为机械通气患者进食很少或不能进食，病情危重，处于高分解代谢状态，其营养状况常常较差，给控制感染和撤离呼吸机带来困难，所以对机械通气患者，尤其是长期卧床者，应积极补充营养，可应用肠内、外营养，以保证营养的供给。对气管切开者，进食前应吸除气道内的分泌物，将气囊维持在充气状态，抬高床头30°～45°，防止食物反流，减少呛咳和误吸的发生。对面罩机械通气患者，进食后应适当休息，防止即刻面罩加压呼吸引起呕吐，应密切观察和询问患者是否有恶心、呕吐的感觉，防止窒息的发生。对自己进食不能保证足够营养或气管插管患者，应留置胃管并进行鼻饲流质饮食。留置胃管有利于进行胃肠减压引流，缓解面罩机械通气者的胃肠胀气，减轻患者的不适感和保证有效的通气，还有利于抽取胃液进行潜血、pH 等检查，了解胃酸和上消化道出血的情况。

（5）感染预防的护理。

1）严格执行手卫生制度及各项无菌技术操作规范。

2）床头抬高 30°～45°，预防呼吸机相关性肺炎。

3）有条件者使用密闭式吸痰管。

4）减少不必要的呼吸机管路更换的频率，但有污染时要随时更换。

5）尽量采用胃十二指肠管，以减少反流和误吸。

6）经常监测患者的心率、呼吸频率、体温、白细胞计数等，了解患者的感染情况。

（6）基础护理。

1）口腔护理：可预防口腔溃疡及减少口腔定植菌。

2）皮肤护理：维持患者皮肤清洁并定时翻身，降低压力性损伤的发生率。

（7）药物治疗的护理。在机械通气过程中，如果患者的自主呼吸形式与机械通气不同步、有不必要的呼吸肌群的活动或患者很烦躁，则可使用镇静剂和肌松剂。在用药期间，要密切监测患者的血压和肾功能的情况。

（8）预防并发症的发生。机械通气的主要并发症为呼吸机相关性肺炎、肺不张、呼吸道阻塞、肺气压伤、氧中毒、通气不足、呼吸性碱中毒、低血压、呼吸机依赖、腹胀等。对长期卧床的患者，应定时帮助其活动肢体，以免发生肌肉萎缩、变形及形成深静脉血栓。

（9）患者的心理护理。机械通气患者往往被安置在重症病房或监护室，被实施气管插管或气管切开等有创性的治疗措施，其身旁放置着各种复杂的仪器，病房内经常有抢救或死亡发生，上述情况皆可导致患者产生焦虑、恐惧甚至绝望等心理反应。护士应仔细评估患者的应对能力，认真倾听患者的主诉，应用各种交流方法，如摇铃、击掌、屈指、书写或打手势等来表达意图，以减轻患者的心理压力，增强患者对治疗的信心。

第四节　透析机操作技术与护理

血液透析是通过弥散、对流及吸附清除血液中各种内源性毒素和外源性毒素，通过超滤和渗透清除体内潴留的水分，同时纠正电解质和酸碱失衡，使机体内环境接近正常从而达到治疗目的的方法。

【适应证】

急（慢）性肾衰竭、急性药物或毒物中毒、严重水和电解质及酸碱平衡紊乱、肝性脑病、肝肾综合征、肝硬化顽固腹水、高胆红素血症及高尿酸血症等。

【禁忌证】

（1）休克或低血压，血压＜80mmHg者。

（2）严重心肌病变导致的肺水肿及心力衰竭者。

（3）严重心律失常者。

（4）有严重出血倾向或脑出血者。

（5）晚期恶性肿瘤者。

（6）极度衰竭、临终者。

（7）有精神疾病及不合作者。

【护理措施】

1. 透析前护理

（1）血管通路的准备及护理：具体如下。

1）临时血管通路：包括直接穿刺动静脉和深静脉留置导管。直接穿刺动静脉时，应尽量做到一次穿刺成功，穿刺不成功、反复穿刺容易引起血肿。对穿刺针固定要牢，以防止针头脱出。对静脉留置导管患者，每次开始透析前，应用注射器抽吸出肝素盐水及可能形成的凝血块，以保证有充足的血容量。

2）永久性血管通路：包括动静脉内瘘、人造血管、永久性带涤纶套深静脉留置导管。使用动静脉内瘘前应检查动静脉内瘘是否通畅，静脉监测应能触到震颤及听到杂音。禁止在内瘘侧手臂上测量血压、挂重物及进行非透析性的采血、注射等。穿刺时应注意距瘘吻合口2cm以上。两针间距离8cm以上，力求一次穿刺成功，用绳梯式或纽扣式穿刺，以使血管受力均匀。永久性带涤纶套深静脉留置导管的护理同深静脉置管护理。

（2）设备准备：掌握血液透析机的操作，在开机自检通过后方可开始治疗。透析设备包括透析供水系统、透析液、透析管路、透析器和穿刺针。

（3）药品准备：透析用药（如生理盐水、肝素）、高渗葡萄糖注射液、10%葡萄糖酸钙和急救用药等。

（4）术前宣教：向患者及家属进行宣教，使其了解血液透析的方法及注意事项，尽量消除患者的恐惧、紧张心理。

（5）患者准备：准确评估者体重，设定相应的置换量和超滤量，测量血压，以获得治疗前的血压值。

2. 透析中护理

（1）血管通路的护理。透析过程中注意观察穿刺处有无渗血，重视患者的主诉。

（2）设备的监护。严密监测并记录透析机的各项参数；监测动脉压、静脉压及空气报警。

（3）观察患者的血压、脉搏、呼吸、体温的变化；准确记录透析时间、脱水量、肝素用量等。

3. 透析后护理

透析结束时，应缓慢回血，测血压，如血压正常，则嘱患者缓慢坐起，休息数分钟后下床，以防止发生直立性低血压。

注意观察穿刺部位：透析结束拔除穿刺针时，注意压迫穿刺点，以防止发生出血或血肿。应立即压迫穿刺点10~15分钟，力量适中，以能止血且不阻断血流为宜，然后用纱球压迫20~30分钟。

深静脉留置导管的护理：保持局部清洁、干燥，每天更换敷料，以防发生感染；对导管固定要牢，肢体活动应适当，以防发生导管脱落；保持管路通畅，每次透析结束后要用肝素生理盐水封管，以防止发生导管堵塞。

【并发症防治】

（1）低血压：多数患者表现为面色苍白、胸闷不适、出冷汗、恶心、呕吐，甚至一过性意识丧失，有冠心病者可诱发心律失常及心绞痛，少数患者为无症状性低血压。处理：迅速采取平卧位或头低脚高位，减慢或暂停超滤，吸氧，立即报告医师并配合处理。

（2）失衡综合征：轻者表现为头痛、恶心、呕吐、嗜睡、烦躁不安、肌肉痉挛、视物模糊、血压升高；重者表现为癫痫样发作、惊厥，甚至昏迷。处理：对轻者不必处理；对重者可给予50%葡萄糖或3%氯化钠输入，也可输白蛋白，必要时给予镇静药及对症治疗。

（3）心律失常：以室性期前收缩多见。处理：监测血液透析前后血清钾、血清钙浓度的变化，及时纠正电解质紊乱，严重的心律失常患者应停止血液透析。

（4）心力衰竭：可在血液透析前先行单纯超滤，并使透析液渗透压浓度接近血浆渗透压浓度，及时对症处理。

（5）空气栓塞：若进入管路的空气量较大，则可发生明显症状，如呼吸困难、咳嗽、发绀、胸部紧缩感、烦躁、痉挛、意识丧失甚至死亡。处理：①立即停泵并夹住静脉管路；②将患者置于左侧卧位并保持头低足高位，该体位有助于气体浮向右心室尖部，避免阻塞肺动脉入口；③给予高流量氧气吸入；④有条件时可使用中心静脉导管抽出空气；⑤严密观察患者的病情变化，如有异常，则及时进行对症处理。

（6）肌肉痉挛：主要发生部位为腓肠肌、足部或上肢及腹部肌肉，常见原因包括低血压、低血容量、电解质紊乱（低钠、低钙、低钾）、超滤速度过快、应用低钠透析液等。处理措施：降低超滤速度，快速输入生理盐水100~200mL，或输入高渗葡萄糖溶液。预防措施：①防止透析低血压的发生，严格控制透析期间的体重增加水平；②采用高钠透析、碳酸氢盐透析或序贯透析；③纠正电解质紊乱。

（7）发热、寒战：非感染性发热多为致热原反应，透析前仔细检查透析用品的包装是否完好及消毒有效期；严格执行无菌操作；如患者发热，则应做血培养；对轻者静脉推注地塞米松5mg或静脉滴注琥珀酸钠氢化可的松50~100mg，对重者应停止透析，同时给予广谱抗生素。对感染性（如导管感染）发热者，可给予抗感染，必要时拔除深静脉置管并做血培养。

（8）急性溶血：患者表现为胸部紧压感、呼吸困难、背部疼痛，静脉回路血液呈深红葡萄酒色，若发现溶血，则应立即停止透析。禁止将透析管道及透析器中的血液输回体内。

（9）变态反应：透析30分钟内发生，轻者表现为皮肤瘙痒、荨麻疹、咳嗽、打喷嚏、腰背疼痛，重者表现为呼吸困难、濒死感、心搏骤停。处理：立即停止透析，吸氧，给予对症处理，不要将体外血液回输体内。

【注意事项】

透析过程中密切观察患者的生命体征及有无头晕、乏力、冷汗、头痛、呕吐、怕冷、发抖等不适。发现异常，及时处理。避免活动穿刺侧肢体，以防止因牵拉而压迫管路，甚至导致针头滑脱，造成失血、休克等不良后果。

第五节　胸外心脏按压技术

胸外心脏按压技术是通过增加胸腔内压力和（或）直接按压心脏驱动血流，维持心脏血液的充盈与泵出，诱发心脏的自主搏动的方法。有效的胸外按压能产生60~80mmHg的动脉压。

【目的】

在心脏停止跳动后，用胸外心脏按压的方法使得心脏被动射血，以带动血液循环，为全身组织器官供氧。

【评估】

（1）意识丧失：对大声呼唤或摇动无反应。

（2）呼吸停止：无呼吸。

（3）大动脉搏动消失：颈动脉、股动脉搏动消失。

【操作步骤】

（1）在安全的环境下，置患者于硬板上，使其平卧。

（2）轻摇患者肩部，大声询问："你怎么啦！"。

（3）若患者意识丧失、无呼吸，则立即请在场的其他人员呼叫"120"并携带除颤仪。

（4）松开患者的领口、裤带，右手触摸患者颈动脉。若颈动脉无搏动，则立即行心肺复苏(方法：跪式或站式紧靠患者右侧，确定按压部位，右手放于左手背，手指相互扣锁或翘起，肘关节伸直，依靠肩部和上身的力量垂直向下按压。按压部位：胸骨下 1/2，双乳头之间。按压深度：5~6cm。按压频率：100~120 次/分，按压和放松时间各为 50%)。

(5)通畅气道：检查并取下义齿，清除口、鼻腔内的分泌物，使用仰面抬颏法。

(6)若无呼吸，则立即行口对口人工呼吸 2 次。方法：右手抬患者颏，左手捏住患者鼻孔，用双唇包住患者口部(不留空隙)并给予人工呼吸。

(7)胸外按压与人工呼吸的比例为 30∶2(对婴幼儿和儿童，或双人操作时，比例为 15∶2)。

(8)5 个周期后，重新判断患者有无心跳。若动脉搏动恢复、抢救成功，则恢复患者体位。

【有效指征】

(1)能扪及大动脉(股、颈动脉)搏动，血压维持在 8kPa(60mmHg)以上。

(2)口唇、面部、甲床等的颜色由发绀转为红润。

(3)室颤波由细小变为粗大，甚至恢复窦性心律。

(4)瞳孔随之缩小，有时可有对光反应。

(5)呼吸逐渐恢复。

(6)昏迷变浅，出现反射或挣扎。

【并发症防治】

胸外心脏按压是一项有潜在创伤性的操作，受操作者的技术水平、患者自身体质等不同因素影响，患者可能发生肋骨骨折、胸骨骨折、损伤性血(气)胸、心脏创伤等并发症。

肋骨骨折

1. 评估标准

(1)局部疼痛且随咳嗽、深呼吸或身体转动等加重，同时可有骨摩擦感。

(2)胸壁血肿，胸部疼痛且胸廓稳定性受到破坏。

(3)多根肋骨骨折时可出现连枷胸。

(4)胸廓挤压试验出现间接压痛或直接压痛。

(5)胸片提示肋骨骨折。

2. 原因分析

(1)胸外按压用力过大或用力不当。

(2)按压位置不当，用力方向与胸壁不垂直。

(3)患者本身年龄大、骨质疏松或肋骨弹性减弱。

3. 预防措施

(1)按压位置正确，进行规律的不间断按压。

(2)用力标准，根据患者年龄和胸部弹性适当调整按压力量。

4. 处置方法

(1)单处肋骨骨折的治疗原则是止痛、固定和预防肺部感染。

(2)多处肋骨骨折的治疗原则是夹垫加压包扎或牵引。

(3)必要时行手术治疗。

损伤性血(气)胸

1. 评估标准

(1)气胸的主要表现：伤侧肺部分萎陷，萎陷在30%以下者，多无明显症状，萎陷超过30%者，可出现胸闷、气急、干咳；大量积气时，可发生呼吸困难；查体可见伤侧胸部隆起，气管向健侧移位，呼吸运动和语颤减弱，叩诊呈过度回响或鼓音，听诊发现呼吸音减弱或消失；X线检查提示患侧肺萎缩。

(2)血胸的主要表现：少量出血多无明显症状；中等量以上的出血(出血量在500～1000mL)可表现为失血性休克及呼吸、循环功能紊乱的症状，如面色苍白、口渴、血压下降、脉搏细速、呼吸急促、发绀、贫血等；X线检查可见伤侧胸膜积液阴影及液平面，纵隔向健侧移位。

2. 原因分析

进行胸外心脏按压时，用力过大、过猛或用力不当，导致肋骨骨折。若骨折端刺破胸膜腔，则形成气胸；若骨折端刺破血管，则引起血胸。

3. 预防措施

同肋骨骨折的预防措施。

4. 处置方法

(1)若为闭合性气胸，气体量小时无须特殊处理，气体可在2～3周内自行吸收；气体量较多时，则可安装胸腔闭式引流装置。

(2)若为张力性气胸，则可安装胸腔闭式引流装置将气体持续引出；必要时行剖胸探查，处理肺部伤口。

(3)给患者吸氧，必要时行机械辅助通气。需注意，对气胸患者行机械通气时必须进行胸腔闭式引流。

(4)血、气胸患者在肺复张后的出血多能自行缓解，若出血不止，除给予胸腔闭式引流和适当的输液外，还应考虑开胸手术止血。

(5)在上述处理的同时，应使用抗生素，以预防感染。

心脏创伤

1. 评估标准

(1)心脏创伤的临床表现取决于创伤的部位和严重程度。心脏轻度挫伤可不呈现临床症状，少数患者诉心前区痛。心电图检查可无异常征象。如挫伤引起心电图改变，则表现可多种多样且时常改变，常见的为室性或室上性期前收缩，其他如房性或室性心动过速、房室传导阻滞等。

（2）实验室检查可有心肌酶（包括 SGOT、CK、CK - MB、LDH 等）浓度升高，一般升高超过正常上限两倍有临床意义。

2. 原因分析

进行胸外心脏按压时，前下胸壁直接受压力撞击，可在心脏接受压力的部位或其对侧造成创伤，一般伤情较轻，多为心脏挫伤。

3. 预防措施

同肋骨骨折的预防措施。

4. 处置方法

（1）患者需卧床休息，给予心电监护。

（2）给予相应的药物治疗。

第六节　心脏电复律技术

心脏电复律技术是利用高能量电流，在瞬间经胸壁或直接通过心脏，使所有的心肌纤维在瞬间同时除极，从而消除异位性快速心律失常，使心脏起搏传导系统中具有自律性的窦房结发放冲动，控制心律，转复为窦性心律。

【目的】

通过电能去除心律失常、恢复窦性心律。

【分类】

（1）按紧急程度分为择期电复律、急诊电复律和即刻电复律。

（2）按放电时间分为同步直流电复律、非同步直流电复律。

【适应证】

（1）择期电复律：适用于有症状且用药物治疗无效的心房颤动、心房扑动患者。

（2）急诊电复律：适用于阵发性室上性心动过速伴心绞痛或血流动力学异常、心房颤动伴预激综合征患者。

（3）即刻电复律：适用于任何意识丧失或异位性快速心律失常患者。

（4）同步直流电复律：适用于心房颤动、非阵发性心房扑动、持续性室性心动过速、室上性心动过速。

（5）非同步直流电复律：适用于心室颤动、心房扑动。

【用物准备】

（1）除颤仪 1 台。

（2）氧气装置 1 套。

（3）心电监护仪 1 台。

（4）急救车 1 辆。

（5）吸痰器 1 台。

（6）气管插管 1 套。

【配合及注意事项】

（1）患者准备：具体如下。

1）向患者解释电复律的目的、必要性、操作过程及如何配合，消除其焦虑情绪。

2）术前 24～48 小时停用洋地黄和利尿剂。

3）更衣，清洁皮肤，去除金属饰物、义齿、眼镜。

4）吸氧。

5）建立静脉通道。

6）术前禁食 4 小时，排空大小便。

（2）仪器准备：具体如下。

1）检查除颤仪地线是否接妥。

2）检查除颤仪同步放电性能。

3）备好电极板及导联线。

（3）术中配合：具体如下。

1）在患者肩背下垫心脏按压板。

2）建立静脉通道，以便随时给予抢救药物。

3）松解患者的衣服、腰带，复律前测血压，给予吸氧。

4）连接好心电导联，以监测患者的心电、血压情况，贴放电极片时注意避开除颤部位。

5）进行同步直流电复律时，配合麻醉。当患者出现朦胧或嗜睡状态、回答问题呈含糊状时，即可进行电复律。

6）在两电极板表面涂以导电糊或包上盐水纱布，导电糊应涂抹均匀，盐水纱布湿度适中。

7）选择合适的能量，单向波除颤首次电击能量选择 360J，双向波除颤首次电击能量的选择应根据除颤仪的品牌或型号推荐，一般为 120～200J。

8）电极板应分别置于心底部，即胸骨右缘第 2、3 肋间和心尖部，也即左锁骨中线与第 5 肋的交点，电极板应紧贴皮肤，两个电极板之间的距离不小于 10cm。

9）充电。

10）操作者及工作人员不要与患者或病床接触，以免遭受误击。

11）按下放电按钮放电。

12）判断是否转复成功，如转复成功，则可取开电极板，关闭除颤仪电源；如转复不成功，则可充电加大能量，再次重复。

13）记录心电图。

（4）术后护理：具体如下。

1）患者卧床休息 1～2 天。

2）清醒后 2 小时内暂不进食，之后给予高热量、高维生素、易消化饮食。

3）持续心电监测至少 24 小时，注意患者神志、心率、心律、呼吸及血压的变化。

4）指导患者继续服用抗心律失常药物，以维持疗效。

5）安慰患者，减少患者的恐惧感。

6）注意观察患者有无因电击而导致的并发症，如有，则报告医师及时处理。

第五章

烧伤科专科护理技术操作

第一节　翻身床

　　翻身床(图 5-1)是一种治疗床。将患者妥善固定于翻身床上、下床片中间，患者可在仰卧位与俯卧位之间进行 180°的体位变换。翻身床的优点：可充分暴露创面，促进创面干燥；可避免创面长期受压，防止加重感染，预防压疮；便于大小便护理、医生换药；有利于进行体位引流等。翻身床现已广泛应用于大面积烧伤患者的治疗过程中。目前临床上使用的翻身床已从手动模式更新到电动模式，更加方便护理人员临床操作使用。

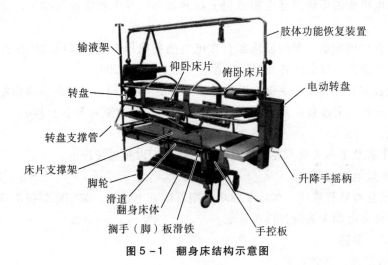

图 5-1　翻身床结构示意图

【适应证】

　　(1)大面积烧伤，尤其是躯干环形烧伤、臀部及背部烧伤时。通常用于休克期后。

　　(2)烧伤后并发肺部感染时，利用翻身床做体位引流。

　　(3)臀部压疮皮瓣转移术后。

【禁忌证】

(1)烧伤休克期。

(2)呼吸困难、全身极度水肿、使用冬眠药物、昏迷。

(3)有出血倾向、高热、活动性肺结核、重度动脉硬化、闭塞性脉管炎、严重心脑血管疾病。

【操作流程】

翻身床操作流程见表5-1、表5-2。

表5-1 首次上翻身床的流程

甲护士	乙护士
1. 洗手,甲、乙护士双人查对医嘱。	
2. 评估患者。	
3. 甲、乙护士共同检查翻身床的各部位零件是否灵活、牢固、安全。	
4. 甲护士向患者解释使用翻身床的目的、翻身过程中可能会出现的不适及配合要点	
检查翻身床前半部分的方向轮、靠背调节手柄、各部位螺丝、轴承、右侧搁手板及搁脚板(将其收回)、手控板(面板所有按键)	检查翻身床后半部分的方向轮、踩死脚轮刹车片、各部位螺丝、轴承、左侧搁手板及搁脚板(将其收回)、床片支撑架、升降手摇柄
甲、乙护士共同试翻一次,确保翻身床运作正常	
洗手,将床头卡挂于翻身床床尾	
铺前半部分棉垫:①在两肩部、腰椎两侧各放置一折叠棉垫;②在头、背部平铺一整块棉垫;③在暴露或半暴露创面铺一层无菌纱布垫(空出双侧肩胛骨、脊柱、骶尾部)	铺后半部分棉垫:①在两侧臀部及大腿各放置一双折叠棉垫;②在双小腿及足部平铺一整块棉垫;③在暴露或半暴露创面铺一层无菌纱布垫(空出排便孔、腘窝)
再次查对医嘱,告知患者床已准备好,讲解搬至翻身床的注意事项,嘱患者双上肢置于胸前,固定各管道,甲、乙、丙护士三人共同将患者抬至翻身床上。甲护士发口令"1、2、3",负责头、颈、肩;乙护士负责腰、臀部;丙护士负责双下肢,肛门应对准排便孔中间位置	
检查患者位置,妥善固定各管道,在头下置一折叠的棉垫,在双脚踝垫一折叠棉垫(空出足跟部)	
展开右侧的搁手板及搁脚板,将患者右上肢及右下肢外展	展开左侧的搁手板及搁脚板,将患者左上肢及左下肢外展
用手控板将床头抬高15°~30°	患者呈"大"字卧位
甲护士询问患者体位是否舒适,对患者进行健康教育:翻身床较窄,不可自行在床上翻身或做大幅度活动,若有不适,可及时联系护士	
洗手,查对医嘱,甲护士记录	

表5-2 使用翻身床翻身的操作流程

甲护士	乙护士
1. 洗手。 2. 乙护士查看患者翻身时间，向患者解释，取得其配合。 3. 评估患者。 4. 清理翻身床周围的杂物	
取出头下棉垫，将患者右上肢紧贴右侧胸壁，收回右下肢，收回右侧搁手板及搁脚板	将患者左上肢紧贴左侧胸壁，收回左下肢，取出脚踝下棉垫，收回左侧搁手板及搁脚板
铺前半部分棉垫：①在躯干前铺一整块棉垫；②在两侧肩部、腹部各放一折叠棉垫；③在暴露或半暴露创面铺一层无菌纱布垫（空出双侧锁骨、气管套管、耻骨联合处）	铺后半部分棉垫：①在两侧大腿各铺一折叠棉垫；②在双小腿及足部铺一整块棉垫；③在膝关节上、下各放一折叠棉垫；④在暴露或半暴露创面铺一层无菌纱布垫（空出会阴部、膝关节）
甲、乙护士共同合拢床垫及床片（床垫前端距气管套管5cm），旋紧螺丝，甲护士询问患者，听取主诉，嘱其做深呼吸动作，以放松身心	
甲护士将安全带两端递给乙护士，乙护士系紧安全带，甲、乙护士共同整理各管道及连线	
两人再次检查管道与仪器连线是否与翻身床转动方向相一致	
甲护士告知患者即将翻身，取得其配合	
乙护士摇下床片支撑架，两人共同查对床翻转的方向，乙护士按下左（右）翻身键，直至床完全翻转至俯卧位	
乙护士摇起床片支撑架	
甲、乙护士共同将安全带解开，取下螺丝，共同将床垫和床片抬下	
询问患者，听取主诉，评估患者的生命体征，观察其面色及口唇有无发绀、呼吸困难；查看床垫有无堵塞或挤压气管套管	放置管道及连线于合适位置，观察会阴部是否对准排便孔，可抬高床头15°~30°
展开右侧搁手板及搁脚板，将患者右上肢及右下肢外展	展开左侧搁手板及搁脚板，将患者左上肢及左下肢外展（患者呈"大"字卧位）
固定俯卧枕，在枕上铺棉垫，使患者额部置于枕上，撤除患者上半身的棉垫	撤除患者下半身棉垫，在双脚踝下垫棉垫，减轻双足脚趾压力
乙护士向患者解释翻身操作已完成，若有不适，则应及时联系护士	
洗手，双人查对医嘱，乙护士记录	

【注意事项】

（1）使用翻身床前检查所有部件，确保其灵活、牢固、安全。首次翻身前需向患者讲解翻身的流程和可能出现的不适，解除其顾虑，并说明使用翻身床对烧伤治疗的重要性，取得患者配合。

（2）严格掌握翻身指征，休克期患者不宜翻身。首次俯卧时间不宜过长，一般为30分钟至1小时，头面部烧伤合并吸入性损伤的患者，俯卧以15分钟为宜。首次翻身或手术后第一次翻身时应要求医师在旁。对躁动患者应准确评估其是否可以使用翻身床，床旁留专人陪护，必要时行保护性约束或停止使用翻身床。

（3）翻身前后评估患者的生命体征，观察病情变化，对危重患者应备急救车。

（4）翻身时上、下床片固定松紧适宜。若过紧，则会增加患者不适感；若过松，则翻身时患者身体可出现左右移动或肢体滑脱，易导致擦伤甚至坠床。

（5）仰卧位时足部应用挡脚板支撑，保持90°位置，防止足下垂。

（6）若包裹翻身床垫的床罩污染，则应及时更换，对翻身床使用后用1:1000含氯消毒剂擦拭，定期检修、上油，保证性能良好。若长期不用，则应盖防尘罩，并置于无腐蚀性气体和通风良好的室内。

【护理措施】

1. 维持有效呼吸

（1）严格掌握翻身床的使用指征，原则上患者休克纠正后才能上翻身床，即使患者生命体征平稳，无休克症状，也不宜过早上翻身床，一般在烧伤48～72小时后再使用翻身床治疗。

（2）保持俯卧位前充分评估患者有无头面颈部烧伤，判断肿胀程度、有无气道黏膜脱落。对严重呼吸道烧伤的患者要行预防性气管切开。对有气管切开的患者，保持俯卧位前应彻底冲洗气管套管，吸痰，必要时吸入3分钟纯氧，保证气道通畅，棉垫与套管的距离应>5cm，以免因气管套管口被床片堵塞而造成窒息；对危重患者应在床旁备急救车。

（3）第1次俯卧时间不宜过长，一般为30分钟至1小时，头面部烧伤合并吸入性损伤的患者以15分钟为宜。首次翻身或手术后第一次翻身时应要求医师在旁。

（4）翻身过程中加强与患者沟通，及时询问其有无不适。

（5）翻身后护士应密切观察患者的生命体征，尤其是血氧饱和度及呼吸状况，将床头抬高15°～30°，避免因头面颈部肿胀而发生窒息。患者俯卧位时，应对其加强气道管理，加强叩背，促进排痰。

窒息预案：一旦出现窒息，立即徒手翻身，使患者保持平卧，配合医生实施抢救，不能按常规流程使用翻身床片固定患者进行翻身，以防因两床片的压力作用而加重患者的气道压迫症状。同时加大吸氧流量至5～8L/min，并给予深部吸痰，刺激患者咳嗽，以利于气道坏死黏膜的排出。对因早期气道水肿致气道梗阻的患者，立即协助医生行气管切开术，必要时行环甲膜穿刺，以缓解气道梗阻症状，同时监测血氧饱和度，急查血气分析，必要时给予辅助呼吸。

2. 缓解疼痛

（1）翻身前告知患者翻身过程中可能出现的不适，对其做好心理护理。

（2）每次翻身后应抬高患肢，以利于静脉回流和减轻肿胀，从而减轻局部疼痛。

（3）熟悉操作流程，减少翻身时床片压迫患者的时间。

（4）根据疼痛评分量表评分，遵医嘱给予患者镇静、止痛药物，同时密切观察其病情变化及药物不良反应。

3. 预防压疮

使用翻身床的患者只能处于仰卧位或俯卧位，临床上为了便于患者休息，一般仰卧的时间大于俯卧的时间。在翻身时应对患者的枕部、肩胛部、骶尾部、足跟部等易受压部位给予保护，可用棉垫空出易发生压疮的关节和骨突部位。

4. 常见问题及其处理

（1）导管滑脱：①翻身前应检查导管是否固定妥当，气管套管固定带以能伸入 1 或 2 指为宜，气管切开切口一般为 3 ~ 4cm，若切口 >5cm，则应通知医生给予部分缝合；②翻身时应将氧气管暂时取下，使用呼吸机的患者应暂时分离呼吸机管路，可将尿袋置于翻身床床尾，输液器、负压管及监护仪连线等的放置与翻身床的转动方向相一致，以防止在翻身时因拉拽连线而导致滑脱；③翻身后重新连接呼吸机，给予患者吸氧，妥善固定各管道及监护仪连线。

气管套管脱出预案：气管套管一旦脱出，应安抚患者，避免其过度紧张，同时呼叫医师。若气管切开时间在 1 周以内，窦道未形成，则可用无菌止血钳撑开气管切口处，清理呼吸道，高流量给氧，配合医师行气管切开。若气管切开时间超过 1 周，窦道已形成，则应进行窦道给氧，观察生命体征，不可自行回纳气管套管。判断气管套管是否脱出声门。若气管套管未脱出声门，则应立即松开气囊，协助医师缓慢送回管道；若气管套管已经脱出声门，则需更换气管套管并重新置入，同时做好患者的心理护理及病情观察。报告护士长，护理组讨论分析脱管原因并制订相应措施。

（2）伤口出血：①严密观察敷料有无渗血，创面负压引流液的颜色及量；②若创面出血，则立即给予出血部位局部按压，报告医师。若出血量较多，则同时应观察患者有无面色苍白、肢端发凉、脉搏细速等表现。必要时建立静脉通路，以便于快速输液、输血。

（3）擦伤、坠床：①使用翻身床前双人检查翻身床的性能，以确保翻身床性能完好。评估患者的身高、体重及敷料情况，防止过瘦、过胖或敷料过厚导致患者在翻身过程中发生坠床。对于躁动患者，应准确评估其是否可以使用翻身床，床旁留专人陪护，必要时行保护性约束或停止使用翻身床。②首次上翻身床前需向患者详细介绍翻身床的使用流程，讲解翻身床对治疗的必要性，告知患者翻身床较普通病床窄，不可在翻身床上大幅度活动。③翻身时应由两名护士配合操作。清理床周杂物，铺薄厚适宜的棉垫，旋紧螺丝，固定好床片，检查患者身体有无外露，再移去床片支撑架；翻身后应先支起支撑架，再松开螺丝及安全带，移去床片，检查患者头部、双上肢、双足有无擦伤。

坠床的预案：当患者发生坠床时，立即检查患者的摔伤情况，并通知医师，就地检查患者的意识、受伤部位、伤情程度、全身状况等。如有异常，则应及时采取相应的急救措施。医师确定可以搬动患者后才可将患者搬至翻身床上，做好患者安抚工作。了解患者坠床经过，报告护士长，护理组讨论、分析坠床原因并制订相应措施。若因翻身床故障导致坠床，则需要及时对翻身床进行更换。

5. 减轻患者的焦虑及恐惧情绪

翻身床较窄，无安全护栏，较普通病床易出现坠床及肢体滑脱，且在患者使用翻身床的过程中，因缺乏安全感而易出现焦虑、恐惧心理。应根据患者的心理状况，有针对性地给予相应的心理护理。在使用翻身床前，护理人员应向患者详细介绍翻身床的使用原理及使用翻身床的优点，告知患者翻身过程中可能会出现短暂、轻微的不适，消除其恐惧心理，取得其配合。

【健康教育】

(1)患者首次使用翻身床治疗时，应向其讲解使用翻身床的流程、目的及配合要点，以取得其配合。

(2)向患者说明使用翻身床有任何不适时应及时与护士沟通。

(3)向患者解释进食半小时内不宜翻身，防止翻身时因床片压迫导致腹部压力升高而出现不适。

(4)使用翻身床的患者可因卧床导致肠蠕动减慢，故应鼓励患者多进食粗纤维食物，以预防便秘。

(5)翻身床较普通病床窄，不可在翻身床上进行大幅度活动，但可在翻身床上进行肢体主动或被动功能锻炼，以防止发生下肢深静脉血栓。

第二节　悬浮床

【目的】

(1)减少创面受压，缓解患者的痛苦，消除其紧张心理。

(2)促进血液循环，防止压力性损伤的发生，进一步促进创面的愈合。

(3)悬浮床可使人体处于失重状态，有利于人体体液再分配，从而达到抗休克的目的。

(4)其温控功能有利于低体温患者的温度补偿、减少创面渗出、促进创面干燥结痂等。

【适应证】

悬浮床适用于烧伤、烫伤、创伤(特别是在背部、臀部、双下肢者)、皮肤溃疡及长期卧床患者。

【禁忌证】

对骨折外伤需固定者、颈部牵引者、非稳定的脊髓损伤患者、体重超250kg或者身高超过2.10米的患者切忌使用悬浮床。低血压和休克期患者需使用该设备时应遵医嘱。

【评估】

评估患者的病情、意识、生命体征、心理状况、合作程度。

【操作前准备】

(1)用物准备：悬浮床、床单、无菌敷料 。

(2)患者准备：告知患者悬浮床的作用，取得患者同意，暴露创面。

(3)操作者：洗手，戴口罩。

(4)环境准备：温、湿度适宜，合理安排空间，以便于操作。

【操作步骤】

悬浮床的操作步骤见表5-3。

表5-3　悬浮床的操作步骤

操作步骤	要点与说明
1. 洗手，戴口罩	用七步洗手法洗手
2. 核对后解释使用悬浮床的目的	尊重患者，取得合作
3. 铺干净的滤单并用橡胶圈压紧	—
4. 用橡胶圈压紧滤单，床无沙粒漏出	—
5. 在干净的滤单上铺床单及烧伤垫	烧伤垫视患者的创面部位选择
6. 接通电源，打开总开关及水开关	—
7. 使用前开机预热2~4小时	预热时间根据天气情况而定
8. 设定控制面板：进行床体的温度和重量设定	目标控制温度一般以33~35℃为宜，也可根据患者的舒适度调节，报警温度应高于目标控制温度2℃。 在将患者放置在悬浮床之前，将称重系统清零，然后把患者放到悬浮床上，称重系统显示的是患者的实际体重
9. 踩下脚踏开关，暂停悬浮床运行	—
10. 洗手、戴手套，由甲、乙、丙三位护士共同将患者抬至悬浮床上，甲负责头、颈、肩，乙负责腰、臀部，丙负责双下肢	放置患者时悬浮床应停止运行
11. 踩脚踏开关，使悬浮床重新运行，协助患者取舒适卧位	—
12. 脱手套，洗手，核对医嘱，记录	—
13. 悬浮床的消毒：停止使用悬浮床时，按左移键，选择消毒模式，开启消毒，消毒时间约为90分钟，此时其他所有按键处于无效状态，若需中途取消消毒，则应断电重启	消毒完成后消毒功能自动停止，并恢复至正常操作界面，此时应开窗通风30分钟

【注意事项】

(1)确认安放悬浮床的地面能够承受设备的全部重量(承载区能够承受的重量不小于1000kg)。

(2)床上避免放置尖锐利器,以免损坏滤单。

(3)切忌将患者直接放在滤单上,应在滤单上放置经过消毒的床单及烧伤垫,以吸收患者的体液,且床单及烧伤垫需经常更换。

(4)将患者移入悬浮床前,必须调悬浮床温度至适宜温度。

(5)当尿频或小便失禁的患者使用悬浮床时,应留置导尿管,以防止因尿液等液体大量进入床内而影响颗粒的流态化。

(6)防止脂类或油脂类产品(如治疗表皮损伤的药物)以及患者血液或患者治疗中产生的过量液体流入悬浮床的颗粒中。

(7)切忌将患者长期置于颗粒无法正常流化的悬浮床上。

(8)不得在强电磁场环境下使用悬浮床。

(9)消毒必须在无人条件下进行,消毒后通风30分钟才能再次使用设备。

(10)抢救患者时,应在关闭开关停止悬浮状态并于床上放置木板后方可进行抢救。

(11)治疗结束时,先停止悬浮状态,移开患者,再关闭总开关,拔下电源线。

(12)对悬浮床进气口的过滤器要进行定期检查并清理其中的灰尘,建议每周清理或更换一次。

【并发症的预防及处理】

1. 脱水和电解质紊乱

卧于悬浮床的患者由于长期置于干热环境中,水分蒸发快,据估算可比正常水分丢失量增加两倍,容易引起患者脱水及高钠血症、高钾血症等电解质紊乱。

预防及处理:

(1)严密观察患者的生命体征并准确记录。

(2)观察患者的尿量变化,并准确记录24小时出入量。

(3)鼓励患者多饮水。

(4)监测患者的电解质情况。

2. 肺部感染

卧悬浮床的患者由于体重的原因身体下沉,肺部的功能有不同程度的受限,若护理不当,则易造成肺部感染。

预防及处理:

(1)定时给患者翻身、叩背。

(2)鼓励患者做间歇性深呼吸、咳嗽,以促进排痰。

(3)做好气道湿化:按时雾化,进行气管内滴药。

(4)保持呼吸道通畅,给予及时吸痰,避免因痰液堵塞而窒息。

【健康教育】

向患者讲解卧悬浮床的使用目的,对初次卧悬浮床的患者做好心理护理,消除其恐惧心理，介绍疾病的相关知识。

第三节　大型远红外线治疗机

【目的】

（1）保持创面干燥，加速血液循环，预防和控制感染。

（2）刺激肉芽及上皮组织生长，达到治疗疾病的目的。

【适应证】

烧伤患者。

【禁忌证】

有出血倾向、高热者。

【评估】

评估患者的病情、心理状况，评估环境。

【操作前准备】

（1）用物准备：远红外线治疗机。

（2）患者准备：向患者解释远红外线治疗机的作用，取得患者同意及良好配合，暴露创面。

（3）环境准备：温、湿度适宜，合理安排空间，以便于操作。

（4）操作者准备：洗手，戴口罩。

【操作步骤】

远红外线治疗机的操作步骤见表5－4。

表5－4　远红外线治疗机的操作步骤

操作步骤	要点和说明
1. 洗手，戴口罩	用七步洗手法洗手
2. 核对后解释远红外线治疗的目的	尊重患者，取得合作
3. 协助患者取舒适体位，充分暴露创面	保护患者隐私，适当遮挡
4. 接通电源，打开架体上的"总开关"	—
5. 开机默认35℃，按压"设温"键，在五个温度档位中任选一档作为预设温度	—
6. 架体按前、中、后分为Ⅰ、Ⅱ、Ⅲ区，根据需要按压各区相应按键，使其工作	—
7. 按压"照明"键，可打开或关闭照明灯	—

操作步骤	要点和说明
8. 点动"面板"上"★"下隐藏的"锁机"指示灯，持续按压"锁机"键5秒钟，解除锁机	当"锁机"指示灯亮时，其他键均被锁定无法操作。锁机具有断电记忆功能，再次通电后还保持断电前状态
9. 整理床铺，做好记录，询问患者有无其他需求	—
10. 加强巡视	观察皮肤颜色，防止发生烫伤

【注意事项】

（1）仪器功率较大，为保证安全，须配置足够容量的电源，确保运行需要，并配置接地良好的三孔插座，确保接地良好。

（2）仪器为微电脑程序控制，使用时应避免强电磁场干扰。

（3）为避免测温不准，感温头必须自由悬垂。

（4）每次关机后须等3分钟后方可再开机。

（5）使用时医护人员应定时巡视，被辐射部位一般应裸露，以提高疗效。

（6）使用中，"架体"离体表高度一般为0.8m左右。

（7）使用中，易燃、易爆物品切勿接近"架体"。

（8）严禁碰撞和剧烈振动。

（9）为保证仪器功能，对架体下"净化窗"内的净化层须三个月打开更换一次。

（10）对保暖帘应定期清洗或更换，保持整洁卫生。

（11）更换灯泡时，要首先切断电源"总开关"，再进行操作。

（12）仪器应定期检查保养，查看螺钉紧固情况、电源接地情况、表面清洁状况等，及时处理，排除不安全因素。

（13）设备长期不用时，应置于干燥、通风处。

（14）带有累积计时的治疗机，易受到外界强电磁场干扰，会使"累积计时"出现错乱。排除方法：关闭"总开关"5秒钟，再打开"总开关"，连续按压"清零"键5秒钟，使累积计时全部为"零"，即可排除。

【健康教育】

向患者讲解使用远红外线机治疗的目的，介绍疾病的相关知识。

第四节　负压创面治疗技术

负压创面治疗技术是利用负压吸引装置与特殊创面敷料相连接，间歇或持续地在创面处产生低于大气压的压力，以促进创面愈合的治疗方法。该技术目前在临床上主要用于治疗各种急性创面和慢性创面。

【负压治疗的作用及机制】

负压治疗可保护创面、促进创面愈合，主要用于植皮区准备，可提高植皮成活率及患者的舒适度等。其机制为减少创面分泌物，提供湿润环境；减轻水肿，改善局部血运；促进血管化、肉芽形成；加速上皮细胞生长和创面上皮化；防止外界环境中微生物侵袭感染；促进创面基底血管化，固定皮片；减少换药频率，减轻换药疼痛，控制创面的渗出与异味。另外，负压治疗还可减轻护理人员的工作量，缩短住院时间，预防并发症。

【适应证】

(1)成人或小儿深Ⅱ度烧伤创面、创伤创面、电烧伤创面、热压伤创面、肉芽创面、真皮替代物移植创面或植皮创面术前准备、植皮创面术后固定。

(2)慢性创面，如糖尿病足溃疡、压疮、静脉溃疡等。

(3)大面积皮肤软组织缺损及严重污染创面、撕脱伤。

(4)腹部伤口、四肢软组织缺损伤口、坏死性筋膜炎等。

【禁忌证】

(1)伴有坏死焦痂的Ⅲ度烧伤创面不可使用负压治疗，如需使用，则必须去除坏死组织后再应用负压治疗。

(2)当存在活动性出血、血管及神经裸露未予覆盖、局部恶性肿瘤、大量坏死组织、供养动脉病变、硬脑膜缺损伴脑脊液漏等的创面时，不可使用负压治疗。

(3)对裸露的内脏器官表面谨慎使用负压治疗。

(4)合并厌氧菌、真菌感染创面，脓皮病创面以及大面积烧伤休克期，不建议使用负压治疗。

【并发症】

负压治疗常见的并发症为周围皮肤浸渍、湿疹等。负压材料覆盖创面时间过长，肉芽组织会过度生长，移除材料时易造成创面出血及组织损伤；若覆盖材料遗留在创面组织中，则易继发感染。此外，负压值选择不当，可造成创面出血或皮肤缺血坏死。

【护理】

1. 体位护理

术后患肢制动，用软枕抬高 20°~30°，使创面悬空，置于功能位，避免压迫引流部位。

2. 心理护理

向患者讲解疾病的病因病程、治疗方法及愈合效果，让患者充分了解病情及治疗情况，向其介绍治疗过程中需注意及配合的事项，让患者了解情绪、饮食等对创面愈合的影响。尽量减少患者的恐惧和焦虑情绪，加强患者对治疗的信心。

3. 负压护理

(1)吸引压力：负压源的压力要维持有效的负压值，具体压力参数详见表 5-5。

表5－5　负压治疗成人不同类型创面的推荐参数

创面类型		负压值［kPa（mmHg）］
创伤创面	急性期创面	－8.0～－5.3（－60～－40）
	非急性期创面	－16.0～－9.3（－120～－70）
急性糖尿病足	—	－12.0～－8.0（－90～－60）
慢性糖尿病足	—	－9.3～－6.6（－70～－50）
其他慢性溃疡	—	－16.0～－9.3（－120～－70）
烧伤创面	急性期深Ⅱ度烧伤创面	－12.0～－5.3（－90～－40）
	非急性期深Ⅱ度烧伤创面	－12.0～－8.0（－90～－60）
	电烧伤创面	－12.0～－8.0（－90～－60）
热压伤创面	—	－12.0～－8.0（－90～－60）
植皮创面	真皮支架移植术创面	－10.6～－6.6（－80～－50）
	自体皮移植术创面	－10.6～－6.6（－80～－50）

注：1mmHg＝0.133kPa。

（2）注意保持创面密封，观察敷料是否塌陷，若创面敷料隆起或管型不佳，则提示透明半透膜松脱或破损，此时应避免按压泡沫敷料，否则吸附的液体被挤压到周围皮肤上，可使透明半透膜因粘贴不牢而漏气。

（3）观察一次性负压吸引装置的连接是否紧密，预防脱管。防止受压、折叠，引流管应处于低位，以便于引流，保证引流通畅。

（4）密切观察引流液的量、颜色和性状，并准确记录，做到勤观察、勤汇报。

（5）严密观察创面周围变化，包括创面周围皮肤的色泽、温度、肿胀程度等，有异常及时报告医师。

4. 营养支持

负压吸引的引流物中含有大量蛋白质，为防止机体出现负氮平衡，应鼓励患者进食高热量、高蛋白、富含维生素的食物，必要时给予静脉营养支持治疗。

5. 疼痛护理

治疗过程中随时与患者沟通，询问患者创面负压吸引的主观感受。根据疼痛评分，给予对应的处理措施，必要时给予药物镇痛，提高舒适性，进而提高患者的治疗依从性。

6. 功能锻炼

指导患者进行关节主动、被动运动，远端关节的屈伸、旋转练习及肌肉等张收缩运动等，以促进血液循环，防止静脉血栓、关节僵硬和肌肉萎缩等并发症的发生。

7. 常见问题及处理

（1）透明半透膜粘贴不牢或破损：注意观察敷料与皮肤接触处是否卷边、松动、破损，敷料与负压管和冲洗管包裹处容易因被拉松动、封闭不严而漏气，如有漏气，则需再用敷料覆盖封闭；粘贴敷料时采用无张力粘贴，以免形成张力性水疱。对于皮肤菲薄或合并有病变的患者，在粘贴和揭除敷料时，要避免暴力撕扯，粘贴也不应过紧，以免导致损伤。透明半透膜具有透气性，一般不会引起局部皮肤不适，如有不适及时处理，防止患者抓挠，导致敷料破损。

（2）引流管堵塞：堵塞时可见引流管中有一段固体样的引流物堵塞管腔，并因此截断了负压源，使敷料鼓起，不见管形。可通过挤捏管腔、注射器注射无菌生理盐水或用无菌生理盐水间断冲洗来恢复引流管的通畅。多次操作如仍然不通畅，则需要更换负压引流管。

（3）敷料鼓起：气压管道受压、折叠、引流等接头漏气及负压源异常（包括吸引器损坏所致负压压力不够、中心负压表头损坏、中心负压停止、停电或电源短路等），可导致敷料鼓起，可见到引流管管形，应根据具体原因具体处理。

（4）活动性出血：正常时，24 小时内引流出血性液体 200～300mL，生命体征稳定；如 24 小时内引流量超过 300mL，或发现有大量鲜血被吸出，则应立即关闭负压吸引装置，及时通知医生处理。

第五节　红光治疗仪

红光是波长为 620～760nm 的可见光，对组织的穿透力最强，其他光线随波长缩短穿透能力依次减弱。它对人体组织的穿透深度可达到 30mm 以上，可直接作用于血管、神经末梢、淋巴管和皮下组织发挥治疗作用。传统的创面治疗周期长，增加了局部疼痛及感染的发生率，红光可被人体细胞的线粒体吸收，通过光化学作用，促进物质代谢，使细胞活性增强，促进上皮组织增生，改善局部血液循环，促进胶原沉积，加快肉芽组织生成，促进组织的修复，加快伤口、创面的愈合，缩短治疗时间，减轻患者的痛苦。

【护理评估】

1. 红光治疗前评估

（1）仪器：①治疗仪的电源线接触是否良好；②治疗仪的控制面板各功能键是否正常；③底座是否稳固；④仪器各部件有无松动等。

（2）患者：具体如下。

1）健康史：具体如下。①一般情况：了解患者的性别、年龄、饮食、身高、体重、睡眠情况等。②外伤史：了解患者受伤的原因和性质、受伤时间、有无危及生命的损伤，创面已采取的治疗措施及效果。③既往史：了解患者的营养状况，有无光过敏史，以及是否有癫痫、骨折、呼吸系统疾病、心血管疾病等。

2）身体状况：评估患者的生命体征是否平稳，有无口渴、面色苍白或发绀、皮肤湿冷、尿量减少、烦躁不安或意识障碍等血容量不足的表现；评估创面的位置、面积、深度，有无疼痛、出血、感染；了解患者的辅助检查有无异常。

3）心理－社会状况：各种外伤遗留的畸形或者功能障碍可能会对患者的心理造成影响，特别是未婚青年，会出现焦虑、绝望，甚至自杀心理，故需评估患者及家属的心理承受程度及心理变化，了解家庭成员、单位同事对患者的关心及支持程度，了解患者家庭的经济承受能力。

2. 红光治疗后评估

观察照射部位有无红肿、灼伤，有无视物模糊等并发症。

【护理措施】

（1）向患者及家属讲解红光治疗的作用。红光是一种可见光、无辐射。红光治疗可以减轻疼痛、减少渗出、减轻局部水肿、促进肉芽组织生长、促进伤口愈合。护士应让患者及家属了解红光治疗的优点，使其能主动配合红光治疗。

（2）在照射治疗的过程中，护士应经常询问患者有何不适；勤观察创面，如创面过于干燥，则可喷洒生理盐水，或者覆盖敷料，以保持创面湿润、促进细胞生长、保证创面湿性愈合。

（3）并发症的预防和护理。

1）皮肤灼伤：①红光治疗仪光源距创面距离≥10cm，在治疗前协助患者取舒适体位，调节好距离，治疗过程中护士需严密观察患者的反应，并经常询问患者有无不适。治疗期间嘱患者不可自行变换体位，患者及家属不可随意调节仪器的位置。②在灼伤的处理方面，可根据灼伤程度采取相应措施，给予局部降温、冷敷，对严重者的处理方法同烧伤的治疗。

2）眼部不适：红光治疗期间应给患者佩戴特制护目镜或眼罩；告知家属及同病室人员不可直视光源；操作者治疗时也应自我保护，不可直视光源。一旦出现视物模糊现象，则应闭目休息，一般情况下，症状可自行缓解。若闭目休息后眼部不适症状未见减轻，则应及时前往眼科就诊。

【注意事项】

将光源头对准创面进行照射，照射距离为15～20cm，体表温度在36℃左右。单次照射时间为10～20分钟，每日照射1或2次，5～7天为一个疗程。

【健康教育】

（1）红光治疗期间患者不可随意变换体位，在不影响照射距离时局部可轻微活动。禁止擅自移动光源或触碰仪器操作系统，光源距离、剂量及治疗模式的设置都有严格要求，否则会直接影响治疗效果，甚至出现皮肤灼伤等严重后果。

（2）治疗期间注意保护眼睛，需佩戴护目镜或者眼罩，禁止自行取下。家属及同病室人员不可直视光源。

（3）红光治疗时如出现任何不适，则应立即告知医护人员，切不可忍受至治疗结束。

第六节　烧伤浸浴

浸浴是指将患者身体全部浸于温热盐水或者药液中一定时间的方法，是烧伤治疗的重要措施之一。

【作用】

(1)清除、引流创面脓性分泌物及促进疏松的脓痂和坏死组织软化、分离。

(2)减少创面细菌与毒素的量。

(3)控制感染，促使烧伤后期残余小创面愈合。

(4)减轻患者换药时的疼痛，减少创面再损伤。

(5)在温水中活动可减轻疼痛，促进血液循环，改善功能。

【护理评估】

(1)环境：室温28～30℃，水温38～40℃，水温一般以高于体温1～2℃为宜。

(2)患者：生命体征是否平稳、有无传染性疾病、女性患者是否在月经期、有无气管切开等。

【护理措施】

(1)浸浴前应向患者做好健康宣教工作，尤其是对初次浸浴的患者，应向其解释浸浴治疗的目的、过程及注意事项，解除患者的担忧，减轻其心理压力，争取患者及家属的配合。

(2)浸浴过程中应注意观察病情(如意识、面色、呼吸情况)变化，防止虚脱。如患者感到不适，则应立即停止浸浴并监测生命体征，必要时给予氧气吸入、心电监护等。浸浴中可口服糖盐水或继续补液，初次浸浴不宜超过30分钟，以后逐渐延长，以1～1.5小时为宜。

(3)保持患者各管道通畅，对气管切开患者应注意保持气道通畅，避免浸浴药液进入气道。尿袋应低于膀胱位，病情允许时夹闭尿管，防止尿液反流。对有静脉输液管道者，穿刺部位应用防水敷料给予保护。

(4)浸浴中应做好消毒隔离措施，医务人员应佩戴无菌手套，必要时佩戴护目镜、穿隔离衣。对有头面部烧伤者，应先清洗颜面部和头部，再清洗躯干、肢体、会阴、肛周，以免污染颜面部。

(5)浸浴后迅速用干纱布吸干水分，注意保暖。监测患者的体温变化。浸浴后患者可有体温升高、心率加快、疲乏等全身反应，这可能是由浸浴加速毒素吸收引起的。

(6)浸浴水疗槽(图5-2)的清洗消毒方法和步骤如下。

1)洗浴完毕，排掉槽体内的污水，用手或专用工具清除掉在槽体内的大块痂皮、毛发，用专用水管认真冲洗，冲刷槽内的微小痂皮、毛发、污尘等，待排完槽体内的污水，点动"冲浪"键排除管道内的积水(注意："冲浪"功能不可长时间工作，本程序

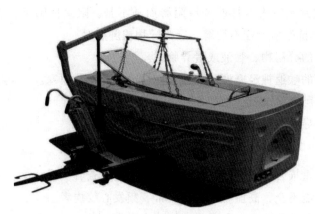

图5-2 浸浴水疗槽

设定，点动一次，冲浪工作3秒，最多不能连续点动超过3次，以避免冲浪泵在无水时工作，损坏泵体），用"水管"短暂冲洗槽体后，关闭"排水开关"。

2）将浴槽水位调至合适档位，点"自动运行"键，待达到设定水位后，在水中加入适量的含氯消毒剂，使浓度达到1000mg/L，并启动"消毒"功能，工作时间不少于10分钟，充分对槽体内看不见的管道内壁进行消毒，待排出槽体内的积水后，再次用清水对槽体进行冲刷，排出冲刷水后，再次点动"冲浪"键，排掉管道内的积水，关闭"排水开关"。

3）用浴槽布罩罩住槽体，利用臭氧对浴槽及管道进行消毒，时间不少于10分钟，关闭电源，浴槽消毒完毕。

【注意事项】

（1）对有严重心肺合并症者、月经期女性、基础情况差者、有可能发生虚脱者，禁止浸浴。

（2）大面积烧伤早期在局部肉芽屏障未形成前不宜浸浴，因此时焦痂未分离，故应保持其干燥、完整。浸浴会使其软化，可导致创面感染扩散。

（3）浸浴前测量患者的生命体征，向其交代注意事项，并嘱患者排便。

（4）随时监测水温变化，避免水温过高、过低，防止再次烫伤或受凉。

第七节 纤维支气管镜

纤维支气管镜（简称纤支镜）检查是利用光学纤维内镜对气管、支气管的管腔进行的检查。临床上可使用纤维支气管镜在直视下行活检或刷检、钳取异物、吸引或清除阻塞物、做支气管灌洗和支气管肺泡灌洗、行细胞学或液性成分检查。

【适应证】

（1）原因不明的咳血需要明确病因及出血部位或需要局部止血治疗时。

（2）胸部 X 线片示有占位性改变或阴影而肺不张，阻塞性肺炎、支气管狭窄或阻塞，刺激性咳嗽经抗生素治疗不缓解，疑为异物或肿瘤时。

（3）清除黏稠的分泌物、黏液或者异物时。

（4）原因不明的喉返神经麻痹、膈神经麻痹或上腔静脉阻塞。

（5）行支气管肺泡灌洗及药物治疗。

（6）引导气管导管，进行经鼻管插管。

【禁忌证】

（1）肺功能严重损害、重度低氧血症、不能耐受检查者。

（2）严重心功能不全，高血压或心律失常、频发心绞痛者。

（3）严重肝、肾功能不全，全身状态极度衰竭者。

（4）出、凝血机制严重障碍者。

（5）哮喘发作或大咳血者、近期上呼吸道感染或高热者。

（6）有主动脉瘤破裂危险者。

（7）对麻醉药过敏、不能配合检查者。

【使用方法】

纤维支气管镜可经鼻腔或口腔插入，目前大多数经鼻腔插入。患者常取平卧位，不能平卧者可采取坐位或半坐位。纤维支气管镜可以在直视下自上而下检查各叶、段支气管。支气管镜的末端可以做一定角度的旋转，术者可依据情况控制角度调节钮。

【护理】

1. 术前护理

（1）患者准备：向患者及家属说明检查的目的、操作过程及有关配合注意事项，加强对其的心理护理，消除其紧张情绪，取得其合作。患者术前 4 小时禁食、禁水，以防发生误吸。患者若有活动义齿，则应提前取出。

（2）术前用药：评估患者对消毒剂、局麻药或其他术前用药是否过敏，防止发生过敏反应。术前半小时遵医嘱给予阿托品 0.5mg 和地西泮 10mg 肌内注射，以减少呼吸道分泌物并进行镇静。

2. 术中配合

（1）护士密切观察患者的生命体征和反应。

（2）按医师指示经纤维支气管镜滴入麻醉剂，做黏膜表面麻醉。

（3）根据需要配合医师做好吸引、灌洗、活检、治疗等相关操作。

（4）准确记录灌洗液的出入量，注意观察引流液颜色、量、性状等的变化。

（5）当患者出现血氧饱和度下降、心率突然增快或减慢时，立即通知医师，必要时暂停操作，遵医嘱配合医师处理。

3. 术后护理

（1）病情观察：密切观察患者有无发热、胸闷、呼吸困难，观察分泌物的颜色和特征。向患者说明术后数小时内（特别是活检后）会有少量的咳血及痰中带血，不必担心，若为咯血，则应通知医师，并注意防止窒息的发生。

（2）避免误吸：术后2小时内禁食、禁水。局部麻醉作用消失，咳嗽和呕吐反射恢复后可进温凉的流质或半流质饮食，应先试验小口喝水，待无呛咳后再进食。

（3）减少咽部刺激：术后数小时内避免说话和咳嗽，使声带得以休息，以免发生声音嘶哑和咽喉部疼痛。

第六章

烧伤科常用护理技术操作规程

第一节　多参数监护仪操作规程

【目的】

动态监测患者的生命体征，及时观察患者的病情变化，为临床诊断、治疗提供依据。

【评估】

(1)患者的病情、监护目的。

(2)多参数监护仪的性能。

(3)了解患者的心理状况、对疾病的认识及患者家庭的经济状况等。

【操作前准备】

(1)用物准备：多参数监护仪(惠普床边监护仪系统)、棉签、酒精、电极片。

(2)患者准备：清洁电极片安放处的皮肤，如果需要，则可剃除该处体毛。

(3)环境准备：整理工作空间，以便于操作。

【操作步骤】

多参数监护仪的操作步骤见表6-1。

表6-1　多参数监护仪的操作步骤

操作步骤	要点说明
1. 根据医嘱准备用物。用干布或酒精纱布擦拭机身及屏幕，接所需检测项目的模块连接电缆线、橡胶管、血氧饱和度探头，选择合适的无创血压袖带	—
2. 携用物至床旁。查对患者的床号、姓名，做好解释工作，取得患者的配合	向患者讲解使用多参数监护仪的目的及配合方法

操作步骤	要点说明
3. 将多参数监护仪放置稳妥，接通电源	将多参数监护仪固定于墙上，或平稳地放置于治疗车或床头柜上
4. 打开电源开关	打开开关后多参数监护仪会自检，在此过程中不要对多参数监护仪进行任何操作
5. 皮肤准备：先用电极片上的小磨片轻轻环形摩擦电极片安放处的皮肤，再用75%酒精或肥皂水清洗电极片安放处的皮肤	皮肤准备可减少干扰，以获得最佳的心电信号
6. 安放电极片	①电极片粘贴不牢可随时更换。若电极片使用超过48小时，则建议更换。 ②三导联安放位置：白色右臂RA电极在锁骨下靠近右肩，黑色左臂LA电极在锁骨下靠近左肩，红色左腿LL电极在左下腹。 ③五导联安放位置：白色右臂RA电极在锁骨下靠近右肩，黑色左臂LA电极在锁骨下靠近左肩，棕色胸部C电极在第四肋间胸骨左缘（根据监测胸导联的不同，具体安放位置不同），绿色右腿RL电极在右下腹，红色左腿LL电极在左下腹
7. 将各导联线接在相应的电极片上	①按扣型电极片：先将电极片连接在导联线上，再贴在患者身上。 ②检测呼吸：通过ECG电极进行
8. 将指套传感器套在患者指尖上，使光点对准指甲盖中心点，将电缆平置于手背上，用腕带或胶布固定	涂指甲油的患者需要除去指甲油
9. 选择合适的气囊袖带并接于橡胶管上	选用大小合适的气囊袖带，气囊袖带至少应包裹上臂的80%。大多数成年人的臂围为25~35cm，可使用气囊长22~26cm、宽12cm的标准规格袖带。肥胖者或臂围大者应使用大规格的气囊袖带；儿童应使用小规格的气囊袖带
10. 将无创血压袖带缠绕在上肢或下肢上	①驱尽袖带内的空气，将其平整置于上臂中部，下缘距肘窝2~3cm，松紧以能插入一指为宜，或将下肢袖带缠于大腿下部，其下缘距腘窝3~5cm ②勿在有输液、插导管的肢体上安放袖带，否则可能会导致导管周围组织的损伤

续表

操作步骤	要点说明
11. 通道安排	①无创血压测量方式有三种：单次手动测量、自动测量、快速测量。单次手动测量：按模块上的 START 启动单次手动测量。自动测量：按模块上的 NBP ，选择"更改测量方法""更改重复时间"。快速测量：按模块上的 START 或按模块上的 NBP 后选择"即刻无创血压"。 ②停止某一次测量：按" STOP NBP "（停止无创血压）或模块上的 STOP 键
12. 按 监护仪设定 ，选择"显示器设定"，选择"数值通/断"开通检测项目，选择"选择项目""变更内容"，将所检测项目依次安排在 1、2、3、4 通道上，按 主屏 恢复屏幕显示	①快速测量就是 5 分钟内连续测量。 ②开机后通道设定恢复到前次使用者的设定上
13. 调整波形大小	按模块上的具体调节项目键，选择"Adjust Size"（改变波形大小）
14. 设定报警：按面板上的报警键，在屏幕提示下将各参数报警接通，设定报警范围	报警范围根据患者的具体情况设定。通常设定：心率 60～100 次/分、呼吸 16～20 次/分、血氧饱和度 95%～100%
15. 整理床铺，整理线缆，清理用物，做好记录，询问患者有无其他需求	—
16. 加强巡视，记录数据，观察病情变化	—

【健康教育】

(1)向患者讲解使用多参数监护仪的目的，消除患者的紧张情绪及心理负担。

(2)向患者讲解配合方法，如保持心情平静、卧位舒适；当进行袖带充气时，勿弯曲监测肢体；监测血氧饱和度的肢体不要受压；勿在监护仪上放物品，防止线缆弯折或液体洒在监护仪上。

第二节　鼻氧管给氧法技术操作规程

【供氧装置】

(1)氧气筒及氧气压力表。

(2)管道氧气装置(中心供氧装置)。

【装表法】

(1)氧气筒及氧气压力表：将氧气筒置于氧气架上，打开总开关(逆时针转1/4周)，使少量氧气从气门处流出，随即迅速关上(顺时针)，达到避免灰尘吹入氧气表、清洁气门的目的；然后将氧气表稍向后倾，置于氧气筒气门上，用手初步旋紧，再用扳手拧紧，使氧气表直立于氧气筒旁；连接一次性湿化瓶；确认流量开关处于关闭状态，打开总开关，再打开流量开关，检查氧气装置有无漏气，确保流出通畅后关紧流量开关，推至病房待用。装表法可简单归纳为"一吹"(尘)、"二上"(表)、"三紧"(拧紧)、"四查"(检查)。

(2)管道氧气装置(中心供氧装置)：将流量表安装在中心供氧管道氧气流出口处，连接一次性湿化瓶；打开流量开关，调节流量，确保指示浮标能达到既定流量(刻度)、全套装置无漏气后备用。

【目的】

通过给氧，提高动脉血氧分压和动脉血氧饱和度，增加动脉血氧含量，纠正各种原因造成的缺氧状态，促进组织的新陈代谢，维持机体生命活动。

【操作前准备】

(1)评估患者并解释：具体如下。

1)评估：患者的年龄、病情、意识、治疗情况、心理状态及配合程度。

2)解释：向患者及家属解释吸氧法的目的、方法、注意事项和配合要点。

(2)患者准备：具体如下。

1)了解吸氧法的目的、方法、注意事项及配合要点。

2)体位舒适，情绪稳定，愿意配合。

(3)环境准备：室温适宜、光线充足、环境安静、远离火源。

(4)护士准备：衣帽整洁，修剪指甲，洗手，戴口罩。

(5)用物准备：具体如下。

1)治疗盘内备：小药杯(内盛冷开水)、纱布、弯盘、鼻氧管、棉签、扳手。

2)治疗盘外备：氧气管道装置或氧气筒及氧气压力表装置、用氧记录单、笔、标志。

【操作步骤】

鼻氧管给氧法的操作步骤见表6-2。

表 6 - 2　鼻氧管给氧法的操作步骤

操作步骤	要点说明
1. 携用物至床旁，核对患者的床号、姓名、腕带	确认患者
2. 用湿棉签清洁双侧鼻腔并检查	检查鼻腔内有无分泌物堵塞及异常
3. 将鼻氧管与一次性湿化瓶的出口相连接	—
4. 调节氧流量	根据病情遵医嘱调节氧流量
5. 湿润鼻氧管	将鼻氧管前端放入小药杯冷开水中湿润，并检查鼻氧管是否通畅
6. 将鼻氧管插入鼻孔 1cm	动作轻柔，以免引起黏膜损伤
7. 将鼻氧管环绕患者耳部向下放置并调节松紧度	松紧适宜，防止因导管太紧而引起皮肤受损
8. 记录给氧时间、氧流量、患者反应	便于对照
9. 观察缺氧症状、实验室指标，判断氧气装置有无漏气，观察有无氧疗不良反应	有异常及时处理
10. 停止用氧，先取下鼻氧管	整理床单位
11. 安置患者，体位舒适	—
12. 卸表	氧气表：关闭总开关，放出余气后，关闭流量开关，卸表。中心供氧：关闭流量开关，取下流量表
13. 用物处理	一次性用物消毒后集中处理，在氧气筒上悬挂"空"或"满"标志
14. 记录	停止用氧时间及效果

【注意事项】

（1）用氧前，检查氧气装置有无漏气，是否通畅。

（2）严格遵守操作规程，注意用氧安全，切实做好"四防"，即防震、防火、防热、防油。搬运氧气瓶时要避免倾倒撞击。氧气筒应放于阴凉处，周围严禁烟火及易燃品，距明火至少5m，距暖气至少1m，以防引起燃烧。对氧气表及螺旋口勿上油，也不用带油的手装卸。

（3）使用氧气时，应先调节流量、后应用。停用氧气时，应先拔出鼻氧管，再关闭氧气开关。中途如需改变流量，则先分离鼻氧管与湿化瓶连接处，调节好流量后再连接上，以免一旦开关出错，大量氧气进入呼吸道而损伤肺部组织。

（4）常用湿化液为灭菌蒸馏水。急性肺水肿时用20%~30%乙醇，它具有降低肺泡内泡沫的表面张力，使肺泡泡沫破裂、消散，改善肺部气体交换，减轻缺氧症状的作用。

（5）勿将氧气筒内的氧用尽，压力表至少要保留 0.5mPa($5kg/cm^2$)，以免灰尘进入筒内，再次充气时引起爆炸。

（6）对未用完或已用尽的氧气筒，应分别悬挂"满"或"空"的标志，这样做既便于及时调换，也便于急用时搬运，提高抢救速度。

（7）用氧过程中，应加强监测。

【健康教育】

（1）向患者及家属解释氧疗的重要性。

（2）指导正确使用氧疗的方法及注意事项。

（3）积极宣传呼吸道疾病的预防保健知识。

第三节　雾化吸入技术操作规程

一、超声波雾化吸入法

超声波雾化吸入法是应用超声波的声能将药液变成细微的气雾，再由呼吸道吸入，以预防和治疗呼吸道疾病的方法。

【目的】

（1）湿化呼吸道：常用于呼吸道湿化不足、痰液黏稠、气道不畅者，也可作为气管切开术后常规的治疗手段。

（2）控制感染：消除炎症，控制呼吸道感染，常用于咽喉炎、支气管扩张、肺炎、肺脓肿、肺结核等患者。

（3）改善通气：解除支气管痉挛，保持呼吸道通畅，常用于支气管哮喘等患者。

（4）祛痰镇咳：减轻呼吸道黏膜水肿状况，稀释痰液、祛痰。

【操作前准备】

（1）评估患者并解释：具体如下。

1）评估：①患者的病情、治疗情况、用药史、过敏史；②患者的意识状态、肢体活动能力、对药物的认知及合作程度；③呼吸道是否通畅，面部及口腔黏膜有无感染、溃疡等。

2）解释：向患者及家属解释超声波雾化吸入的目的、方法、注意事项及配合要点。

（2）患者准备：具体如下。

1）患者了解超声波雾化吸入的目的、方法、注意事项及配合要点。

2）取卧位或坐位接受雾化治疗。

（3）环境准备：环境清洁、安静，光线、温（湿）度适宜。

（4）护士准备：衣帽整洁，修剪指甲，洗手，戴口罩。

（5）用物准备：具体如下。

1）治疗车上层：①超声波雾化吸入器一套。②水温计、弯盘、冷蒸馏水、生理盐水。③药液：抗生素，常用庆大霉素、卡那霉素等控制呼吸道感染；平喘药，常用氨茶碱、沙丁胺醇等解除支气管痉挛；祛痰药，常用α-糜蛋白酶等稀释痰液，帮助祛痰；糖皮质激素，常用地塞米松等减轻呼吸道黏膜水肿。

2）治疗车下层：锐器盒、医用垃圾桶、生活垃圾桶。

【操作步骤】

超声波雾化吸入的操作步骤见表6-3。

表6-3　超声波雾化吸入的操作步骤

操作步骤	要点说明
1. 使用前检查雾化器各部件是否完好，有无松动、脱落等异常情况	—
2. 连接雾化器的主件与附件	—
3. 加冷蒸馏水于水槽内，水量视不同类型的雾化器而定，要求浸没雾化罐底部的透声膜	水槽和雾化罐内切忌加温水或热水，水槽内无水时，不可开机，以免损坏仪器
4. 将药液用生理盐水稀释至30～50mL后倒入雾化罐内，检查无漏水后，将雾化罐放入水槽，盖紧水槽盖	水槽底部的晶体换能器和雾化罐底部的透声膜薄而质脆，易破碎，操作中注意不要损坏
5.（1）携用物至患者床旁，核对患者的床号、姓名、腕带	操作前核对
（2）协助患者取合适卧位	—
（3）接通电源，打开电源开关（指示灯亮），调整定时开关至所需时间，打开雾化开关，调节雾量	大档雾量3L/min，中档雾量2L/min，小档雾量1L/min，一般每次15～20分钟
（4）二次核对	操作中核对患者的床号、姓名、药名、浓度、剂量、给药方法及时间
（5）将口含嘴放入患者口中（也可用面罩），指导患者做闭口深呼吸，直至药液吸完为止	水槽内须保持有足够的冷水，如发现水温超过50℃或水量不足，则应关机，更换或加入冷蒸馏水
（6）再次核对	操作后核对患者的床号、姓名、药名、浓度、剂量、给药方法及时间
6.（1）治疗完毕，取下口含嘴	—
（2）关雾化开关，再关电源开关	连续使用雾化器时，中间需间隔30分钟
7.（1）协助患者擦干面部，清洁口腔，取舒适卧位，整理床单位	—
（2）清理用物，放掉水槽内的水，擦干水槽。将口含嘴、雾化罐、螺纹管浸泡于消毒液内1小时，再洗净、晾干备用	—
（3）洗手，记录	记录雾化开始时间与持续时间、患者的反应及效果

【注意事项】

(1)护士熟悉雾化器性能，水槽内应保持足够的水量(虽有缺水保护装置，但不可在缺水状态下长时间开机)，水温不宜超过50℃。

(2)水槽底部的晶体换能器和雾化罐底部的透声膜薄而质脆，在操作及清洗过程中，动作要轻，防止损坏。

(3)观察患者痰液排出是否困难，若因黏稠的分泌物经湿化后膨胀而致痰液不易咳出，则应予以拍背以促进痰液排出，必要时吸痰。

(4)当治疗过程中需加入药液时，不必关机，直接从盖上小孔内添加即可；若要加水入水槽，则必须关机操作。

【健康教育】

(1)向患者介绍超声波雾化吸入器的作用原理并教会其正确的使用方法。

(2)教给患者深呼吸的方法及用深呼吸配合雾化的方法。

二、氧气雾化吸入法

氧气雾化吸入法是借助高速氧气气流，使药液形成雾状，随吸气进入呼吸道的方法。

【目的】

同超声波雾化吸入法。

【操作前准备】

(1)评估患者并解释：同超声波雾化吸入法。

(2)患者准备：同超声波雾化吸入法。

(3)环境准备：同超声波雾化吸入法。

(4)护士准备：同超声波雾化吸入法。

(5)用物准备：具体如下。

1)治疗车上层：氧气雾化吸入器、氧气装置一套(湿化瓶勿放水)、弯盘、药液(遵医嘱准备)、生理盐水。

2)治疗车下层：锐器盒、医用垃圾桶、生活垃圾桶。

【操作步骤】

氧气雾化吸入的操作步骤见表6-4。

表6-4 氧气雾化吸入的操作步骤

操作步骤	要点说明
1. 使用前检查氧气雾化吸入器各部件是否完好，判断有无松动、脱落、漏气等异常情况	—

续表

操作步骤	要点说明
2. 遵医嘱将药液稀释至 5mL，氧气注入雾化吸入器的药杯内	—
3. 携用物至患者床旁，核对患者的床号、姓名、腕带	操作前核对
4. 将氧气雾化吸入器的接气口连接于氧气筒或中心吸氧装置的输氧管上	氧气湿化瓶内勿放水，以免液体进入雾化吸入器内使药液稀释
5. 调节氧流量，一般为 6~8L/min	—
6. 二次核对	操作中查对：患者床号、姓名、药名、浓度、剂量、给药方法及时间
7. 指导患者手持氧气雾化吸入器，将口含嘴放入口中紧闭嘴唇深吸气，用鼻呼气，如此反复，直至药液吸完为止	深吸气，使药液充分到达细支气管和肺内，可提高治疗效果
8. 再次核对	操作后查对：患者床号、姓名、药名、浓度、剂量、给药方法及时间
9. 取出氧气雾化吸入器，关闭氧气开关	—
10. 操作完成后，应做到： (1)协助患者擦干面部，清洁口腔，取舒适卧位，整理床单位。 (2)清理用物。 (3)洗手，记录	记录雾化开始时间与持续时间、患者的反应及效果

【注意事项】

(1)正确使用供氧装置。注意用氧安全，室内应避免火源。

(2)氧气湿化瓶内勿盛水，以免因液体进入雾化器内使药液稀释而影响疗效。

(3)观察及协助排痰。注意观察患者的痰液排出情况，如痰液仍未咳出，则可通过拍背、吸痰等方法来协助排痰。

【健康教育】

同超声波雾化吸入法。

第四节 口、鼻腔内吸痰技术操作规程

口、鼻腔内吸痰技术是经口、鼻腔将呼吸道内的分泌物吸出，以保持呼吸道通畅，预防吸入性肺炎、肺不张、窒息等并发症的一种方法。

【目的】

(1)清除呼吸道内的分泌物，保持呼吸道通畅。

(2)促进呼吸功能，改善肺通气。

(3)预防并发症的发生。

【操作前准备】

(1)评估患者并解释：具体如下。

1)评估：患者的年龄、病情、意识、治疗情况、心理状态、合作程度、目前的血氧饱和度，以及有无将呼吸道分泌物排出的能力。

2)解释：向患者及家属解释吸痰的目的、方法、注意事项及配合要点。

(2)患者准备：具体如下。

1)了解吸痰的目的、方法、注意事项及配合要点。

2)体位舒适，情绪稳定。

(3)环境准备：室温适宜、光线充足、环境安静。

(4)护士准备：衣帽整洁，修剪指甲，洗手，戴口罩。

(5)用物准备：具体如下。

1)治疗盘内备：有盖无菌罐2只(试吸罐和冲洗罐，内盛无菌生理盐水)、一次性无菌吸痰管数根、无菌纱布、无菌血管钳或镊子、无菌手套、弯盘。

2)治疗盘外备：电动吸引器或中心吸引器。必要时备压舌板、张口器、舌钳、电插板等。

【操作步骤】

口、鼻腔内吸痰的操作步骤见表6-5。

表6-5　口、鼻腔内吸痰的操作步骤

操作步骤	要点说明
1. 携用物至患者床旁，核对患者的床号、姓名、腕带	确认患者信息
2. 接通电源，打开开关，检查吸引器性能，调节负压	一般成人为 40.0~53.3kPa(300~400mmHg)；儿童 <40.0kPa
3. 检查患者口、鼻腔，取下活动义齿	若口腔吸痰有困难，则可由鼻腔吸引；对昏迷患者可用压舌板或张口器帮助张口
4. 将患者头部转向一侧，面向操作者	—
5. 连接吸痰管，在试吸罐中试吸少量生理盐水	检查吸痰管是否通畅，同时润滑导管前端
6. 一手反折吸痰导管末端，另一手用无菌血管钳(镊)或者戴手套持吸痰管前端，插入口咽部(10~15cm)，然后放松导管末端，先吸口咽部的分泌物，再吸气管内的分泌物	①插管时不可有负压，以免引起呼吸道黏膜损伤；②采取左右旋转并向上提管的手法，以利于充分吸尽呼吸道内的分泌物，每次吸痰时间 <15 秒

续表

操作步骤	要点说明
7. 吸痰管退出时，在冲洗罐中用生理盐水抽吸	①以免分泌物堵塞吸痰导管；②一根吸痰导管只使用1次
8. 观察气道是否通畅；观察患者反应，如面色、呼吸、心率、血压等；观察吸出液的色、质、量	动态评估患者
9. 拭净患者脸部的分泌物，使其体位舒适，整理床单位	使患者舒适
10. 将吸痰管按一次性用物处理，将吸痰的玻璃接管插入盛有消毒液的试管中浸泡	吸痰用物根据吸痰操作性质每班更换或每日更换1或2次
11. 洗手后记录	记录痰液的量、颜色、黏稠度、气味及患者的反应等

【注意事项】

(1)吸痰前，检查电动吸引器的性能是否良好、连接是否正确。

(2)严格执行无菌操作，每次吸痰应更换吸痰管。

(3)每次吸痰时间<15秒，以免造成缺氧。

(4)吸痰动作轻稳，防止呼吸道黏膜损伤。

(5)痰液黏稠时，可配合叩击、雾化吸入，以提高吸痰效果。

(6)电动吸引器连续使用时间不宜过久；当贮液瓶内液体达2/3时，应及时倾倒，以免因液体被过多地吸入马达内而损坏仪器。贮液瓶内应放少量消毒液，使吸出液不黏附于瓶底，便于清洗、消毒。

(7)如果患者在吸痰时有明显的血氧饱和度下降，则建议吸痰前提高氧浓度；建议在吸痰前的30~60秒，向儿童和成人提供100%的氧。

【健康教育】

(1)教会清醒患者吸痰时正确配合的方法，向患者及家属讲解呼吸道疾病的预防保健知识。

(2)指导患者呼吸道有分泌物时应及时吸出，确保呼吸道通畅，改善呼吸，纠正缺氧状况。

第五节　气管切开/插管吸痰技术操作规程

气管切开/插管吸痰技术是经人工气道将呼吸道内的分泌物吸出，以保持呼吸道通畅，预防吸入性肺炎、肺不张、窒息等并发症的一种方法。

【目的】

及时吸出呼吸道内的痰液及误吸的呕吐物，以保持呼吸道通畅，预防并发症。

【评估】

(1)身体状况：全面收集患者的病史、体征及实验室检查结果等资料。

(2)气管套管、麻醉插管：了解气管套管及麻醉插管的型号。

(3)吸痰管：选择粗细适宜的吸痰管。

(4)心理状况：了解患者的心理状态及合作程度。

【操作前准备】

(1)用物准备：具体如下。

1)电动吸引器或中心吸引器。必要时备压舌板、张口器、舌钳、电插板等。

2)有盖无菌罐2只(试吸罐和冲洗罐，内盛无菌生理盐水)、一次性无菌吸痰管数根、开口纱布、整块纱布、无菌持物镊1个、无菌持物钳1个、75%酒精1小瓶、气管内滴药1小瓶(生理盐水内加抗生素及痰液稀释药)、弯盘、棉签。

(2)患者准备：了解吸痰的目的及配合方法，取舒适体位。

(3)环境准备：保持环境安静，调节工作空间，以便于操作。

【操作步骤】

气管切开/插管吸痰的操作步骤见表6-6。

表6-6　气管切开/插管吸痰的操作步骤

操作步骤	要点与说明
1. 备齐用物，置床头柜上，向患者解释	解除患者的顾虑，取得其配合
2. 操作前检查吸引器效能是否良好，各管道连接是否正确	—
3. 打开吸引器开关	吸引负压不可过大，以免损伤呼吸道黏膜
4. 连接吸痰管，在试吸罐中试吸少量生理盐水	①建议成人和儿童使用的吸痰管(直径)要小于他们使用的气管插管的直径的50%，婴儿则要小于70%；②湿润并测试吸痰管是否通畅
5. 左手反折吸痰管末端，右手持无菌镊夹住吸痰管，将吸痰管插入气管内合适的深度。左手松开反折区，采取左右旋转并向上提管的手法，吸净气道分泌物	①吸痰管进入气管时应处在无负压状态；②一次吸痰时间不宜超过15秒，连续吸引总时间不超过3分钟；③连续吸痰时应重新更换吸痰管
6. 吸痰管取出后，吸入生理盐水冲洗管内分泌物，取下吸痰管按一次性用物处理	一根吸痰管只能使用一次
7. 吸痰完毕，关闭吸引器开关	使用电动吸引器时，贮液瓶内的吸出液应少于2/3，以免吸入马达损坏机器

续表

操作步骤	要点与说明
8. 必要时更换开口纱布，取下脏纱布置于弯盘内，用数根酒精棉签消毒切口周围皮肤及气管套管口周围	—
9. 用无菌钳取出开口纱布，用镊子平垫于气管套管下	—
10. 气管内滴稀释痰液药 3 ~ 5mL	稀释痰液
11. 用无菌钳取出整块纱布，在生理盐水中浸湿，夹住纱布上角，左手捏住纱布下角拧去多余水分，抖开纱布，以双层盖在气管套管口上	使吸入气管内的空气湿润
12. 协助患者取舒适卧位，整理用物，做好记录	对治疗盘内的吸痰用物应每日更换，以防发生交叉感染

【注意事项】

同口、鼻腔内吸痰技术。

【健康教育】

解释气管内吸痰的目的及原理；告知患者吸痰时会有呛咳及轻度缺氧症状，但吸痰结束后呼吸道会通畅、舒适。

第六节　导尿技术操作规程

导尿术是指在严格无菌操作下，用导尿管经尿道插入膀胱引流尿液的方法。

【目的】

（1）为尿潴留患者引流出尿液，以减轻痛苦。

（2）协助临床诊断，如留取未受污染的尿标本做细菌培养，测量膀胱容量、压力及检查残余尿液，进行尿道或膀胱造影等。

（3）为膀胱肿瘤患者进行膀胱化疗。

【操作前准备】

（1）评估患者并解释：具体如下。

1）评估：患者的年龄、病情、临床诊断、意识状态、生命体征、合作程度、心理状况、生活自理能力、膀胱充盈度、会阴部皮肤黏膜情况及清洁度。

2）解释：向患者及家属解释有关导尿术的目的、方法、注意事项和配合要点。根据患者的自理能力，嘱其清洁外阴。

（2）患者准备：具体如下。

1)患者和家属了解导尿的目的、意义、过程、注意事项及配合操作的要点。

2)清洁外阴，做好导尿的准备。若患者无自理能力，则应协助其进行外阴清洁。

（3）环境准备：酌情关闭门窗，拉围帘或屏风，以遮挡患者。保持合适的室温。保持光线充足或有足够的照明。

（4）护士准备：着装整洁，修剪指甲，洗手，戴口罩。

（5）用物准备：具体如下。

1)治疗车上层：一次性导尿包（为生产厂商提供的灭菌导尿用物包），包括初步消毒用物、再次消毒用物和导尿用物。初步消毒用物有小方盘，内盛数个消毒液棉球袋、镊子、纱布、手套。再次消毒及导尿用物有手套、孔巾、弯盘、气囊导尿管，内盛4个消毒液棉球袋、2把镊子、自带无菌液体的10mL注射器、润滑油棉球袋、标本瓶、纱布、集尿袋、方盘、外包治疗巾、手消毒液、弯盘、一次性垫巾或小橡胶单和治疗巾1套、浴巾。

导尿管的种类：一般分为单腔导尿管（用于一次性导尿）、双腔导尿管（用于留置导尿）、三腔导尿管（用于膀胱冲洗或向膀胱内滴药）三种。其中双腔导尿管和三腔导尿管均有一个气囊，用于将尿管头端固定在膀胱内，以防止脱落。根据患者情况选择大小合适的导尿管。

2)治疗车下层：生活垃圾桶、医疗垃圾桶。

3)其他：根据环境情况酌情准备屏风。

【操作步骤】

导尿术的操作步骤见表6-7。

表6-7　导尿术的操作步骤

操作步骤	要点说明
1. 携用物至患者床旁，核对患者的床号、姓名、腕带	确认患者
2.（1）移床旁椅至操作同侧的床尾，将便盆放在床尾的床旁椅上，打开便盆巾	方便操作，节省时间、体力
（2）松开床尾盖被，帮助患者脱去对侧裤腿，盖在近侧腿部，并盖上浴巾，用盖被遮盖对侧腿	防止受凉
3. 协助患者取屈膝仰卧位，两腿略外展，暴露外阴	方便护士操作
4. 将小橡胶单和治疗巾垫于患者臀下，将弯盘置于近外阴处，消毒双手，核对检查并打开导尿包，取出初步消毒用物，操作者一只手戴上手套，将消毒棉球倒入小方盘内	①保护床单不被污染；②保证操作的无菌性，预防感染的发生
5. 根据男、女患者尿道的解剖特点进行消毒、导尿 女性患者	

操作步骤	要点说明
(1)初步消毒：操作者一手持镊子夹取消毒棉球初步消毒阴阜、大阴唇，另一戴手套的手分开大阴唇，消毒小阴唇和尿道口；将污棉球置于弯盘内；消毒完毕将小方盘、弯盘移至床尾，脱下手套	①每个棉球限用1次；②平镊不可接触肛门区域；③消毒顺序是由外向内、自上而下
(2)打开导尿包：用手消毒液消毒双手后，将导尿包放在患者两腿之间，按无菌操作原则打开治疗巾	嘱患者勿动肢体，保持安置的体位，避免污染无菌区域
(3)戴无菌手套，铺孔巾：取出无菌手套，按无菌操作原则戴好无菌手套，取出孔巾，铺在患者的外阴处并暴露会阴部	孔巾和治疗巾内层形成一连续无菌区，扩大无菌区域，以便于进行无菌操作、避免污染
(4)整理用物，润滑尿管：按操作顺序整理好用物，取出导尿管，用润滑油棉球润滑导尿管前段，根据需要连接导尿管和集尿袋的引流管，取消毒棉球并放于弯盘内	①方便操作；②润滑尿管可减轻尿管对黏膜的刺激和插管时的阻力
(5)再次消毒：将弯盘置于外阴处，一手分开并固定小阴唇，另一手持镊子夹取消毒棉球，分别消毒尿道口、两侧小阴唇。将污棉球、弯盘、镊子放入床尾弯盘内	①再次消毒顺序是内—外—内，自上而下。每个棉球限用1次，避免已消毒的部位再污染。②消毒尿道口时稍停片刻，充分发挥消毒液的消毒效果
(6)导尿：将方盘置于孔巾口旁，嘱患者张口呼吸，另用一镊子夹持导尿管，对准尿道口轻轻插入尿道4～6cm，见尿液流出再插入1cm左右，松开固定小阴唇的手下移并固定导尿管，将尿液引入集尿袋内	①张口呼吸可使患者的肌肉和尿道括约肌松弛，有助于插管；②插管时，动作要轻柔，避免损伤尿道黏膜
男性患者	
(1)初步消毒：操作者一手持镊子夹取消毒棉球进行初步消毒，依次为阴阜、阴茎、阴囊。另一戴手套的手取无菌纱布，裹住阴茎，将包皮向后推，暴露尿道口，自尿道口向外向后旋转擦拭尿道口、龟头及冠状沟。将污棉球、纱布置于弯盘内；消毒完毕，将小方盘、弯盘移至床尾，脱下手套	①每个棉球限用1次；②自阴茎根部向尿道口消毒；③包皮和冠状沟易藏污垢，应注意仔细擦拭，预防感染
(2)打开导尿包：用手消毒液消毒双手后，将导尿包放在患者两腿之间，按无菌操作原则打开治疗巾	嘱患者勿动肢体，保持安置的体位，避免无菌区域污染
(3)戴无菌手套，铺孔巾：取出无菌手套，按无菌操作原则戴好无菌手套，取出孔巾，铺在患者的外阴处并暴露阴茎	孔巾和治疗巾内层形成一连续无菌区，扩大无菌区域，以便于进行无菌操作、避免污染

操作步骤	要点说明
（4）整理用物，润滑尿管：按操作顺序整理好用物，取出导尿管，用润滑油棉球润滑导尿管前段，根据需要将导尿管和集尿袋的引流管连接，放于方盘内，取消毒棉球放于弯盘内	①方便操作；②避免尿液污染环境
（5）再次消毒：将弯盘移至近外阴处，一手用纱布包住阴茎，将包皮向后推，暴露尿道口，另一手持镊子夹消毒棉球再次消毒尿道口、龟头及冠状沟。将污棉球、镊子放床尾弯盘内	由内向外，每个棉球限用一次，避免已消毒的部位再被污染
（6）导尿：一手继续持无菌纱布固定阴茎并提起，使之与腹壁成60°角，将方盘置于孔巾口旁，嘱患者张口呼吸，用另一镊子夹持导尿管，对准尿道口轻轻插入尿道 20～22cm，见尿液流出再插入 1～2cm，将尿液引入集尿袋内	①使耻骨前弯消失，以利于插管；②插管时，动作要轻柔，男性尿道有三个狭窄，切忌用力过快、过猛而损伤尿道黏膜
6. 将尿液引流入集尿袋内至合适量	注意观察患者的反应并询问其感觉
7. 若需做尿培养，则用无菌标本瓶接取中段尿液 5mL，盖好瓶盖，放置于合适处	避免碰洒或污染
8.（1）导尿完毕，轻轻拔出导尿管，撤下孔巾，擦净外阴，收拾导尿用物并弃于医疗垃圾桶内，撤出患者臀下的小橡胶单和治疗巾并放于治疗车下层。脱去手套，用手消毒液消毒双手，协助患者穿好裤子。整理床单位	①使患者舒适；②保护患者的隐私
（2）清理用物，测量尿量，将尿标本贴标签后送检	将标本及时送检，避免污染
（3）消毒双手，记录	记录导尿的时间、导出尿量、患者的情况及反应

【注意事项】

（1）严格执行查对制度和无菌操作原则。

（2）在操作过程中注意保护患者的隐私，并采取适当的保暖措施，防止患者着凉。

（3）对膀胱高度膨胀且极度虚弱的患者，第一次放尿不得超过 1000mL。大量放尿可使腹腔内压急剧下降，血液大量滞留在腹腔内，导致血压下降而虚脱；另外，膀胱内压突然降低，还可导致膀胱黏膜急剧充血，发生血尿。

（4）老年女性尿道口回缩，插管时应仔细观察、辨认，避免误入阴道。

（5）为女性患者插尿管时，如导尿管误入阴道，则应更换无菌导尿管，重新插管。

（6）为避免损伤尿道和预防泌尿系统感染，必须掌握男性尿道和女性尿道的解剖特点。

【健康教育】

（1）向患者讲解导尿的目的和意义。

（2）教会患者如何配合操作，减少污染。

（3）介绍疾病的相关知识。

第七节　膀胱冲洗技术操作规程

膀胱冲洗是利用三通的导尿管，将无菌溶液灌入膀胱内，再利用虹吸原理将灌入的液体引流出来的方法。

【目的】

（1）对留置导尿的患者，保持尿液引流通畅。

（2）清洁膀胱，清除膀胱内的血凝块、黏液及细菌等，预防感染。

（3）治疗某些膀胱疾病，如膀胱炎、膀胱肿瘤等。

【操作前准备】

（1）评估患者并解释：具体如下。

1）评估：患者的年龄、病情、临床诊断、意识状态、生命体征、合作程度及心理状况。

2）解释：向患者及家属解释膀胱冲洗的目的、方法、注意事项和配合要点。

（2）患者准备：患者及家属了解膀胱冲洗的目的、过程和注意事项，学会在操作时如何配合。

（3）环境准备：酌情使用屏风遮挡。

（4）护士准备：着装整洁，修剪指甲，洗手，戴口罩。

（5）用物准备（以密闭式膀胱冲洗术为例）：具体如下。

1）治疗车上层：按导尿术准备的导尿用物、遵医嘱准备的冲洗液、无菌膀胱冲洗器1套、消毒液、无菌棉签、医嘱执行本及手消毒液。

2）治疗车下层：便盆及便盆巾、生活垃圾桶及医用垃圾桶。

3）其他：根据医嘱准备的药液，常用冲洗溶液（如生理盐水、0.02%呋喃西林溶液等）。灌入溶液的温度为38～40℃。

【操作步骤】

膀胱冲洗技术的操作步骤见表6-8。

表 6 – 8　膀胱冲洗技术的操作步骤

操作步骤	要点说明
1. 携用物至患者床旁，核对患者的床号、姓名、腕带	确认患者
2. 按留置导尿术安置并固定导尿管	—
3. 排空膀胱	有利于冲洗液顺利滴入膀胱，促进药液与膀胱壁充分接触并保持有效浓度，达到冲洗的目的
4.（1）连接冲洗液体与膀胱冲洗器，将冲洗液倒挂于输液架上，排气后关闭导管 （2）分开导尿管与集尿袋引流管接头连接处，消毒导尿管尾端开口和引流管接头，将导尿管和引流管分别与"Y"形管的两个分管相连接，"Y"形管的主管连接冲洗导管	膀胱冲洗装置类似于静脉输液导管，其末端与"Y"形管的主管连接，"Y"形管的一个分管连接引流管，另一个分管连接导尿管。应用三腔管导尿时，可免用"Y"形管
5.（1）关闭引流管，开放冲洗管，使溶液滴入膀胱，调节滴速。待患者有尿意或滴入 200～300mL 溶液后，关闭冲洗管，放开引流管，将冲洗液全部引流出来后，再关闭引流管	①瓶内液面距床面约 60cm，以便产生一定的压力，使液体能够顺利滴入膀胱；②滴速一般为 60～80 滴/分，滴速不宜过快，以免使患者产生强烈尿意，迫使冲洗液从导尿管侧溢出尿道外
（2）按需要如此反复冲洗	①若患者出现不适或出血情况，则应立即停止冲洗，并与医生联系；②在冲洗过程中，询问患者感受，观察患者的反应及引流液性状
6.（1）冲洗完毕，取下冲洗管，消毒导尿管口和引流管接头并连接	—
（2）清洁外阴部，固定好导尿管	减少外阴部细菌的数量
（3）协助患者取舒适卧位，整理床单位，清理物品	—
（4）洗手，记录	记录冲洗液名称、冲洗量、引流量、引流液性质、冲洗过程中患者的反应等

【注意事项】

（1）严格执行无菌操作。

（2）避免用力回抽造成黏膜损伤。若引流的液体少于灌入的液体量，则应考虑是否有血块或脓液阻塞，可增加冲洗次数或更换导尿管。

（3）冲洗时嘱患者深呼吸，尽量放松，以减轻疼痛。若患者出现腹痛、腹胀、膀胱剧烈收缩等情形，则应暂停冲洗。

(4)冲洗后如出血较多或血压下降，则应立即报告医师给予处理，并注意准确记录冲洗液的量及性状。

【健康教育】

(1)向患者及家属解释膀胱冲洗的目的和护理方法，鼓励患者主动配合。

(2)向患者说明摄取充足水分的重要性，每天饮水量应维持在 2000mL 左右，以产生足够的尿量冲洗尿路，达到预防感染的目的。

第八节　鼻饲法操作规程

鼻饲法是将导管经鼻腔插入胃内，从管内灌注流质食物、水分和药物的方法。

【目的】

对下列不能自行经口进食的患者，可通过鼻胃管供给食物和药物，以维持患者营养和治疗的需要。

(1)昏迷患者。

(2)有口腔疾病者或接受口腔手术者，以及上消化道肿瘤引起吞咽困难者。

(3)不能张口的患者，如破伤风患者。

(4)其他患者，如早产儿、病情危重者、拒绝进食者等。

【操作前准备】

(1)评估患者并解释：具体如下。

1)评估：患者的年龄、病情、意识、鼻腔的通畅性、心理状态及合作程度。

2)解释：向患者及家属解释操作目的、过程及操作中配合的方法。

(2)患者准备：了解管饲饮食的目的、操作过程及注意事项，愿意配合，鼻孔通畅。

(3)环境准备：环境清洁、无异味。

(4)护士准备：衣帽整洁，修剪指甲，洗手，戴口罩。

(5)用物准备：具体如下。

1)治疗车上层：无菌鼻饲包(内备治疗碗、镊子、止血钳、压舌板、纱布、胃管、50mL 注射器、治疗巾，可根据鼻饲持续时间、患者的耐受程度选择橡胶胃管、硅胶胃管或新型胃管)、液状石蜡、棉签、胶布、别针、夹子或橡皮圈、手电筒、听诊器、弯盘、鼻饲流食(38~40℃)、温开水适量(也可取患者饮水壶内的水)、按需准备漱口或口腔护理用物及松节油、手消毒液。

2)治疗车下层：生活垃圾桶、医用垃圾桶。

【操作步骤】

鼻饲法的操作步骤见表 6-9。

表 6 – 9　鼻饲法的操作步骤

操作步骤	要点说明
一、插管	
1. 核对并解释：护士备齐用物并携至患者床旁，核对患者的床号、姓名、腕带	认真执行查对制度，确认患者，避免差错事故的发生
2. 摆体位：对有义齿者取下义齿，协助患者取半坐位或坐位，无法坐起者取右侧卧位，昏迷患者取去枕平卧位，头向后仰	①取下义齿，防止脱落、误咽；②坐位有利于减轻患者咽反射，利于胃管插入；③根据解剖原理，右侧卧位利于胃管插入；④头向后仰有利于昏迷患者胃管插入(图 6 – 1A)
3. 保护床单位：将治疗巾围于患者颌下，将弯盘置于方便取用处	—
4. 鼻腔准备：观察鼻腔是否通畅，选择通畅一侧，用棉签清洁鼻腔	鼻腔通畅，便于插管
5. 标记胃管：测量胃管插入的长度并标记	①插入长度一般为前额发际至胸骨剑突处或由鼻尖经耳垂至胸骨剑突处的距离。②一般成人插入长度为 45～55cm，应根据患者的身高等确定个体化长度。为防止发生反流、误吸，插管长度可在 55cm 以上；若需经胃管注入刺激性药物，则可将胃管再向深部插入 10cm
6. 润滑胃管：将少许液状石蜡倒于纱布上，润滑胃管前端	润滑胃管可减少插入时的摩擦阻力
7. 开始插管	
(1)一手持纱布托住胃管，另一手持镊子夹住胃管前端，沿选定侧鼻孔轻轻插入	插管时动作轻柔，镊子尖端勿碰及患者鼻黏膜，以免造成损伤
(2)插入胃管 10～15cm(咽喉部)时，根据患者的具体情况进行插管	—
1)清醒患者：嘱患者做吞咽动作，顺势将胃管向前推进至预定长度	吞咽动作可帮助胃管迅速进入食管，减轻患者的不适感，护士应随患者的吞咽动作插管。必要时，可让患者饮少量温开水
2)昏迷患者：左手将患者头托起，使下颌靠近胸骨柄，缓缓插入胃管至预定长度	下颌靠近胸骨柄可增大咽喉通道的弧度，便于胃管顺利通过会咽部(图 6 – 1B)。①若插管过程中出现恶心、呕吐，可暂停插管，并嘱患者做深呼吸。深呼吸可分散患者注意力，缓解紧张。②如胃管误入气管，应立即拔出胃管，休息片刻后重新插管。③插入不畅时应检查口腔，了解胃管是否盘在口咽部，或将胃管抽出少许，再小心插入

操作步骤	要点说明
8. 确认：确认胃管是否在胃内	确认胃管插入胃内的方法：①在胃管末端连接注射器抽吸，能抽出胃液；②置听诊器于患者胃部，快速经胃管向胃内注入 10mL 空气，听到气过水声；③将胃管末端置于盛水的治疗碗中，无气泡逸出
9. 固定：确定胃管在胃内后，将胃管用胶布在鼻翼及颊部固定	防止胃管移动或滑出
10. 灌注食物	
(1)连接注射器于胃管末端，抽吸见有胃液抽出，再注入少量温开水	①每次灌注食物前应抽吸胃液以确定胃管在胃内及胃管通畅；②温开水可润滑管腔，防止鼻饲液黏附于管壁
(2)缓慢注入鼻饲液或药液	①每次鼻饲量不超过 200mL，间隔时间大于 2 小时；②每次注入前应先用水温计测试温度，以 38～40℃ 为宜；③每次抽吸鼻饲液后应反折胃管末端，避免灌入空气，引起腹胀
(3)鼻饲完毕后，再次注入少量温开水	冲净胃管，防止鼻饲液积存于管腔中变质造成胃肠炎或堵塞管腔
11. 处理胃管末端：将胃管末端反折，用纱布包好，用橡皮筋扎紧或用夹子夹紧，用别针固定于大单、枕旁或患者衣领处	①防止食物反流；②防止胃管脱落
12. 操作后处理	
(1)协助患者清洁鼻孔、口腔	—
(2)整理床单位	—
(3)嘱患者维持原卧位 20～30 分钟	维持原卧位有助于防止呕吐
(4)洗净鼻饲用的注射器，放于治疗盘内，用纱布盖好，备用	对鼻饲用物应每天更换消毒
(5)洗手	—
(6)记录	记录鼻饲的时间，鼻饲物的种类、量，患者反应等
二、拔管	①停止鼻饲或长期鼻饲需要更换胃管；②长期鼻饲应定期更换胃管，晚间拔管，次晨再从另一侧鼻孔插入
1. 拔管前准备：置弯盘于患者颌下，夹紧胃管末端，轻轻揭去固定的胶布	夹紧胃管，以免拔管时管内液体反流

操作步骤	要点说明
2. 拔出胃管：用纱布包裹近鼻孔处的胃管，嘱患者深呼吸，在患者呼气时拔管，边拔边用纱布擦胃管，到咽喉处快速拔出	到咽喉处快速拔出，以免管内残留液体滴入气管
3. 操作后处理	
(1)将胃管放入弯盘，移出患者视线	避免污染床单位，减少患者的视觉刺激
(2)清洁患者口鼻、面部，擦去胶布痕迹，协助患者漱口，取舒适卧位	可用松节油等消除胶布痕迹
(3)整理床单位，清理用物	—
(4)洗手	—
(5)记录	记录拔管时间和患者反应

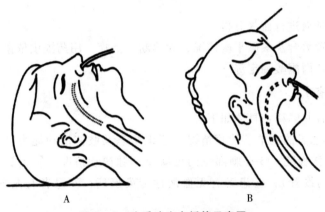

图6-1 为昏迷患者插管示意图

【注意事项】

(1)插管时动作应轻柔，避免损伤食管黏膜，尤其是通过食管3个生理性狭窄部位（环状软骨水平处、平气管分叉处、食管通过膈肌处）时。

(2)插入胃管至10~15cm(咽喉部)时，若为清醒患者，则嘱其做吞咽动作；若为昏迷患者，则用左手将其头部托起，使下颌靠近胸骨柄，以利于插管。

(3)在插入胃管的过程中，如果患者出现呛咳、呼吸困难、发绀等，则表明胃管误入气管，应立即拔出胃管。

(4)每次鼻饲前应证实胃管在胃内且通畅，并用少量温水冲管后再进行喂食，鼻饲完毕后再次注入少量温水，防止鼻饲液凝结。

(5)鼻饲液温度应保持在38~40℃，避免过冷或过热；新鲜果汁与奶液应分开注入，以防止产生凝块；药片应研碎、溶解后注入。

(6)对食管静脉曲张、食管梗阻的患者禁忌使用鼻饲法。

(7)对长期鼻饲者应每天进行2次口腔护理,并定期更换胃管。若为普通胃管,则每周更换1次;若为硅胶胃管,则每月更换1次。

【健康教育】

(1)给患者讲解管饲饮食的目的、操作过程,减轻患者的焦虑。

(2)给患者讲解鼻饲液的温度、时间、量,胃管冲洗的目的,患者的卧位要求等。

(3)向患者介绍更换胃管的知识。

(4)告诉患者若鼻饲后有不适,则应及时告知医护人员。

第九节 动脉采血技术操作规程

动脉采血技术是自动脉抽取血标本的方法。常用来采血的动脉有股动脉、肱动脉、桡动脉。

【目的】

(1)采集动脉血进行血气分析。

(2)判断患者氧合及酸碱平衡情况,为诊断、治疗、用药提供依据。

(3)做乳酸、丙酮酸测定等。

【操作前准备】

(1)评估患者并解释:具体如下。

1)评估:①患者的病情、治疗情况、意识状态及肢体活动能力;②对动脉血标本采集的认知与合作程度;③穿刺部位的皮肤及动脉搏动情况;④用氧或呼吸机使用情况(呼吸机参数的设置);⑤患者有无血液性传染疾病;⑥患者有无进食热饮、洗澡、运动等。

2)解释:向患者及家属解释动脉血标本采集的目的、方法、临床意义、注意事项及配合要点。

(2)患者准备:具体如下。

1)患者了解动脉血标本采集的目的、方法、临床意义、注意事项及配合要点。

2)取舒适体位,暴露穿刺部位。

(3)环境准备:清洁、安静、光线适宜,必要时用屏风或围帘遮挡。

(4)护士准备:衣帽整洁,修剪指甲,洗手,戴口罩。

(5)用物准备:具体如下。

1)治疗车上层:注射盘、检验申请单、标签或条形码、动脉血气针(或2mL/5mL一次性注射器及肝素适量、无菌软木塞或橡胶塞)、一次性治疗巾、无菌纱布、弯盘、消毒棉签、消毒液、无菌手套、小沙袋及手消毒液。

2)治疗车下层:生活垃圾桶、医用垃圾桶、锐器回收盒。

【操作步骤】

动脉采血技术的操作步骤见表6-10。

表 6 - 10　动脉采血技术的操作步骤

操作步骤	要点说明
1. 贴标签或条形码：核对医嘱、检验申请单、标签（或条形码）及标本容器（动脉血气针或一次性注射器），无误后贴检验标签（或条形码）于标本容器外壁上	防止发生差错
2. 核对：携用物至患者床旁，依据检验申请单查对患者的床号、姓名、住院号及腕带；核对检验申请单、标本容器以及标签（或条形码）是否一致。向患者及家属说明标本采集的目的及配合方法。根据需要为患者暂停吸氧	确认患者，操作前查对
3. 选择合适的动脉：协助患者取舒适体位，选择合适的动脉，将一次性垫巾置于穿刺部位下；夹取无菌纱布并放于一次性垫巾上，打开橡胶塞（一次性注射器采血时）	一般选用股动脉或桡动脉
4. 消毒：常规消毒皮肤，消毒范围直径至少为8cm；戴无菌手套或常规消毒术者左手食指和中指	严格执行无菌技术操作
5. 二次核对	操作中查对
6. 采血 动脉血气针采血	
（1）将针栓推到底部，拉到预设位置，除去护针帽，定位动脉，采血器与皮肤成 45°～90°进针，采血针进入动脉后血液自然涌入动脉采血器，空气迅速经过孔石排出	①3mL 动脉采血器预设值 1.6mL；②1mL 动脉采血器预设值 0.6mL
（2）血液液面达到预设位置，孔石遇湿封闭。拔出动脉采血器，用无菌纱布按压穿刺部位 5～10 分钟。将动脉采血器针头垂直插入橡皮针塞中（配套的）	采血器内不可有空气，以免影响检验结果
（3）按照医院规定丢弃针头和针塞，如有需要，则排除气泡，将螺旋拧上安全针座帽	—
（4）颠倒混匀 5 次，手搓样品管 5 秒，以保证抗凝剂完全发挥作用	保证充分抗凝
（5）立即送检分析，如超过 15 分钟，则需进行冰浴	①对 $PaCO_2$、PaO_2、乳酸等的检测，必须在 15 分钟内进行；②对乳酸盐的检测，在从标本采集到检测的过程中，需将采血器始终放在冰水中保存

操作步骤	要点说明
一次性注射器采血	
(1)用左手食指和中指触及动脉搏动最明显处并固定动脉于两指间,右手持注射器在两指间垂直刺入或与动脉走向成45°刺入,见有鲜红色血液涌进注射器后,即以右手固定穿刺针的方向和深度,左手抽取血液至所需量	①穿刺前先抽吸肝素0.5mL,湿润注射器管腔后弃去余液,以防血液凝固;②采血过程中保持针尖固定;③用于血气分析的采血量一般为0.1~1mL
(2)采血完毕,迅速拔出针头,对局部用无菌纱布加压止血5~10分钟(指导患者或家属正确按压),必要时用沙袋压迫止血	按压至无出血为止,对凝血功能障碍者,拔针后按压时间应延长
(3)拔出针头后立即刺入软木塞或橡胶塞,以隔绝空气,并轻轻搓动注射器,使血液与肝素混匀	①注射器内不可有空气,以免影响检验结果;②防止血标本凝固
7. 操作后处理	
(1)取下一次性垫巾。协助患者取舒适卧位,询问患者的需要,整理床单位	—
(2)再次核对检验申请单、患者、标本	操作后查对
(3)清理用物并交代注意事项	—
(4)洗手、记录	记录采血、送检时间并签名
(5)将标本连同检验申请单及时送检	以免影响检验结果

【注意事项】

(1)严格执行查对制度和无菌操作原则。

(2)桡动脉穿刺点为前臂掌侧腕关节上2cm、动脉搏动明显处。股动脉穿刺点在腹股沟股动脉搏动明显处,穿刺时,患者取仰卧位,下肢伸直略外展、外旋,以充分暴露穿刺部位。对新生儿宜选择桡动脉穿刺,因股动脉穿刺垂直进针时易伤及髋关节。

(3)防止气体逸散。采集血气分析样本,抽血时注射器内不能有气泡,抽出后立即密封针头、隔绝空气(因空气中的氧分压高于动脉血压、二氧化碳分压低于动脉血压)。做二氧化碳结合力测定时,对盛血标本的容器亦应加塞盖紧,以避免血液与空气接触过久,影响检验结果,因此采血后应立即送检。

(4)拔针后对局部用无菌纱布或沙袋加压止血,以免出血或形成血肿,压迫止血至不出血为止。

(5)患者若饮热水、洗澡、运动,则需休息30分钟后再行采血,以免影响检查结果。

(6)合理有效应用条形码,杜绝差错事故的发生。

(7)对有出血倾向者慎用动脉穿刺法采集动脉血标本。

【健康教育】

向患者说明动脉血标本采集的目的、方法、注意事项及配合要点。

第十节　中心静脉导管维护操作规程

中心静脉导管是指经锁骨下静脉、颈内静脉、股静脉置管，尖端位于上腔静脉或下腔静脉的导管。

【目的】

(1)妥善固定导管，防止导管脱出。

(2)保持局部干燥，防止发生感染。

(3)冲洗导管内的血液、高黏稠度及刺激性液体，保持输液通畅，防止堵塞导管。

【评估】

(1)患者有无心慌、气短、胸部不适和发热。

(2)穿刺点有无发红、肿胀、渗血及渗液。

(3)导管有无移动、脱出，缝合是否完好。

(4)敷料有无潮湿、卷边、脱落及污染。

(5)肝素帽或正压接头有无松动、破损。

【操作前准备】

(1)护士准备：洗手，戴口罩。

(2)用物准备：治疗盘1个、无菌镊子1个、无菌手套1双、安尔碘、75%酒精、无菌棉球、10cm×12cm的无菌透明敷贴1张、肝素帽或正压接头、胶布、10mL注射器、肝素稀释液、无菌纱布。

(3)患者准备：向患者讲解中心静脉导管维护的意义和重要性，嘱患者排空大小便，取舒适卧位。

(4)环境准备：操作前半小时停止清扫，保持环境清洁、安静，调整工作空间，以便于操作。

【操作步骤】

1.更换敷料

(1)更换敷料必须严格执行无菌操作，护士应戴无菌手套。

(2)更换敷料的原则：置管后的前3天，每日更换1次；以后至少每5~7天更换1次。若穿刺部位发生渗液、渗血及敷料出现潮湿、卷边、松动、污染、完整性受损应立即更换；因对透明敷贴过敏使用无菌纱布者每2天更换1次。

(3)敷料的移除：自下而上揭去原有的敷料，勿将导管带出。如不慎将导管带出，严禁再送入血管。勿用手触及敷料覆盖区域内的皮肤和导管，以免污染无菌区。

(4)消毒方法：以穿刺点为中心，先用酒精沿顺时针—逆时针—顺时针的方向消毒

3 遍，以清除皮肤污渍和油脂，然后再用安尔碘沿顺时针—逆时针—顺时针的方向消毒 3 遍，并自然晾干。注意消毒范围要大于敷料覆盖范围，包括导管体外部分，若穿刺点和敷料覆盖区仍有血渍、污渍，则应重复消毒。

消毒顺序：穿刺点—体外导管—缝合点皮肤—延长管—肝素帽（正压接头）—敷料覆盖区域。

（5）对透明敷料采用以穿刺点为中心无张力放置、塑形、抚压的方法固定，之后用无菌纱布包裹肝素帽（正压接头），用胶布妥善固定，记录更换时间。

（6）更换透明贴膜时固定胶带和包裹肝素帽（正压接头）的纱布也应更换，更换完毕须清楚记录更换时间。

2. 更换肝素帽（正压接头）

（1）更换肝素帽（正压接头）的原则：至少 7 天更换 1 次。当肝素帽（正压接头）内有血液残留或有残留物，完整性受损或明确被污染时，应及时更换。

（2）更换肝素帽（正压接头）前，用夹子夹住导管，以防空气进入，采用无菌技术打开肝素帽（正压接头）的包装，用注射器取肝素稀释液预冲肝素帽（正压接头），以排净空气。

（3）取下原有肝素帽（正压接头），用安尔碘消毒导管的连接部，连接肝素帽（正压接头）到导管连接部并正压封管。

（4）将肝素帽（正压接头）与导管连接部紧密相连，防止发生空气栓塞。

（5）用无菌纱布包裹肝素帽（正压接头）并妥善固定。

3. 冲洗导管

（1）冲管原则：每次输液前后；采血后；输注全血、红细胞等血液制品后；输注脂肪乳、氨基酸、白蛋白等药物后；肠外营养输注 >4 小时；液体滴速明显减慢；导管内回血；前后输注的药物有配伍禁忌时需冲洗导管。

（2）注射器的选择：注射器≥10mL。因小于 10mL 的注射器可产生较大的压力，如遇导管阻塞可致导管破裂，故勿用 <10mL 的注射器。

（3）冲管生理盐水的剂量：10 ~ 20mL。

（4）肝素帽消毒方法：冲管前先用安尔碘消毒肝素帽（正压接头），从顶端开始由中间向外旋转擦拭消毒至少 3 遍，每遍 30 秒。

（5）冲管方法：每次输液前后，先回抽有无回血，确定导管是否通畅。采用脉冲式冲管，即"推—停—推"的方法冲洗导管，不可暴力冲管，以防止导管断裂。

（6）封管液的量和浓度：封管液为 0 ~ 10U/mL 稀释肝素液，封管液的量应为导管及附加装置管腔容积的 1.2 倍。

（7）封管方式（SASH）：S——生理盐水，A——药物注射，S——生理盐水，H——肝素溶液。SASH 就是在给予与肝素不相溶的药物或液体前后均使用生理盐水冲管，以避免发生药物配伍禁忌的问题，最后用肝素溶液封管。

（8）封管方法：正压封管。为防止因血液回流入导管尖端而导致导管堵塞，在封管时必须使用正压封管技术，即在注射器内还有 0.5mL 封管液时，一边推注药液，一边退出注射器针头。

4. 拔管后护理

(1)应用无菌敷料密闭穿刺点至少24小时，24小时后评估穿刺点的愈合情况。

(2)应评估拔出导管的完整性，必要时与置管记录的导管长度比较。

(3)嘱患者拔管后保持平卧30分钟。

【注意事项】

(1)导管留置时间应根据患者的具体情况而定，妥当的护理可延长导管的留置时间。美国《输液治疗护理实践标准》实施细则中指出，中长导管的最佳保留时间尚未确定，建议不应超过2~4周，留置时间应不超过49天。

(2)如患者因出汗较多、油脂分泌过多而需更换敷料时，可先用75%酒精棉球反复擦拭，去除油脂后再按要求进行消毒。

(3)如患者对透明敷料过敏，则可换用无菌纱布，如遇夏季或患者的易感性增高时，则应视具体情况缩短更换敷料的时间。

(4)各项操作均应严格执行无菌技术，减少感染概率。

(5)消毒穿刺点时应注意不能蘸取太多消毒液，以刚浸湿棉签或棉球为好。

(6)操作时动作应轻柔，注意勿将导管带出。

(7)对脱出的导管切忌再回送血管，以免引起感染。输液完毕，用无菌纱布将接头包裹。

(8)如发现滴液不畅、疑有堵管时，切忌用暴力强行冲管，应先回抽血液，查看导管是否通畅，导管有无打折、扭曲、移位等，如无明显改善或发现导管完全堵塞，则应及时报告护理部或静脉治疗小组，给予妥善处理。

(9)剧烈咳嗽可使静脉压力增高，使血液回流至导管内，应及时冲管。可使用正压接头，使封管后血液不易回流，以减少堵管现象的发生。

(10)加强皮肤的清洁，留置尿管的患者应将尿管固定在股静脉置管对侧肢体。

(11)中心静脉导管为一次性产品，严禁重复使用。

【健康教育】

(1)告知患者中心静脉导管维护的意义。

(2)嘱患者保持穿刺部位的清洁及干燥，勿擅自取下贴膜或肝素帽。如发现穿刺局部有渗血、渗液或血液残留，则应立即告知护士给予更换。

(3)避免挤压或重创肝素帽(正压接头)。

(4)注意观察穿刺点及周围皮肤有无红、肿、痛及渗出情况，若有异常，则应及时报告。

(5)如穿刺侧肢体出现任何轻微不适，则应立即报告。

(6)嘱患者穿开口的衣服，以方便更换敷料和衣物。

(7)置管期间可进行擦浴，切忌淋浴或盆浴。

第十一节　PICC 置管技术操作规程与维护

PICC 是指经上肢贵要静脉、肘正中静脉、头静脉、肱静脉、颈外静脉（新生儿还可通过下肢大隐静脉、头部颞静脉、耳后静脉等）穿刺置管，尖端位于上腔静脉或下腔静脉的导管。

一、操作规程

【目的】

（1）保护长期输液患者的血管。

（2）减轻化疗药物对血管的损伤。

（3）减轻患者长期反复静脉穿刺的痛苦。

（4）保证危重患者和大手术患者的抢救和治疗。

【评估】

（1）整体评估：评估患者的身体状况，包括患者的一般情况、疾病种类、严重程度、意识、出（凝）血功能、自我护理能力等。

（2）局部评估：评估预插管位置局部皮肤的完整性，上肢有无红、肿、热、痛等炎症表现，臂围有无变化，以判断是否存在感染、血栓、外渗/渗出等并发症。

（3）输注药物：评估药物的质量、作用、副作用、有效期以及有无配伍禁忌。

（4）心理社会状况：了解患者的心理状态及对 PICC 有关知识的知晓程度，为心理护理和健康教育提供依据。

【操作前准备】

1. 用物准备

（1）PICC 穿刺套件：PICC、延长管、连接器、思乐扣、皮肤保护剂、肝素帽或正压接头。

（2）PICC 穿刺包：治疗巾 3 块，孔巾，止血钳或镊子 2 把，直剪刀，3cm×5cm 小纱布 3 块、6cm×8cm 纱布 5 块、大棉球 6 个、弯盘 2 个。

（3）其他物品：注射盘，无菌手套 2 副，0.9%氯化钠溶液 500mL，20mL 注射器 2 个，10cm×12cm 透明敷贴，皮肤消毒液（0.5%氯已定溶液，或 75%酒精＋碘伏，或 2%碘酊＋75%酒精），抗过敏无菌胶布，皮尺，止血带。

2. 患者准备

了解 PICC 置管的目的、方法、意义、优缺点和注意事项，签知情同意书，清洁穿刺部位皮肤，排空大小便，取舒适卧位。

3. 环境准备

保持环境安静，消除干扰，调整工作空间，以便于操作。

【适应证】

(1)需要给予化疗药物等刺激性溶液的患者。

(2)需要给予静脉营养液等高渗溶液的患者。

(3)需要中长期静脉输液治疗的患者。

(4)外周静脉条件差且需用药的患者。

【禁忌证】

(1)有严重出血性疾病、上腔静脉压迫综合征及不合作或躁动的患者。

(2)穿刺部位或附近组织有感染、皮炎、蜂窝织炎、烧伤等情况的患者。

(3)乳腺癌根治术后患侧。

(4)预插管位置有放射性治疗史、血栓形成史、血管外科手术史或外伤者。

【操作步骤】

PICC 置管技术的操作步骤见表 6-11。

表 6-11 PICC 置管技术的操作步骤

操作步骤	要点说明
1. 洗手，戴口罩，备齐用物	—
2. 检查用物是否备齐，核对患者的床号、姓名、腕带，查看相关化验报告，确认知情同意书是否签名，消除患者的顾虑，以取得合作	严格执行查对制度
3. 检查穿刺部位皮肤是否已清洗，检查液体(瓶口、瓶体、瓶内溶液)，检查 PICC 穿刺套件、PICC 穿刺包和手套等的有效期，检查包装是否有破损、污染	严格执行无菌操作
4. 协助患者取舒适卧位，选择肘部血管(肘正中静脉—贵要静脉—头静脉)，测量置管长度(穿刺点—胸锁关节—胸骨第三肋间)	①肘正中静脉穿刺成功率高，其次是贵要静脉，头静脉最低(与头静脉走向有关)；②置管侧上肢与身体成90°，测量置管长度
5. 打开 PICC 穿刺包，垫治疗巾和小垫枕，消毒皮肤(范围为上下直径 20cm)	—
6. 戴无菌手套，铺无菌洞巾，助手打开 PICC 穿刺套件和20mL 空针外包装，术者取出并放于无菌包内，助手消毒无菌生理盐水瓶口，术者抽生理盐水 20mL 备用	严格执行无菌操作
7. 检查 PICC、穿刺针，生理盐水预冲 PICC，第 1 助手戴手套，第 2 助手扎止血带	检查 PICC 是否完好、通畅

操作步骤	要点说明
8. 再次查对床号、姓名，嘱患者勿紧张，静脉穿刺回血后，退针芯少许，送外套管1cm，退出针芯并固定，术者用食指压穿刺点上2~3cm，助手送PICC至所需长度，同时嘱患者松拳，助手松止血带。患者头偏向置管侧，术者拔出PICC内的导丝，退出穿刺针护套，装肝素帽卡子，接肝素帽，生理盐水脉冲式封管，退出洞巾，脱手套，消毒穿刺点，涂以皮肤保护剂，敷贴"S"形固定导管，洗手	①静脉穿刺方法为直刺法；②压穿刺点可以减少出血，先送管，后松拳和止血带，可提高送管成功率；③头偏向置管侧，可防止PICC误入颈外静脉；④脉冲式封管为连续、间歇性的推注
9. 助手整理用物，洗手	—
10. 记录置管时间、长度，交代注意事项	拍摄X线片，确认PICC在预置位置

二、置管维护

【目的】

(1)妥善固定导管，防止导管脱落。

(2)保持局部干燥，防止发生感染。

(3)冲洗导管内的血液和高黏稠液体，保持导管通畅，防止堵塞。

【评估】

(1)观察穿刺点有无红、肿、痛、渗血和渗液，触摸穿刺点和静脉走行周围有无疼痛点或硬结。

(2)观察、测量并记录上臂周长，如果周长增加2cm或以上，则多为血栓形成的早期表现，应特别注意。

(3)观察导管有无移动、脱出、回血、破损、打折。

(4)观察敷料有无潮湿、卷边、松动、脱落、污染。

(5)观察肝素帽或正压接头有无松动、破损。

【操作前准备】

(1)护士准备：洗手，戴口罩。

(2)用物准备：治疗盘1个，无菌镊子1个，无菌手套1副，75%酒精，安尔碘，无菌棉签，肝素帽或正压接头，胶布，10mL或20mL注射器，无菌敷贴或纱布，生理盐水，肝素稀释液，必要时备莫匹罗星软膏。

(3)患者准备：向患者讲解置管维护的意义和重要性，嘱其排空大小便，取舒适体位。

(4)环境准备：操作前半小时停止清扫，保持环境清洁、安静，调整工作空间，以便于操作。

【操作步骤】

1. 更换敷料

(1)无菌观念：更换敷料必须严格执行无菌操作，护士应戴无菌手套。

(2)更换敷料的原则：置管后的前3天，每日更换1次，以后至少每5~7天更换1次，夏季每3天更换1次；若穿刺部位发生渗液、渗血及敷料出现潮湿、卷边、松动、污染、完整性受损，则应立即更换；因对透明敷贴过敏使用无菌纱布者每2天更换1次。

(3)敷料的移除：自下而上揭去敷料，勿将导管带出，如带出，则禁止回送导管；勿用手触及敷料覆盖范围内的皮肤和导管，以免污染无菌区域。

(4)消毒方法：以穿刺点为中心，先用酒精沿顺时针—逆时针—顺时针的方向消毒3遍，以清除皮肤上的污渍和油脂，然后再用安尔碘沿顺时针—逆时针—顺时针的方向消毒3遍，并自然晾干。注意消毒范围要大于敷料覆盖范围，包括导管体外部分，若穿刺点和敷料覆盖区仍有血渍、污渍，则应重复消毒。

(5)敷料的粘贴：无菌敷料需完全覆盖自穿刺点上2~3cm到圆盘下部的范围，将体外导管摆放成"S"形，敷料须与皮肤紧密相贴，勿留空隙，防止造成导管移位。

(6)其他：更换透明敷贴时固定胶带也应更换，更换完毕须清楚记录更换的时间。

2. 更换肝素帽(正压接头)

(1)更换肝素帽(正压接头)的原则：常规每周更换1次，当肝素帽(正压接头)内有血液残留或有残留物、完整性受损或被取下、明确被污染时，应及时更换。

(2)用生理盐水预冲肝素帽(正压接头)排尽空气，防止发生空气栓塞。

(3)消毒导管连接部，肝素帽(正压接头)与导管紧密连接，防止因回血而引起堵管。

3. 冲管与封管

(1)冲管原则：每次输液前后、采血后需冲管；治疗间歇期每7天冲管1次；输注全血、红细胞等血液制品后需冲管；输注脂肪乳、氨基酸、白蛋白等药物后需冲管；肠外营养输注>4小时时需冲管；液体滴速明显减慢时需冲管；导管内回血时需冲管；前后输注的药物有配伍禁忌时需冲管。

(2)注射器的选择：注射器≥10mL。因小于10mL的注射器可产生较大的压力，如遇导管阻塞，则可致导管破裂，故严禁使用<10mL的注射器。

(3)冲管盐水剂量：原则上不少于15mL，通常采用20mL生理盐水冲管。

(4)肝素帽(正压接头)的消毒方法：冲管前先用安尔碘消毒肝素帽(正压接头)，从肝素帽(正压接头)顶端开始由中间向外旋转消毒至少2遍，每遍15~30秒，若肝素帽(正压接头)仍有血渍、污渍，则应重复消毒。

(5)冲管方法：脉冲式冲管，即以"推—停—推"的方式冲洗导管，不可暴力冲管，以防导管断裂。

(6)封管方式：SASH。S——生理盐水，A——药物注射，S——生理盐水，H——肝素溶液。SASH就是在给予肝素不相溶的药物或液体前后均使用生理盐水冲管，以避免发生药物配伍禁忌的问题,最后用肝素溶液封管。

(7)封管液的量和浓度:封管液为 0~10U/mL 稀释肝素液,治疗间歇期至少 1 周冲封管 1 次。封管液的量应为导管及附加装置管腔容积的 1.2 倍,通常封管液的量在成人为 1~2mL。

(8)封管方法:正压封管。为防止因血液回流入导管尖端而导致导管堵塞,在封管时必须使用正压封管技术,即在注射器内还有 0.5mL 封管液时,一边推注药液,一边退出注射器针头。

【注意事项】

(1)输液前应回抽有无回血,确定导管是否通畅;禁止用巴德 PICC 抽回血,以免因损坏瓣膜而导致导管堵塞。

(2)每次输液后用 20mL 生理盐水脉冲式冲管(此方法可因在导管内形成高压漩涡而起到冲洗管壁的作用)并正压封管,禁止用静脉点滴或普通静脉推注的方式冲管。

(3)采血后及输注血液制品、脂肪乳、白蛋白等高黏滞性药物后,立即用 20mL 生理盐水脉冲式冲管,然后再连接其他液体。

(4)可以使用 PICC 进行常规加压输液或输液泵给药,但是禁止用高压注射泵通过 PICC 推注造影剂等。

(5)换药时观察并记录导管刻度,小心移除原有贴膜,避免牵动导管,禁止将导管的体外部分移入体内。

(6)经常观察 PICC 输液的流速,当发现流速明显减慢时,可用 20mL 生理盐水脉冲式冲管,如无明显改善或发现导管完全堵塞,则应及时报告护理部或静脉治疗小组,给予妥善处理。

(7)消毒穿刺点时应注意不能蘸取太多消毒液,以刚浸湿棉签为好,否则易引起化学性静脉炎。

(8)PICC 为一次性用品,严禁重复使用。

【健康教育】

(1)告知患者,PICC 的留置时间一般不超过 1 年。

(2)保持局部皮肤清洁、干燥,不要擅自撕下敷料。当敷料有卷边、松动,贴膜下有汗液时,应及时请护士更换。

(3)对于儿童患者,应嘱患儿不要玩弄 PICC 的体外部分,以免损伤导管或将导管拉出体外。

(4)在留置 PICC 期间,患者可从事日常生活活动、家务劳动、体育锻炼等,但需避免用带有 PICC 的一侧手臂做引体向上、托举哑铃、手提重物等负重活动。

(5)指导患者可以淋浴,淋浴前用塑料保鲜膜在上距穿刺点 15cm、下距肝素帽(正压接头)5cm 处缠绕 2 或 3 圈,用胶布贴紧上下边缘。淋浴后检查贴膜下有无浸水,如有浸水,则应请护士更换贴膜。避免盆浴、泡浴及游泳等,以防止浸泡到无菌区域。

(6)告知患者 PICC 的维护时间,定期维护。如因对透明敷贴过敏等而必须使用通透性更强的敷贴,则应缩短敷贴更换的间隔时间。

(7)注意观察穿刺处周围皮肤有无发红、疼痛、肿胀,穿刺处有无渗出,导管内有无回血,如有异常,则应及时告知医护人员。

第十二节 微量注射泵/输液泵操作规程

一、微量注射泵操作规程

【目的】

(1)精确、自动、匀速地静脉注射各种药物。

(2)按需调整静脉注射的速度。

【评估】

(1)微量注射泵的性能。

(2)静脉注射药物的剂量及速度。

(3)静脉通路的通畅程度。

(4)患者对微量注射泵的认识及合作程度。

【操作前准备】

(1)用物准备:微量注射泵、固定架、插线板、输液延长管、液体及药物。

(2)患者准备:了解使用微量注射泵的目的、方法及安全性,愿意配合,取舒适体位。

(3)环境准备:保持环境安静,调节工作空间,以便于操作。

【操作步骤】

微量注射泵的操作步骤见表6-12。

表6-12 微量注射泵的操作步骤

操作步骤	要点说明
1. 洗手,戴口罩	—
2. 按医嘱准备药液	—
3. 携用物至床旁,查对床号、姓名、药液,解释用药及使用微量注射泵的目的	执行查对制度
4. 将微量注射泵放置于床旁靠近输液侧,连接电源线	确保放置妥当
5. 开机:按开机键	开机后在系统自检过程中不要操作微量注射泵

续表

操作步骤	要点说明
6. 安装注射器：依次打开针筒架和锁扣，向外滑动压力盘至最大位置，放置注射器（使注射器针柄末端卡在活塞盘内，活塞末端卡在压力盘中），依次关上锁扣和针筒架	①排出注射器内的空气；②手法轻巧，注射器放置到位；③如放置不正确、针筒架未关闭或锁扣未扣紧，则会出现相应的报警及报警符号
7. 设置静脉注射的速度	—
8. 将延长管连接于注射器上，按手动快推键，排除延长管中的空气	按不同机型的要求输入药液总量、时间、速率
9. 接延长管于静脉通路上	将延长管接至头皮针（严格执行无菌操作）
10. 按开始键，观察药液注射的情况	—
11. 在输液卡上记录、签名	再次查对，告知患者出现报警声时不必紧张，应及时按铃通知护士
12. 加强巡视：观察微量注射泵的运转情况，及时识别、处理各种报警信号；随时观察患者的反应和药液输入的情况	当达到预先设定的总量、时间，注射器中的液体接近排空时，会出现相应的报警及报警符号
13. 更改速率：按停止键—按清除键—输入新速率—按开始键	—
14. 停止注射：按停止键，断开延长管和静脉通路的连接，取下注射器，关闭微量注射泵电源	—

【健康教育】

向患者解释使用微量注射泵可以精确输注药液，其方法安全可靠，告知其机器报警时不必紧张，以打消患者的顾虑。

二、输液泵操作规程

【目的】

（1）量化治疗：匀速、自动、定量输入各种药物。

（2）根据病情精确调整输入的量及速度。

【评估】

（1）输液泵的性能。

（2）静脉输液的剂量及速度。

（3）静脉通路的通畅程度。

（4）患者对输液泵的认识及合作程度。

【操作前准备】

（1）用物准备：输液泵、电源线、固定架、插线板。

（2）患者准备：了解使用输液泵的目的、方法及安全性，愿意配合，取舒适体位。

（3）环境准备：保持环境安静，调节工作空间，以便于操作。

【操作步骤】

输液泵的操作步骤见表6-13。

表6-13　输液泵的操作步骤

操作步骤	要点说明
1. 洗手，戴口罩	—
2. 携用物至床旁，查对床号、姓名、药液，解释使用输液泵的目的	①执行查对制度；②打消患者的顾虑，取得其配合
3. 固定输液泵于输液架上，连接电源线	确保固定牢固
4. 检查静脉通路是否通畅、有无气泡	输液器内的小气泡必须排尽
5. 安装输液管于输液泵内：打开输液泵门，将输液管从上至下装入（活动阀、空气感应器），关闭输液泵门，打开输液器调节夹	①确保输液管置于泵内空气感应器内；②保证输液器滴壶垂直
6. 开机：按开机键	打开输液泵电源
7. 设置静脉输液流速和预设输液量	根据患者的病情及药物性质设置
8. 按开始键，观察液体输入情况	出现运行符号
9. 在输液卡上记录、签名	再次查对，告知患者出现报警铃声时不必紧张，及时通知护士
10. 加强巡视：输液过程中密切观察输液泵的运转情况，及时识别、处理各种报警信号，并能正确处理，保证输液通畅。观察患者有无输液反应、有无溶液外溢，注射部位有无肿胀或疼痛	常见报警符号：①AIR - ALARM 为空气报警；②PRESSURE - ALARM 为压力报警；③BATTERY - PRE - ALARM 为电量不足报警；④KOR - END 为输液完毕报警
11. 换液体及速率：按停止键停止输液—按清除键清除此前的输液量、时间、速率—重新设置输液量、时间、速率—按开始键开始输液	—
12. 停止输液：按停止键—按关机键2秒，关闭电源—关闭输液器调节夹—打开输液泵，取出输液器	—

【健康教育】

向患者解释使用输液泵的目的、安全性及注意事项，告知其机器报警时不必紧张，以打消其顾虑。

第十三节 气压泵操作规程

【目的】

(1)通过由远心端至近心端依次充气,加速肢体静脉血流速度,消除水肿。

(2)促进淤血的静脉排空及机体动脉灌注,预防凝血因子的聚集及对血管内膜的黏附,防止血栓形成。

【适应证】

(1)肢体创伤后水肿。

(2)淋巴回流障碍性水肿。

(3)截肢后残端肿胀。

(4)复杂性区域性疼痛综合征,如神经反射性水肿、脑血管意外后偏瘫肢体水肿。

(5)静脉瘀滞性溃疡,对长期卧床或处于手术被动体位的患者可预防下肢深静脉血栓形成。

【禁忌证】

(1)严重的动脉硬化或其他局部缺血性血管疾病。

(2)已知或疑似的急性深静脉血栓形成或静脉炎。

(3)严重的充血性心力衰竭或任何其他因进入心脏的液体激增造成损害所致的疾病。

(4)肺栓塞。

(5)会受到护套干扰的任何局部疾病,包括坏疽、近期的皮肤移植、皮炎或已感染但未经过处理的腿伤。

(6)装有人工关节、假肢。禁止挤压该部位,治疗时应避开该部位。

【评估】

(1)评估患者的病情、年龄、肢体肿胀程度。

(2)评估患者是否存在感染、感觉迟钝、动脉缺血性疾病、皮炎、溃疡、出血、坏疽等。

(3)评估患者是否有使用气压泵的指征和适应证。

(4)评估患者是否有使用气压泵的禁忌证。

(5)评估气压泵的性能是否完好。

【注意事项】

(1)治疗前应检查设备是否完好、患者有无出血倾向。

(2)每次治疗前应检查患肢,若有尚未结痂的溃疡或压力性损伤,则应加以隔离保护后再行治疗,若有新鲜出血伤口,则应暂缓治疗。

(3)治疗应在患者清醒状态下进行,患者应无感觉障碍。

（4）治疗过程中，应注意观察患肢的肤色变化情况，并询问患者的感觉，根据情况及时调整治疗剂量。

（5）治疗前应向患者说明使用气压泵的目的，打消其顾虑，鼓励患者积极参与并配合治疗。

（6）对老年、血管弹性差者，治疗压力可从低值开始，治疗几次后逐渐增加至所需压力。

【仪器养护】

（1）仪器需在 0～40℃ 的环境中使用，不可接触热源，避免阳光直射。

（2）不要在湿度过高的环境中使用仪器。

（3）该仪器适于室内使用，电压不要超过220V。

（4）仪器应水平放置。

（5）如果放气孔堵塞，则严禁开机使用；放气孔应远离线头、头发等缠绕物。

（6）在没有接套筒的情况下，不要让主机充气。

（7）请不要使用油、苯、酒精、汽油、化学品等清洁仪器，应使用干毛巾擦拭仪器。

（8）不要洗涤套筒（否则会缩短套筒的寿命），应使用湿抹布擦拭套筒。

（9）不要让套筒接近火炉、烟火、锐利物体（如针等），否则有可能引起火灾或破坏套筒。

（10）用完后，将所有调节钮旋至"关"的位置，然后拔掉电源。

（11）勿擅自修理、拆开仪器。

【操作步骤】

气压泵的操作步骤见表6-14。

表 6-14　气压泵的操作步骤

操作步骤	要点说明
1. 洗手，核对	严格执行查对制度
2. 评估及用物准备	向清醒患者解释操作的目的和意义；评估患者的身体情况、耐受力、伤口出血/渗血情况、肢端血运；备齐用物，检查仪器性能，确保运转良好
3. 选择气囊，用治疗单包裹下肢	根据患者的病情和下肢情况，选择合适的气囊，穿病员服（必要时用治疗单包裹）
4. 穿戴气囊	将气囊放置到合适的治疗部位，膝盖处对准无气囊部位，松紧程度以插入两手指为宜，抚平气囊
5. 连接电源，调节压力	连接电源，调节参数，选择腿部压力 40mmHg，足部压力 120mmHg，间歇时间48秒
6. 开始治疗，观察患者的反应	注意观察，询问患者感受
7. 整理用物	治疗结束，关闭仪器开关，拔下电源。取下气囊，清洁仪器、连接管、足套（治疗单一次性使用）
8. 记录	—

【健康教育】

（1）对麻醉未恢复或不能自主活动的患者，告知家属协助患者在床上活动四肢。

（2）术后尽早开始自主活动。

（3）坚持做气压泵治疗。

（4）讲解深静脉血栓的相关知识，治疗过程若有不适，则应及时告知医护人员。

第七章

烧伤科护理质量管理

第一节　护理人员分层管理

为保证护理专业长足发展，有效发挥不同能力、不同层次护士的作用，体现职业的认同感与责任感，更好地为患者服务，应结合烧伤科实际，建立完善护理人员分层使用与管理体系。

一、N0 级护士

1. 任职资格

入职 1 年内的护士。

2. 岗位职责

(1)能够熟练掌握基础护理的知识和技能，在带教教员指导下完成一般治疗、生活护理、基础护理的各项工作。

(2)完成患者入院、出院的处置，进行健康教育，确保护理质量。

(3)参加护理查房、病例讨论，参加业务学习、技能培训。

3. 能力要求

(1)能掌握病房各种规章制度(如查对制度、交接班制度、分组护理制度)及工作职责、流程等。

(2)能掌握护理文书书写规范、护理质量控制标准。

(3)能掌握专科常用药物的剂量、作用及副作用。

(4)能掌握专科疾病的一般护理常规。

(5)能掌握基础护理技术操作和专科护理技术操作，并完成全年指定的项目及次数。

二、N1 级护士

1. 任职资格

工作 1 年以上，具备护士执业资格，通过医院规范化培训考核者。

2. 岗位职责

（1）能够熟练掌握基础护理的知识和技能，了解本专科的护理理论及技术。

（2）在上级护士指导下，实施所分管患者的各项护理工作，参与危重症患者的抢救。

（3）参与患者的生活护理、病情观察及健康教育，协助上级护士参与病房管理。

（4）按时执行医嘱，完成患者的无创技术操作及相关辅助治疗，了解各种应急流程，并能运用于工作中。

（5）参加护理查房、病例讨论，参加业务学习、技能培训，担任科室责任护士。

3. 能力要求

（1）能掌握本专科常见病的护理。

（2）能了解特殊专科疾病的护理。

（3）能初步掌握社会、心理、伦理知识。

（4）能掌握护理核心制度、护士礼仪规范、法律法规、常用应急预案等。

（5）参加业务学习超过 72 学时。

（6）能完成基础护理技术操作、专科护理技术操作，并完成专科疾病护理病例指定的项目及次数。

三、N2 级护士

1. 任职资格

工作 5 年以上，且聘护师专业技术职称满 2 年，并通过年度岗位能力考核者。

2. 岗位职责

（1）熟练掌握本专科的护理知识和技能，落实分管患者的各项护理工作，按要求完成病情观察及记录。

（2）参与危重症患者的抢救、护理会诊、护理查房等工作，掌握各种应急流程并运用于工作中。

（3）按时执行医嘱，参与病房管理，参与临床教学工作，指导下级护士工作。

（4）参加护理查房、病例讨论，参加业务学习、技能培训，担任科室责任护士。

3. 能力要求

（1）能深入学习并掌握本专科的理论知识和临床操作技能，初步具有独立运用护理程序对患者实施整体护理的能力。

（2）能掌握本专科重症监护患者的护理知识，了解本专科护理的进展情况。

（3）能初步了解护理管理，学习基本知识。

（4）能参加业务学习及专题讲座。

（5）能协助完成护理专业学生的临床实习带教工作。

（6）能参加本专科科研工作，具有教学及科研能力。

（7）能在护士长指导下参与病房管理工作，具备基本的护理工作管理组织能力。

（8）能完成基础护理技术操作、专科护理技术操作，并完成专科疾病护理病例指定的项目及次数。

(9)英语能达到初级专业技术人员的外语水平。

四、N3 级护士

1. 任职资格

工作 10 年以上，且聘护师专业技术职称满 5 年或聘主管护师专业技术职称，并通过年度岗位能力考核者。

2. 岗位职责

(1)能够熟练掌握本专科的护理知识及技术，有较强的抢救能力及应急能力，能够积极参加抢救工作，负责分管患者的各项护理工作，保证分管患者的护理质量。

(2)工作认真、严谨，具有敏锐的观察力，能及时发现病情变化，具有一定的管理能力。

(3)善于沟通与协调，能深入病房解决护理难点，完成健康教育工作。

(4)运用护理程序开展工作，带领下级护士对分管患者进行评估、制订计划、组织实施，并评估实施效果，及时记录、检查、修改下级护士的护理记录。

(5)作为护理骨干力量，承担对下级护士的业务指导和培训，承担实习或进修护士的临床教学任务。

(6)参与科室的危重患者抢救、护理查房、护理会诊及病例讨论，参加科室护士及进修护士的业务培训。

(7)协助护士长做好科室护理质量管理的持续改进及行政管理工作，担任责任组长、主班护士等。

3. 能力要求

(1)能熟练掌握专科疾病的护理常规和健康教育。

(2)能掌握专科常见急危重症患者的救治原则、抢救流程和生命支持技术。

(3)能熟练掌握常用急救器械的性能、操作程序和故障排除方法。

(4)能掌握心理护理、职业防护等相关知识。

(5)能掌握突发事件的应急处理、护患沟通技巧、冲突（投诉）的处理技巧。

(6)具有较高的护理教学、临床带教、指导下级护士工作的能力。

(7)具有一定的护理科研、护理管理能力。

(8)能完成规定的继续教育项目培训。

(9)能完成基础护理技术操作、专科护理技术操作及专科疾病护理病例指定的项目及次数。

(10)英语能达到中级专业技术人员的外语水平。

五、N4 级护士

1. 任职资格

工作 15 年以上，聘主管护师专业技术职称满 10 年或聘副主任护师以上专业技术职称，并通过年度岗位能力考核者。

2. 岗位职责

（1）能够熟练掌握本专科的护理知识及技术，有较强的抢救能力及应急能力，能够积极参加抢救工作，负责分管患者的各项护理工作，保证分管患者的护理质量。

（2）工作认真严谨，具有敏锐的观察力，能够及时发现病情变化，具有一定的管理能力。

（3）善于沟通与协调，能够深入病房解决护理难点，完成健康教育工作。

（4）运用护理程序开展工作，带领下级护士对分管患者进行评估、制订计划、组织实施，并评估实施效果，及时记录、检查、修改下级护士的护理记录。

（5）作为护理骨干力量，承担对下级护士的业务指导和培训，承担实习或进修护士的临床教学任务。

（6）协助护士长做好科室护理质量管理的持续改进工作。

3. 能力要求

（1）能熟练掌握专科疾病护理常规、专科常见急危重症患者的抢救、专科疑难杂症患者的救治原则。

（2）能熟练掌握常用仪器的性能、操作技能，以维护和排除故障。

（3）能掌握护理质量控制标准、护理风险控制措施。

（4）具有护理教学、护理管理能力，能承担病房教学工作，有指导下级护士的能力。

（5）能够及时总结工作经验，开展护理科研，逐步达到副主任护师水平。

（6）能完成规定的继续教育项目的培训。

（7）具有护理安全知识培训的能力。

（8）能掌握国内外护理服务的新理念、先进的护理管理模式。

（9）能完成基础护理技术操作、专科护理技术操作及专科疾病护理病例指定的项目及次数，组织完成临床实习带教工作。

（10）英语能达到高级专业技术人员的外语水平。

第二节　护理人力资源紧急调配制度

为确保遇到特殊情况或人员不足时，能够保障日常护理工作安全、有效运行，结合实际情况，医院特制定以下规定。

一、一般情况

护士休产假、病假、事假或离职等。

二、特殊情况

1. 护士个人因素

影响正常工作的紧急意外情况，包括护士突发疾病、其他紧急情况等。

2. 科室工作因素

(1)收治批量患者。

(2)危重、大手术后患者需特级护理以及当日大手术患者多等。

3. 公共特殊任务

(1)承担紧急突发公共卫生事件或灾害的救治任务。

(2)接到上级指令，承担军事、社会活动的保障任务。

三、人员调配方案

1. 个人因素不能正常工作时

本人应及时报告护士长，说明具体原因、情况，由护士长安排代班人员。

2. 科室工作因素需紧急补充护理人员时

(1)原则上先由护士长进行科内调配；遇有批量患者、多人需特级护理或持续时间较长，应向护理部申请，护理部在全院范围内调配护士进行支援。

(2)当支援时间超过三个月或科室人员编制不足时，应由护士长与科主任沟通，科室向机关提出增加人员申请，经院领导批复后，由政治部人力资源办公室协助解决。

3. 公共特殊任务

(1)由主管院领导通知护理部在全院范围内调配护士进行支援。

(2)凡需由护理部在全院范围内统一调配护士时，护士长应积极配合、支持，不得以任何理由推诿。

(3)所抽调的护士必须按照指定时间、地点到位，不得以任何理由推诿所分配的工作。

第三节 "6S"管理制度

为进一步优化病区环境，维持工作秩序，提高工作效率，巩固安全保障，提升对外形象，医院特制定了"6S"管理制度。

一、"6S"管理的目的

优化工作环境，维持现场秩序，提高工作效率，巩固安全保障，提升对外形象。

二、"6S"管理的内容

"6S"指整理（seiri）、整顿（seiton）、清扫（seiso）、清洁（seiketsu）、素养

（shitsuke）、安全（security）。

（1）整理：对治疗区、办公区、休息室的所有物品进行分类，区分为必要物品和非必要物品、常用物品和非常用物品、一般物品和贵重物品等。

（2）整顿：对非必要物品果断丢弃，对必要物品、常用物品和贵重物品要妥善保存、放置整齐、加以标识，做到随用随取，减少寻找时间，使得秩序井然，并经常保持良好状态。

（3）清扫：对病房、仪器设备、办公区域、办公设施、值班室、更衣室等定期进行清扫、清洗，保持干净、整洁。

（4）清洁：维护整理、整顿、清扫后的整洁美观状态。

（5）素养：养成良好习惯，将上述四项内容持之以恒地执行下去。

（6）安全：时刻树立安全意识，建立安全工作规范。

三、"6S"管理的规定

通过明确责任部门，划分责任区域，严格落实操作规范及相关管理规定，逐步建立起责任明确、内容全面、严格规范的"6S"管理体系。

1. 责任部门

护理部建立"6S"管理小组，负责各科室"6S"管理的推动工作，并对"6S"管理开展情况进行指导、监督、检查、评比、奖罚和公布。科室成立专科"6S"管理小组，负责科室内部各区域"6S"工作的管理及落实情况。

2. 责任区域

责任区域按科室进行划分，科室管理范围即为责任区域。各科室的责任区域可分为个人责任区、多人责任区和公共责任区三部分。

（1）个人责任区：包括护士长办公室以及其他人员办公桌区域，主要指个人的桌面、抽屉、电脑、资料、文件夹等，每个人均有责任做好个人责任区的"6S"工作。

（2）多人责任区：包括护士工作站、治疗室、换药室、更衣室、值班室、活动室等，多人责任区由护士长安排科室人员轮流管理。

（3）公共责任区：指病房、走廊、洗手间等公共场所（含多人责任区地面），对公共责任区实行主要管理和督促管理相结合的原则，公共责任区的"6S"工作主要由护理人员及保洁人员主管，护士长负责督促管理。

3. 操作规范

各责任区内物品需在规定位置摆放，使用需符合操作规程。

（1）每天下班之前，须整理、整顿、清扫、清洁办公区域、值班室、库房、更衣室、护士站、治疗室等。个人桌面允许摆放的物品包括电脑、电话、文件夹、资料盒（框）、水杯，其他物品一律不得保留；室内其他物品要保持清洁、无脏污；切断不用电器的电源。文件柜内物品摆放需按次序进行，各种资料需标明名称分类摆放。

（2）对个人抽屉应每星期整理一次，对上级文件、报刊等不便于整理的资料要指定存放区域分类摆放，定期处理。

（3）椅子需摆放整齐，不得将衣物等挂在椅背上。

（4）对舍弃的文件、资料，应遵照安全、保密的原则进行销毁。

（5）与工作无关的个人物品(如饭盒、雨具等)必须放到抽屉里。

（6）必须佩戴胸卡，胸卡要保证干净，不得有污渍。

4. 张贴规定

各科室不得随意张贴通知、宣传单等，需报护理部批准后，在统一位置规范张贴，科室外宣传请在规定位置规范张贴。

5. 禁烟规定

医院致力于打造无烟医院，所有员工要严格遵守无烟医院的相关规定。

6. 礼仪规定

当有电话铃声响起、客人来访时，要及时接听、接待，接听电话及接待客人时应使用礼貌用语，大方得体。注意仪表与形象，做到着装整齐，梳妆适宜，以饱满的精神投入工作。

四、"6S"管理的检查、考核

为保证"6S"管理在科室落实到位，"6S"管理小组需定期检查和临时抽查，监督科室"6S"管理规定的执行情况，对于检查出来的问题，科室要在 3 天之内进行整改。

第四节　分级护理制度

一、总则

第一条　为加强医院临床护理工作，规范临床分级护理及护理服务内涵，保证护理质量，保障患者安全，制定本指导原则。

第二条　分级护理是指患者在住院期间，医护人员根据患者的病情和生活自理能力，确定并实施不同级别的护理。分级护理分为四个级别：特级护理、一级护理、二级护理和三级护理。

第三条　本指导原则适用于各级综合医院。专科医院、中医医院和其他类别医疗机构也可参照本指导原则执行。

第四条　医院临床护士根据患者的护理级别和医师制订的诊疗计划，为患者提供基础护理服务和护理专业技术服务。

第五条　医院应当根据本指导原则，结合实际制定并落实医院分级护理的规章制度、护理规范和工作标准，保障患者安全，提高护理质量。

第六条　各级卫生行政部门应当加强医院护理质量管理，规范医院的分级护理工作，对辖区内医院护理工作进行指导和检查，保证护理质量和医疗安全。

二、分级护理原则

第七条 确定患者的护理级别，应当以患者的病情和生活自理能力为依据，并根据患者的情况变化进行动态调整。

第八条 具备以下情况之一的患者，可以确定为特级护理。

(1)病情危重，随时可能发生病情变化、需要进行抢救的患者。

(2)重症监护患者。

(3)各种复杂或者大手术后的患者。

(4)严重创伤或大面积烧伤的患者。

(5)使用呼吸机辅助呼吸，并需要严密监护病情的患者。

(6)实施 CRRT，并需要严密监护生命体征的患者。

(7)其他有生命危险、需要严密监护生命体征的患者。

第九条 具备以下情况之一的患者，可以确定为一级护理。

(1)病情趋向稳定的重症患者。

(2)手术后或者治疗期间需要严格卧床的患者。

(3)生活完全不能自理且病情不稳定的患者。

(4)生活部分自理、病情随时可能发生变化的患者。

第十条 具备以下情况之一的患者，可以确定为二级护理。

(1)病情稳定、仍需卧床的患者。

(2)生活部分自理的患者。

第十一条 具备以下情况之一的患者，可以确定为三级护理。

(1)生活完全自理且病情稳定的患者。

(2)生活完全自理且处于康复期的患者。

三、分级护理要点

第十二条 护士应当遵守临床护理技术规范和疾病护理常规，并根据患者的护理级别和医师制订的诊疗计划，按照护理程序开展护理工作。

护士实施的护理工作包括以下要点。

(1)密切观察患者的生命体征和病情变化。

(2)正确实施治疗、给药及护理措施，并观察、了解患者的反应。

(3)根据患者病情和生活自理能力提供照顾和帮助。

(4)提供护理相关的健康指导。

第十三条 对特级护理患者的护理包括以下要点。

(1)严密观察患者的病情变化，监测生命体征。

(2)根据医嘱，正确实施治疗、给药措施。

(3)根据医嘱，准确测量出入量。

(4)根据患者病情，正确实施基础护理和专科护理，如口腔护理、压疮护理、气道护理及管路护理等，实施安全措施。

（5）保持患者的舒适和功能体位。

（6）实施床旁交接班。

第十四条 对一级护理患者的护理包括以下要点。

（1）每小时巡视患者 1 次，观察患者的病情变化。

（2）根据患者的病情测量生命体征。

（3）根据医嘱，正确实施治疗、给药措施。

（4）根据患者的病情，正确实施基础护理和专科护理，如口腔护理、压疮护理、气道护理及管路护理等，实施安全措施。

（5）提供护理相关的健康指导。

第十五条 对二级护理患者的护理包括以下要点。

（1）每 2 小时巡视患者 1 次，观察患者的病情变化。

（2）根据患者的病情测量生命体征。

（3）根据医嘱，正确实施治疗、给药措施。

（4）根据患者的病情，正确实施护理措施和安全措施。

（5）提供护理相关的健康指导。

第十六条 对三级护理患者的护理包括以下要点。

（1）每 3 小时巡视患者 1 次，观察患者的病情变化。

（2）根据患者的病情测量生命体征。

（3）根据医嘱，正确实施治疗、给药措施。

（4）提供护理相关的健康指导。

第十七条 护士在工作中应当关心和爱护患者，当发现患者病情变化时，应当及时与医师沟通。

四、质量管理

第十八条 医院应当建立健全各项护理规章制度、护士岗位职责和行为规范，严格执行护理技术操作规范、疾病护理常规，保证护理服务质量。

第十九条 医院应当及时调查患者、家属对护理工作的意见和建议，及时分析处理，不断改进护理工作。

第二十条 医院应当加强对护理不良事件的报告，及时调查分析，防范不良事件的发生，促进护理质量的持续改进。

第二十一条 省级卫生行政部门可以委托省级护理质量控制中心，对辖区内医院的护理工作进行质量评估与检查指导。

第五节　消毒隔离制度

一、人员管理

(1)医务人员进入室内应衣帽整洁、不留长指甲、不戴首饰。

(2)严格执行手卫生制度，操作前后应认真洗手或进行手消毒。

(3)进行侵入性操作时应戴帽子、口罩，必要时应戴手套，严格执行无菌操作规程。

二、环境管理

(1)病房空气新鲜，定时开窗通风，必要时进行空气消毒。

(2)病房整洁，无污迹、灰尘；对病床进行湿式清扫，一床一套(巾)；对床头柜等物体表面每天擦拭，一桌一抹布，遇有污染时随时消毒。

(3)对地面进行湿式清扫、拖擦，每日2次；遇有血液、体液等污染时，应使用1000mg/L含氯消毒剂擦拭消毒。

(4)对患者的被服每周至少更换1次，如遇有污染时，则应随时更换；禁止在病房、走廊清点脏被服。

(5)对清洁工具(抹布、拖把等)定点放置、分室使用、标志明显，用后清洗消毒、晾干备用。

三、消毒隔离

(1)住院患者应按规定着装，不能随意互串病房。

(2)将感染患者与非感染患者分开安置，将同类感染患者相对集中安置，将特殊感染患者单独安置。

(3)将无菌物品与非无菌物品分开放置，对灭菌物品必须注明开启日期和失效日期，并贴有明显标识。每日检查无菌物品的有效期，将失效物品及时取出并重新消毒或更换。对一次性医疗用品严禁重复使用；对可重复使用的器械及物品，使用后放置于密闭回收箱内，由消毒供应中心统一回收消毒。

(4)配备合格的洗手设施和速干手消毒剂。医护人员诊疗和护理患者前后、接触污染物品后，均应洗手或进行手消毒。

(5)对查体用具(如手电筒、听诊器、血压计、叩诊锤等)应放置在固定的位置，每次查房后消毒处理，对床单位隔离的患者应固定用具，出院时彻底消毒。

(6)进行抽血、输液操作时，做到"一人一巾一带"。

(7)标本运送应使用密闭运送盒，避免污染环境和造成病原体播散。

(8)患者出院、转科或死亡后，对床单位必须进行终末消毒处理。对被胎、床褥、枕芯、床垫等应采用床单位消毒机进行消毒。

（9）严格按照《医疗废物管理条例》分类收集医疗废物，做到密闭转运、日产日清。

（10）特殊科室应按照医院感染管理相关规定严格落实各项消毒隔离措施。

第六节　护理查对制度

护理人员进行各项护理检查、治疗、处置操作前、中、后必须进行查对。

一、医嘱查对

（1）处理医嘱按照医嘱执行制度进行查对。

（2）对临时医嘱应记录执行时间、签全名，对医嘱有疑问时，应查对清楚后方可执行。

（3）抢救时医师下达的口头医嘱，执行者应复述一遍，经核实无误后方可执行。抢救完毕，应请医师及时补开医嘱。对使用过的药品空瓶，必须经另一人核对后方可弃去。

（4）对长期医嘱每周查对1次，查对时必须有护士长参加，查对完后护士长用红笔签全名。

二、服药、注射、输液查对

（1）服药、注射、输液要严格执行"三查七对"制度。"三查"即备药或治疗前、中、后查。"七对"即对床号、姓名、药名、剂量、浓度、时间和用法。

（2）备药前要检查药品有无变质、瓶口有无裂痕、药品是否过期。对不符合要求或标签不清者，不得使用。

（3）加药后要经两人以上核对无误后方可执行。加药者、核对者及执行者须在输液瓶标贴上签名。

（4）对易致过敏的药物给药前应询问患者有无过敏史。使用毒、麻、限、剧药时，用后保留安瓿。用多种药时，要注意有无配伍禁忌。

（5）发药或注射时，患者如提出疑问，则要及时核查，无误方可执行。

三、标本采集查对

（1）根据医嘱打印标本条码，准备相应标本容器并规范粘贴条码。

（2）根据检验项目要求采集标本，采集标本前、中、后核查患者信息，采集后再次核查标本容器信息与患者信息是否一致。

（3）标本采集完毕，及时使用扫描终端记录标本采集时间并确认。

（4）与送检人员核对标本后送检。

四、输血查对

(1)血液标本分别由两名护士分两次采集,进行血型检测,核对患者的姓名、ID号、住院号、性别、年龄、血型、床号等信息。

(2)医护人员持提血单及输血申请单到血库取血,严格执行双人、双查、双签制度;查输血单与血袋标签上供血者的姓名、血型、血袋号及血量是否相符,交叉配血报告有无凝集;还应查采血日期,血液有无凝块或溶血,并查血袋有无裂痕。

(3)输血前严格执行查对制度,双人核查受血者的腕带信息、供血者的相关信息及血液质量,核对受血者与血袋标签上的 AB(O)血型和 Rh(D)血型是否一致,并将受血者的床号、姓名、血型等标注于血袋上。如有疑问,则应立即询问输血科工作人员,待查对清楚无误后方可输注。

(4)输血完毕,保留血袋24小时,以备必要时查对。

五、饮食查对制度

(1)根据医嘱核对患者的饮食种类,通知患者及家属,对患者及家属进行讲解和指导,必要时通知营养科。

(2)在患者进食前,查对饮食种类是否相符。

(3)在患者进食时,再次查对饮食是否符合治疗、护理原则。

六、手术患者查对制度

(1)接患者时,应查对患者的姓名、ID号、性别、年龄、诊断、手术名称、手术部位、术前用药及药物过敏试验结果等。

(2)对已备血的患者,查对配血报告。

(3)查对无菌包的灭菌标志以及手术器械是否齐全。

(4)术前、缝合前及缝合后清点纱垫、纱布及各种缝针器械等。

(5)手术标本由器械护士交与手术者核对。

七、供应室查对制度

(1)准备器械包时,应查对物品的名称、数量及清洁度。

(2)发放器械包时,应查对器械包的名称、消毒有效日期及灭菌标志。

(3)收回器械包时,应查对器械的数量、质量及清洁处理情况。

第七节　护理不良事件与缺陷主动报告制度

一、护理不良事件与缺陷的概念

护理不良事件是指在护理过程中意外的、不希望发生的或有潜在危险的事件。护理缺陷是指护理人员因违反医疗卫生管理法律、行政法规、部门规章和诊疗护理规范等而发生的过失行为。护理不良事件与缺陷包括给药差错，患者跌倒、坠床、压疮、管道脱落、锐器伤、职业暴露、自杀、走失、化学性伤害及温度伤害等。

二、分级标准

1 级：警告事件——非预期的死亡，或是非疾病自然进展过程中造成的永久性功能丧失。

2 级：不良后果事件——在疾病治疗过程中因诊疗活动而非疾病本身造成的患者机体与功能的损害。

3 级：未造成后果事件——虽然发生错误事实，但未给患者的机体与功能造成任何损害，或有轻微后果而无须任何处理即可完全康复。

4 级：隐患事件——由于及时发现错误，未形成事实。

三、报告流程与时限

对所有不良事件均应直接上报至护理部。对 1 级或 2 级不良事件，应立即上报护士长、科主任、护理部及其他相关职能部门；对 3 级或 4 级不良事件，应于 2 小时内报护士长，24 小时内上报护理部。

四、电子上报、审核流程及时限

对所有不良事件均应在护理文书系统内填写"护理不良事件上报表"，当事人下班前完成报表填写，并提交护士长审核。护士长在当事人提交后 24 小时内完成审核，提交护理部。

五、不良事件的处理

(1)当事人报告护士长、主管医师。

(2)采取一切应急措施确保患者安全，最大程度地降低损失和不良影响。

(3)在护理记录单上真实记录相关病情变化及处理措施。

(4)做好现场实物的封存与启封，对与护理不良事件有关的病案、原始资料、样本等应妥善保存，不得涂改、伪造、隐匿和销毁，并由医患双方共同对现场实物、资料进行封存或启封。

六、事件分析与讨论

对 1 级或 2 级不良事件，科室应在 2 个工作日内完成分析。对 3 级或 4 级不良事件，科室应在 5 个工作日内完成分析。护理部助理员和分管片区总护士长参与科室不良事件的分析、讨论，提出意见和建议。

由当事人描述事件的经过和结果，科室采用科学的方法(如根本原因分析法、追踪法、PDCA 循环等)进行原因分析，提出切实可行的改进措施，认真落实。科室完成讨论、分析后，通过护理文书系统填写"护理不良事件分析表"，提交审核。

　　附：1. 护理不良事件与缺陷主动报告处理与审核流程（图 7 – 1）

　　2. 护理给药差错报告表（表 7 – 1）

　　3. 其他类型护理不良事件报告表（表 7 – 2）

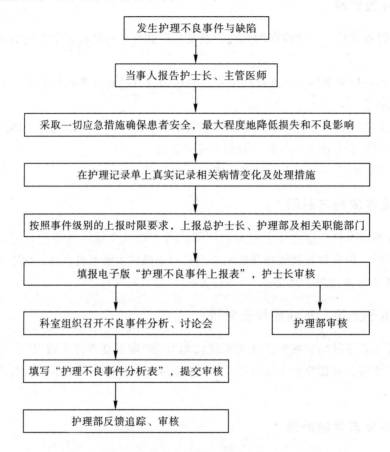

图 7 – 1　护理不良事件与缺陷主动报告处理与审核流程

表 7 – 1 护理给药差错报告表

科室：＿＿＿＿＿＿ 护士(当事人)姓名：＿＿＿＿＿＿ 职称：＿＿＿＿＿＿ 工作年限：＿＿＿＿＿＿ 年

发现人：＿＿＿＿＿＿ 患者姓名：＿＿＿＿＿＿ 性别：＿＿＿＿＿＿ 年龄：＿＿＿＿＿＿ ID 号：＿＿＿＿＿＿

发生时间：＿＿＿＿年＿＿月＿＿日＿＿时＿＿分 上报时间：＿＿＿＿年＿＿月＿＿日＿＿时＿＿分

诊断：＿＿＿＿＿＿＿＿＿＿＿＿＿＿＿＿＿＿＿＿＿＿＿＿

差错经过：

原因分析：

差错性质：

处理意见：

填表人：＿＿＿＿＿＿ 填表日期：＿＿＿＿＿＿ 护士长签名：＿＿＿＿＿＿ 日期：＿＿＿＿＿＿

注：本报表由科室填写，一式两份，一份留存科室，一份上报护理部。

表 7 – 2　其他类型护理不良事件报告表

一、基本信息

科室：_____　　ID 号：_____　　姓名：_____　　性别：_____　　年龄：_____

护理级别：_____　　诊断：_____　　当班护士：_____

二、意外事件

□自杀　□患者走失　□化学性伤害　□温度伤害　□电器伤害　□其他

三、事件描述

事件发生的经过及所造成的后果（含简要病情、发生地点）   处理经过及结果

填表人：_____　　　填表日期：_____　　　护士长签名：_____　　　日期：_____

注：本报表由科室填写，一式两份，一份留存科室，一份上报护理部。

第八节　护理抢救制度

（1）抢救工作由科主任、护士长负责组织和指挥。重大抢救应根据病情提出抢救方案，并呈报院领导；如涉及法律纠纷，则应报告有关部门。

（2）抢救器材及药品必须齐全完备。要定人保管、定位放置、定量储备，用后随时补充。值班人员必须掌握各种器械、仪器的性能及使用方法。抢救物品一般不外借，以保证应急使用。

（3）参加抢救的人员必须全力以赴，明确分工，紧密配合，听从指挥，坚守岗位，严格执行各项规章制度。医师未到前，护理人员应根据病情及时给氧、吸痰、测量生命体征、建立静脉通道、行人工呼吸和胸外心脏按压、配血、止血等，及时提供诊断依据。

1）严密观察病情，抢救措施及时到位，记录准确完整。

2）严格执行查对制度，若为口头医嘱，则护士应复述一遍，与医生核对后执行，所有药品的空安瓿须经两人核对后方可弃去，并及时补充医嘱。

3）严格执行交接班制度，对病情变化、抢救经过、各种用药等要详细交接并记录。

4）抢救完毕，应在6小时内据实补记各种抢救记录及小结。

第九节　高危药品管理制度

高危药品是指本身毒性大、不良反应严重、药理作用显著且迅速，或因使用不当极易发生严重后果甚至危及生命的药物。高危药品主要包括高浓度电解质制剂、肌肉松弛剂及细胞毒性药品等。其管理制度具体如下。

（1）高危药品应设置专门的存放药架，不得与其他药品混合存放。

（2）高危药品存放药架应标识醒目，设置红色警示牌，以提醒药学和医护人员注意。

（3）药剂科各调剂室必须对特殊高危药品实行严格管理，做到账物相符；各护士站必须严格跟踪特殊高危药品的使用，实行执行护士签字制。

（4）高危药品使用前要进行充分的安全性论证，有确切适应证时才能使用。

（5）高危药品调配、发放要实行双人复核，确保发放准确无误。

（6）加强高危药品的效期管理，保持先进先出、安全有效的原则。

（7）医、药、护三方人员密切沟通，加强高危药品的不良反应监测，并定期总结汇总，及时反馈给临床医护人员。

（8）新引进高危药品要经过充分论证，引进后及时将药品信息告知临床医师，以促进临床医师合理应用。

附：高危药品目录

(1)静脉用肾上腺素受体激动剂：肾上腺素、去氧肾上腺素、去甲肾上腺素、异丙肾上腺素、麻黄碱、多巴胺、间羟胺、氨茶碱等。

(2)静脉用肾上腺素受体拮抗剂：酚妥拉明、艾司洛尔等。

(3)吸入或静脉用全身麻醉药：七氟烷、异氟烷、恩氟烷、氯胺酮、丙泊酚、依托咪酯等。

(4)静脉用抗心律失常药：普鲁卡因、利多卡因、普罗帕酮、胺碘酮、维拉帕米等。

(5)抗血栓药物(抗凝药)：肝素、低分子量肝素、达肝素、尿激酶、链激酶、阿加曲班、阿替普酶、磺达肝癸钠、替罗非班、利伐沙班等。

(6)心脏停搏液(暂无)。

(7)静脉用和口服化疗药：甲氨蝶呤、氟尿嘧啶、阿糖胞苷、环磷酰胺、异环磷酰胺、尼莫司汀、福莫司汀、雌莫司汀、顺铂、卡铂、奈达铂、洛铂、奥沙利铂、博安霉素、伊立替康、培美曲塞、硼替佐米、羟喜树碱、替莫唑胺、替加氟、替吉奥、替尼泊苷、依托泊苷、托泊替康、吡柔比星、吉非替尼、伊马替尼、伊达比星、厄洛替尼、卡莫氟、索拉非尼、表柔比星、长春瑞滨、地西他滨、卡培他滨、A群链球菌、长春新碱、多西他赛、高三尖杉酯碱、亚砷酸、戈舍瑞林、曲普瑞林、亮丙瑞林、西曲瑞克、平阳霉素、吉西他滨、阿那曲唑、比卡鲁胺、丙酸睾酮、氟他胺、托瑞米芬、来曲唑、依西美坦、达卡巴嗪、紫杉醇、柔红霉素、长春地辛、丝裂霉素、多柔比星等。

(8)高渗葡萄糖注射液或其他高渗溶液：0.9%氯化钾注射液、10%氯化钠注射液、25%硫酸镁注射液、葡萄糖酸钙注射液、50%葡萄糖注射液。

(9)透析液：腹膜透析液和血液透析液。

(10)硬膜外或鞘内注射药：罗哌卡因、利多卡因、丁哌卡因、丁卡因注射液等。

(11)口服降糖药：伏格列波糖、格列吡嗪、格列喹酮、瑞格列奈、吡格列酮、西格列汀、罗格列酮、阿卡波糖、二甲双胍等。

(12)静脉用改变心肌力药：地高辛、毒毛花苷K、去乙酰毛花苷、米力农等。

(13)脂质体药物：如两性霉素脂质体。

(14)静脉用中度镇静药物：地西泮、咪达唑仑、右美托咪定等。

(15)儿童口服用中度镇静药物：水合氯醛等。

(16)静脉、透皮或口服吗啡类镇痛药物：磷酸可待因、吗啡、芬太尼、舒芬太尼、瑞芬太尼、哌替啶、曲马多、布桂嗪、阿桔片、羟考酮、地佐辛等。

(17)神经肌肉阻断药：罗库溴铵、维库溴铵、阿曲库铵、肉毒毒素、琥珀胆碱等。

(18)静脉用造影剂：钆喷酸葡胺、钆双胺、碘比醇、碘海醇、碘佛醇、碘克沙醇等。

(19)肠外营养：丙氨酰谷氨酰胺、氨基酸、脂肪乳、葡萄糖等。

另外 13 种高危药品：依前列醇注射液、胰岛素注射液、硫酸镁注射液、甲氨蝶呤片(口服，非肿瘤用途)、阿片酊、硝普钠注射剂、浓氯化钾注射液、磷酸钾注射液、异丙嗪注射液、浓氯化钠注射液、100mL 或更大体积的灭菌注射用水(供注射、吸入或冲洗用)。

注：以上所列品种为药物的基本名称，同品种不同化学取代基团或侧链(如酸根、离子)的药品未全部列举。

第十节　急救物品管理规定

急救物品、器材是急危重症患者的抢救必需物品，需严格执行"五定"管理并保证性能良好。

(1)定位放置：急救车及车内药品、器械等按统一规定的位置放置。

(2)定人管理：专人管理，负责检查、清点、补充或维护。

(3)定量配置：按照《病区急救车急救药品及物品目录》配备物品(表 7-3)，并根据专科情况增加。存放药品原包装盒，明确标明失效期。

(4)定时检查：查点药品及物品的数量、质量、性能及失效期。未使用时每两周检查一次，贴封条进行封存并上锁，封条上有急救车专用封条的文字标识、查对日期、检查人签字三个项目(图 7-2)。使用后，对当班未补齐的药品、器材需醒目注明并严格交接班，由下一班及时补充。

(5)定期消毒：对无菌物品、器械定期检查、消毒。

```
┌─────────────────────────────────────┐
│              ×××急救车封条             │
│                                       │
│  查对日期：_____年____月___日       │
│                                       │
│  检查人签名：_____         │
│                                       │
│  注意：                                │
│  1.保持封条完好无损，有破损或打开使用后及时检查、  │
│                                       │
│  补充。                                │
│                                       │
│  2.每两周检查1次。                       │
│                                       │
└─────────────────────────────────────┘
```

图 7-2　急救车封条的样式

(6)文件管理：急救车物品定位卡、急救药品物品清单(包括名称、规格、剂量、数量、失效期)一式两份，急救车内、外各一份。使用急救物品交接登记本，对急救物品每日交接并登记。

表7-3 病区急救车内的急救药品及物品目录

必备药品					
盐酸肾上腺素	异丙肾上腺素	间羟胺	多巴胺	洛贝林	尼可刹米
1mg×5支	1mg×5支	10mg×5支	20mg×5支	3mg×5支	375mg×5支
呋塞米	氨茶碱	硝酸甘油	毛花苷C	阿托品	地塞米松
20mg×5支	250mg×5支	5mg×5支	0.4mg×5支	0.5mg×5支	5mg×5支
安定	酚磺乙胺	50%葡萄糖	2%利多卡因		
10mg×5支	500mg×5支	20mL×5支	200mg×5支		
输液制剂(根据专科使用情况酌情准备)					
5%碳酸氢钠	20%甘露醇	低分子右旋糖酐	5%葡萄糖	0.9%氯化钠	5%葡萄糖氯化钠
250mL	250mL	250mL	250mL	250mL	250mL
10%葡萄糖	平衡盐				
250mL	500mL				
无菌物品					
50mL注射器	20mL注射器	10mL注射器	5mL注射器	2mL注射器	1mL注射器
2副	2副	2副	2副	2副	2副
输液器	留置针	肝素帽	透明贴膜	吸氧管	吸痰管
2副	2副	2副	2张	2根	2根
开口器	舌钳	压舌板	一次性导尿包	头皮针	电极片
1个	1个	2个	1个	2个	5个
棉签	止血带	胶布	弯盘	安尔碘	砂轮
5小包	2根	1卷	1个	1瓶	1个
急救器材					
简易呼吸器	口咽导管	氧气面罩	氧气连接管	血压计	听诊器
1个	1个	1个	1个	1个	1个
插线板	剪刀	手电筒	尸体料理盘		
1个	1个	1个	1个		

第八章

应急处理预案

第一节 气管切开套管脱出应急预案

气管切开套管脱出应急预案如图 8 - 1 表示。

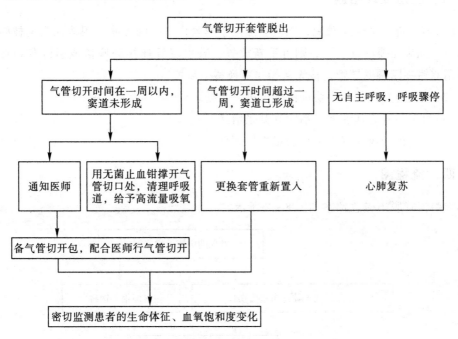

图 8 - 1 气管切开套管脱出应急预案

第二节 胸引流管脱出应急预案

一、风险来源

(1)患者不合作、意识不清。

（2）胸引流管固定方法不当。

（3）胸引流管长度不适宜。

（4）护理操作不当。

（5）患者体位不当。

（6）患者及陪护家属缺乏胸引流管护理知识。

二、预防措施

（1）做好健康宣教，告知患者和陪护家属留置引流管的注意事项。

（2）避免引流管打折、扭曲，以保证引流管通畅。随时注意引流管有无堵塞、液平面是否随呼吸上下波动。

（3）搬运患者时水封瓶液平面应低于引流管胸腔出口平面60cm，更换引流装置或做检查时先用双钳夹管，勿使水封瓶倒置，以免液体逆流入胸腔。

（4）保持引流管长度适宜，以防止翻身活动时脱出。

三、应急处理措施

（1）若引流管从胸腔滑脱，则应立即用手捏紧伤口处的皮肤，用消毒凡士林纱布封闭伤口。如果需要继续引流，则可重新放置，若引流管连接处脱落或引流瓶损坏，则立即用双钳夹闭胸壁导管，按无菌操作更换整个装置。

（2）立即通知医师，并协助医师做进一步处理。

（3）给予患者心理安慰，消除其紧张情绪。

（4）填写护理风险事件呈报表报告护理部。

四、流程图

胸引流管脱出应急预案如图8-2所示。

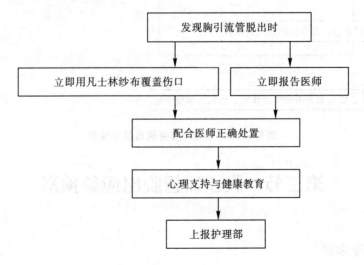

图8-2 胸引流管脱出应急预案

第三节　中心静脉/深静脉导管滑脱应急预案

中心静脉/深静脉导管滑脱应急预案如图8-3所示。

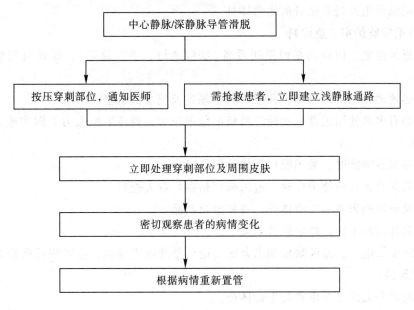

图8-3　中心静脉/深静脉导管滑脱应急预案

第四节　意外停电应急预案

一、目的

明确意外停电工作规范，确保患者医疗安全。

二、定期检查

定期检查发电机、配电柜及应急灯的工作性能，保证其处于良好的备用状态。

三、处理预案

（一）临床科室

（1）意外停电，应启动临时照明设备（如应急灯、手电筒等）。

（2）通知电工班修理，并迅速报告科室领导及医院相关领导。

（3）安慰患者，同时通知值班医师查看患者。

（4）对于使用呼吸机的危重症患者，护士应携带简易呼吸器到床前，如果呼吸机无蓄电功能，则应立即实施人工气囊辅助呼吸。

（5）需紧急进行药物治疗时，遵医嘱严格做好双人查对。

（6）巡视病房，做好解释工作，稳定患者情绪。

（7）恢复供电后，遵医嘱根据患者的病情调整呼吸机参数，重新将呼吸机与患者的人工气道连接。

（8）记录停电经过及患者的生命体征。

（二）重症监护室、急诊科

（1）意外停电，应启动临时照明设备（如应急灯、手电筒等），保证每间病室均有照明。

（2）迅速通知电工班修理，并报告科室领导及院总值班室。

（3）如有多名使用无蓄电功能呼吸机的危重患者，则应组织人力立即实施人工气囊辅助呼吸。

（4）需紧急吸痰时，采用吸痰管接注射器吸痰。

（5）需紧急进行药物治疗时，遵医嘱严格做好双人查对。

（6）及时监测患者的生命体征，备好急救物品。

（7）做好解释工作，稳定患者情绪。

（8）恢复供电后，遵医嘱根据患者的病情调整呼吸机参数，重新将呼吸机与患者的人工气道连接。

（9）记录停电经过及患者的生命体征。

（三）手术室

（1）手术进行中遇到意外停电时，应立即启动临时照明设备（如应急灯），保证术野照明。

（2）启动紧急备用发电机。

（3）迅速通知电工班修理，并报告科室领导及院总值班室。

（4）配合麻醉师维持手术正常进行。

四、流程图

意外停电应急预案如图 8 - 4 所示。

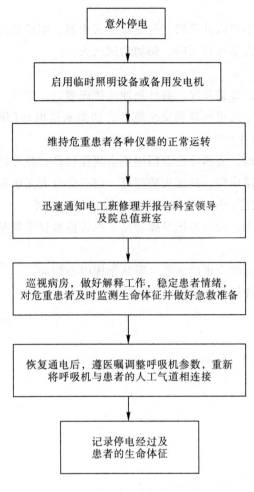

图 8 - 4　意外停电应急预案

第五节　火灾应急预案

一、处理预案

1. 明确发生火灾的位置与范围

如火势较大，则应立即拨打"119"，同时通知科室领导（或在场最高职务者）并向相关职能部门报告。报告内容包括火灾位置、火势、被围及受伤人数、是否有需要疏散的患者等。

2. 根据火灾的位置确定是否疏导患者

若火灾未发生在本病区，则通知在场医护人员进入戒备状态，听从现场指挥中心调遣；若火灾发生在本病区，则立即通知在场医护人员，由最高职务者指挥疏散患者。

3. 灭火

（1）当确定火势较小可以扑灭时，可尝试用灭火器、湿棉胎灭火。

（2）当确定火势较大不可扑灭时，切勿尝试灭火。

4. 疏散患者

（1）打开安全通道，维持秩序，有计划地疏散患者。

（2）引导患者由安全通道转移到安全地区，切勿乘坐电梯（优先转移离火源最近的患者及老、少、危重患者）。

（3）当有大量浓烟时，应指导患者用湿毛巾捂住口鼻，并尽量压低身体匍匐前进。

（4）离开后尽量关闭房门，延缓火势蔓延。当火势较大无法撤离时，应尽量转移到有水源的房间，关紧门窗，用湿布填塞门窗缝隙，等待救援。

（5）尽可能切断电源，撤出易燃易爆物品，积极抢救贵重物品、仪器设备、病历及科研资料等。

（6）安置、照顾已疏散出来的患者，听从指挥中心调遣。

（7）清点人数，向现场指挥报告。

二、流程图

火灾应急预案如图 8-5 所示。

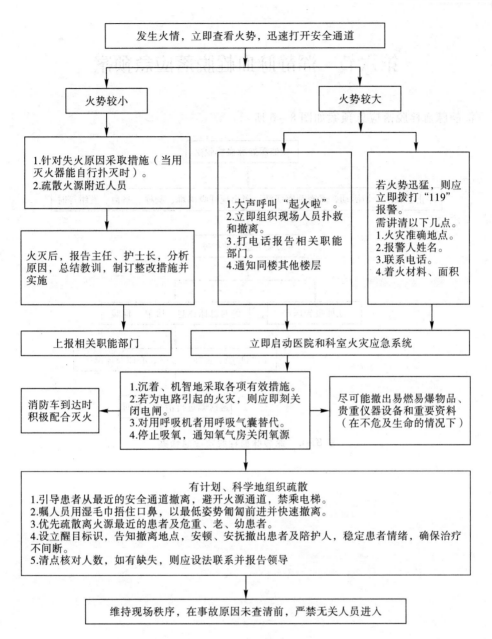

发生火情，立即查看火势，迅速打开安全通道

火势较小

火势较大

1.针对失火原因采取措施（当用灭火器能自行扑灭时）。
2.疏散火源附近人员

火灭后，报告主任、护士长，分析原因，总结教训，制订整改措施并实施

1.大声呼叫"起火啦"。
2.立即组织现场人员扑救和撤离。
3.打电话报告相关职能部门。
4.通知同楼其他楼层

若火势迅猛，则应立即拨打"119"报警。
需讲清以下几点。
1.火灾准确地点。
2.报警人姓名。
3.联系电话。
4.着火材料、面积

上报相关职能部门

立即启动医院和科室火灾应急系统

消防车到达时积极配合灭火

1.沉着、机智地采取各项有效措施。
2.若为电路引起的火灾，则应即刻关闭电闸。
3.对用呼吸机者用呼吸气囊替代。
4.停止吸氧，通知氧气房关闭氧源

尽可能撤出易燃易爆物品、贵重仪器设备和重要资料（在不危及生命的情况下）

有计划、科学地组织疏散
1.引导患者从最近的安全通道撤离，避开火源通道，禁乘电梯。
2.嘱人员用湿毛巾捂住口鼻，以最低姿势匍匐前进并快速撤离。
3.优先疏散离火源最近的患者及危重、老、幼患者。
4.设立醒目标识，告知撤离地点，安顿、安抚撤出患者及陪护人，稳定患者情绪，确保治疗不间断。
5.清点核对人数，如有缺失，则应设法联系并报告领导

维持现场秩序，在事故原因未查清前，严禁无关人员进入

图 8 – 5　火灾应急预案

第六节　深静脉血栓脱落应急预案

深静脉血栓脱落应急预案如图 8 - 6 所示。

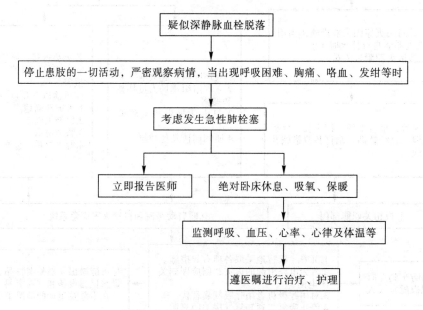

图 8 - 6　深静脉血栓脱落应急预案

第九章

职业暴露的预防及管理

第一节 医务人员职业暴露

一、相关定义

职业暴露是指医务人员从事诊疗、护理等工作过程中意外被血源性传播疾病患者或携带者的血液、体液污染了皮肤或者黏膜，或者被污染的针头及其他锐器刺破皮肤，有可能被血源性传播病毒感染的情况。

血源性传播疾病是指能够通过存在于血液和某些体液中的病原微生物引起人体感染的疾病，主要包括乙型病毒性肝炎、丙型病毒性肝炎、艾滋病、梅毒等。

二、职业暴露分级

一级暴露：暴露源为体液、血液或者含有体液、血液的医疗器械、物品；暴露类型为暴露源沾染了有损伤的皮肤或者黏膜，暴露量小且暴露时间较短。

二级暴露：暴露源为体液、血液或者含有体液、血液的医疗器械、物品；暴露类型为暴露源沾染了有损伤的皮肤或者黏膜，暴露量大且暴露时间较长；或者暴露类型为暴露源刺伤或者割伤皮肤，但损伤程度较轻，为表皮创伤或者针刺伤。

三级暴露：暴露源为体液、血液或者含有体液、血液的医疗器械、物品；暴露类型为暴露源刺伤或者割伤皮肤，但损伤程度较重，为深部伤口或者割伤物有明显可见的血液。

第二节 医务人员职业暴露的防护

一、医务人员锐器伤的防护

锐器伤的防护应遵循优先等级原则，首先是消除风险，其次是工程措施、管理措施和行为控制，最后是个人防护和接触后的预防措施。

1. 消除风险

锐器伤防护的最有效措施是尽量完全消除工作场所的危害，如尽量少用锐器或针具，取消所有不必要的注射，以及采用无针系统进行静脉注射。

2. 工程控制

通过工程措施控制或转移工作场所的危害，如使用锐器处置容器(也称为安全盒)或者立即回收、插套或钝化使用后的针具(也称为安全针具装置或有防伤害装置的锐器)。

3. 管理措施

制订政策限制接触危害，如采取标准预防策略，包括组建劳动者卫生安全委员会和针刺伤害预防委员会，制订职业接触风险控制计划，移走所有的不安全装置，持续培训安全装置的使用方法。

4. 行为控制

通过改变行为减少对血源性病原体的职业接触，如将锐器盒放在视线水平且手臂所能及的范围内，在锐器盒装满之前将其清空，在开始一项医疗程序之前，建立安全处理和处置锐器的方法。

具体措施如下。

(1)在进行侵袭性诊疗、护理、实验操作的过程中，要保证光线充足，并特别注意防止被针头、缝合针、刀片等锐器刺伤或者划伤。

(2)采用新技术，如使用有安全保护装置的锐器。

(3)使用带有刀片回缩处理装置或带有刀片废弃一体化装置的手术刀，以避免装、卸刀片时被手术刀伤害。

(4)手术中传递锐器应使用传递容器，以免损伤医务人员。

(5)锐器用完后应直接放入锐器盒中，以便进行适当处理。禁止重复使用锐器盒，禁止弯曲被污染的针具，禁止直接用手分离使用过的针具和针管，禁止用手直接接触污染的针头、刀片等锐器，禁止双手回套针帽，如必须回套，则应使用专用回套装置或用单手回套。

(6)禁止用手直接拿取被污染的破损玻璃物品，应使用垃圾铲和夹子等器械处理。

(7)处理医疗废物时，严禁用手直接抓取污物，尤其是不能将手伸入垃圾容器中向下压挤废物，以免被锐器刺伤。

二、医务人员血液、体液和皮肤黏膜暴露的防护

(1)应当遵照标准防护原则，所有患者的血液、体液及被血液、体液污染的物品均视为具有传染性的污染物质，医务人员接触这些物质时，必须采取防护措施。

(2)职业预防的最有效措施是尽量完全消除工作场所的危害，同时应配备必要的防护设施，如各类口罩、手套、护目镜、防护面罩、隔离衣(防护衣)、冲眼装置、淋浴系统等，开展免费疫苗接种。

（3）提供有效、便捷的洗手设施及快速手消毒剂，确保在每次操作及脱去手套或其他个人防护装备后能立即进行手卫生，在接触血液或其他潜在感染性物质后，能立即用清洁剂、流动水清洗手和其他部位的皮肤或黏膜。

具体措施如下。

1）保持良好的工作环境，如改善照明、保持工作场所整洁、工作台布置良好。

2）进行有可能接触患者血液和（或）体液的诊疗、护理和实验操作时必须戴手套，手部皮肤发生破损或者在进行手套破损率比较高的操作时，应戴双层手套。脱去手套后立即洗手或进行手消毒。

3）在诊疗、护理操作的过程中，当有可能发生血液、体液飞溅到医务人员的面部时，医务人员应当戴具有抗湿性能的口罩、护目镜或防护面罩；当有可能发生血液、体液大面积飞溅或者有可能污染医务人员的皮肤或衣服时，还应当穿戴具有抗湿性能的隔离衣或者围裙。

4）可能发生职业接触的工作场所，应禁止进食、饮水、吸烟、化妆和摘戴接触眼镜（隐形眼镜）等。

5）禁止将食品和饮料混置于储存血液或者其他潜在感染物质的冰箱、冰柜、抽屉、柜子和桌（椅）面等。

6）所有被血液、体液污染的废弃物应按照《医疗废物处置SOP》分类、处理。

7）在维修或者运输可能被血液或者其他潜在感染物质污染的设备前应当检查，并进行必要的消毒。在被污染的设备上张贴生物警示标识和中文警示说明。

8）在从事可能导致飞沫溅出、溢出和产生气溶胶等潜在感染物质职业接触的工作中，应配备经国家认证的生物安全柜或其他适宜的个人防护装备和机械防护设施，如防护服、护目镜、防护面罩、离心安全杯、密封离心转头和动物保护笼等。

第三节　医务人员职业暴露后的应急处理流程

医务人员职业暴露后的应急处理流程如图9-1所示。

（1）如医务人员发生意外锐器伤，则应立即从近心端向远心端挤压受伤部位，尽可能地挤出污染血液，禁止进行伤口的局部挤压、吸吮。对受伤部位用肥皂水和流动水反复冲洗，再用碘伏或酒精进行消毒，并根据具体情况决定是否包扎伤口。若需继续工作，则应戴乳胶手套或聚乙烯手套，以保护伤口。

（2）如医务人员发生口、眼、鼻或其他黏膜暴露，则应立即用大量清水/生理盐水/灭菌用水反复冲洗，如有条件，则可用洗眼器冲洗，如有隐形眼镜，则应摘掉眼镜后冲洗。

（3）如医务人员发生皮肤暴露，则应立即用肥皂水和流动水反复冲洗。

（4）根据医院规定报告给相关部门和人员，医院负责职业暴露工作的职能部门（疾病预防控制科）填写"医务人员其他职业暴露登记表"或"医务人员锐器伤登记表"。

（5）核实患者是否存在血源性传播疾病，必要时暴露者应检查相应的抗原及抗体。

评估暴露级别和暴露源的病毒载量水平，确定是否需要预防性用药。

（6）做好定期检测与随访。

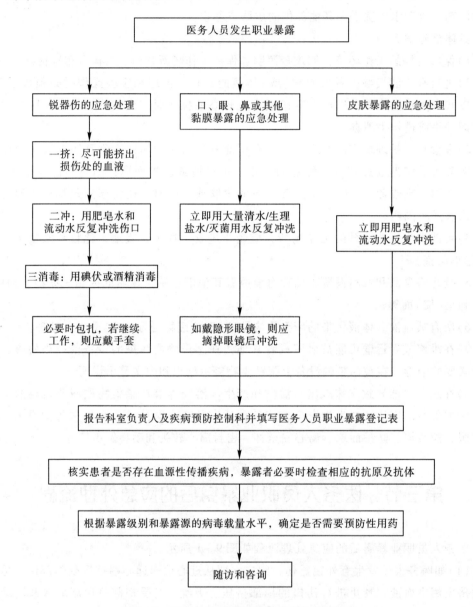

图9-1 医务人员职业暴露后的应急处理流程

第四节 主要职业暴露源的防控措施

一、乙型肝炎病毒职业暴露的处理措施

（1）对乙型肝炎病毒易感染者或血清抗-HBs阴性者，发生乙型肝炎病毒（hepatitis

B virus，HBV）职业暴露后，立即进行局部处理，于 24 小时内应急注射高效价乙型肝炎免疫球蛋白（hepatitis B immunoglobulin，HBIG），越早越好。

（2）应急接种乙肝疫苗 10μg、10μg、10μg（按 0 个月、1 个月、6 个月间隔），暴露后 6 个月内进行血检，并注意有无相应的临床表现和肝功能变化，对于血清学抗体 ≤10μL/mL 的医务人员，需要加强接种乙肝疫苗 1 次，并接种 HBIG 1 次。上述应急措施应于 24 小时内完成。

二、丙型肝炎病毒职业暴露的处理措施

（1）此类血源性感染尚无适当的预防方案，预防性应用干扰素、抗病毒药物是否有效并不能确定，故不推荐使用。

（2）对暴露者进行血清学随访，暴露 24 小时内、3 个月、6 个月进行 3 次丙型肝炎病毒（hepatitis C virus，HCV）抗体检测，如血清 HCV 抗体由阴转阳，应立即进行抗病毒治疗。如 6 个月后仍是阴性，即停止随访。

三、人类免疫缺陷病毒职业暴露的处理措施

（1）按暴露源的病毒载量水平分为轻度、重度和暴露源不明三种类型。

1）经检验，暴露源为艾滋病病毒阳性，但滴度低、艾滋病病毒感染者无临床症状、CD4 计数正常者，为轻度类型。

2）经检验，暴露源为艾滋病病毒阳性，但滴度高、艾滋病病毒感染者有临床症状、CD4 计数低者，为重度类型。

3）不能确定暴露源是否为艾滋病病毒阳性者，为暴露源不明类型。

（2）医疗卫生机构应当根据暴露级别和暴露源的病毒载量水平对发生艾滋病病毒职业暴露的医务人员实施预防性用药方案。

预防性用药方案分为基本用药程序和强化用药程序。

1）选择药物：齐多夫定（zidovudine，AZT）是已被证明可以减少针头刺伤后人类免疫缺陷病毒（human immunodeficiency virus，HIV）感染的药物，现已证明 AZT 加拉米夫定（lamivudine，LAM）具有更强的抗病毒活性，而且 LAM 的耐受性很好，一般不会增加预防用药的毒副作用，这一组合更具合理性。双汰芝就是含有 AZT 和 LAM 两种药物的联合制剂。

2）确定方案：暴露后预防性用药的推荐方案是至少使用两种药物。如果伤害程度严重，应使用 AZT + LAM，再加一个蛋白酶抑制剂，这样的组合具有更强的抗病毒活性，并且可以防止因污染源中的病毒对 AZT 和（或）LAM 耐药而发生的治疗失败。在我国因批准的药物品种有限，目前可采用的基本用药方案是单用双汰芝，强化用药方案是用双汰芝的同时合并使用蛋白酶抑制剂茚地那韦。处方如下。

a. 基本用药程序为两种反转录酶制剂，使用常规治疗剂量，连续使用 28 天。如双汰芝（AZT 与 LAM 联合制剂）每次 300mg，每日 2 次，连续服用 28 天（或参考中国疾病预防控制中心抗病毒治疗指导方案）。本程序适用于轻度低危暴露者。

b. 强化用药程序是在基本用药程序的基础上，同时增加一种蛋白酶抑制剂，如茚地那韦或利托那韦。均使用常规治疗剂量，连续服用 28 天。本方案适用于严重暴露者。

3）用药时间及注意事项：具体如下。

a. 预防性用药应当在发生艾滋病病毒职业暴露后尽早开始，最好在 2 小时内实施，最迟不得超过 24 小时；即使超过 24 小时，也应当实施预防性用药。

b. 发生一级暴露且暴露源的病毒载量水平为轻度时，可以不使用预防性用药；发生一级暴露且暴露源的病毒载量水平为重度或者发生二级暴露且暴露源的病毒载量水平为轻度时，使用基本用药程序。

c. 发生二级暴露且暴露源的病毒载量水平为重度或者发生三级暴露且暴露源的病毒载量水平为轻度或者重度时，使用强化用药程序。

d. 当暴露源的病毒载量水平不明时，可以使用基本用药程序。

e. 每种药的详细用法和使用注意事项见药品说明书。

4）随访：①血清 HIV 抗体检测，包括暴露后立即、4 周、8 周、12 周与 6 个月抗体检测；若暴露者存在基础疾病或免疫功能低下、产生抗体延迟等特殊情况，则随访时间可延长至 1 年。②服药后不良反应的观察与对症处理。

四、梅毒职业暴露的处理措施

对明确为梅毒暴露者，在暴露当日、1 个月、3 个月做梅毒血清学检测。

五、其他

在感染源不明确的情况下，如为二级以上暴露，则需抽血检查抗 – HIV、HBsAg、抗 – HBs、谷丙转氨酶、抗 – HCV 及 TPHA，并予以备案。

根据暴露级别和暴露源的病毒载量水平，决定对职业暴露医务人员实施预防性用药方案。

附录 烧伤科护士职业标准的全国专家共识

烧伤是常见的意外伤害，不仅严重影响患者的身心健康，也给家庭和社会带来沉重负担。我国烧伤医学经过60多年的发展，取得了举世瞩目的成绩，治疗水平居世界领先地位。随着医学的快速发展和疾病谱的改变，专科不断细化，对护理工作提出了更高的专业要求。烧伤治疗与护理的终极目标不仅是提高烧伤治愈率和降低伤残率，还应最大程度地使患者重返家庭和社会。因此，对烧伤科护士开展规范化培训，培养高素质的烧伤专科护理人才已成为迫切之需。

为了更好地规范和加强烧伤科护士队伍的能力和体系建设，中国老年医学学会烧创伤分会和中国医师协会中国创面修复科标准化建设专家委员会特制订本职业标准的专家共识，供全国同道参考。希望全国同道从实践中发现问题，提出建议，以便在申报国家标准时更加完善。

一、术语和定义

下列术语和定义适用于本文件。

（1）烧伤科护士：英文术语为 Nurses of Burn Department。在烧伤护理专科领域，具有一定的护理知识和护理技能，并完成了专科护士所要求的教育课程学习及考核而被认定合格的护理人员。

（2）初级烧伤科护士：英文术语为 Junior Nurses of Burn Department。经过初级烧伤科护士培训并考核合格，具备烧伤基本护理技能的护理人员。

（3）中级烧伤科护士：英文术语为 Intermediate Nurses of Burn Department。经过中级烧伤科护士培训并考核合格，具备较高专科护理技能和较多专科护理经验的护理人员。

（4）高级烧伤科护士：英文术语为 Senior Nurses of Burn Department。经过高级烧伤科护士培训并考核合格，具备全面的专科护理技能和丰富的专科护理经验的护理人员。

二、通用条件

1. 基本要求

（1）身心健康，无精神病史，无色盲、色弱，无双耳听力障碍。

（2）无影响履行护理职责的其他疾病、残疾或者功能障碍。

（3）具有中专及以上学历，取得护士执业资格证书。

（4）持有二级及以上医疗机构出具的本人近6个月内的健康体检证明。

（5）语言交流顺畅，善于与烧伤患者交流，性格乐观开朗、积极向上。

（6）在通过中国老年医学学会授权的烧伤科护士培训基地学习，取得由中国老年医学学会烧创伤分会颁发的烧伤科护士等级证书。

2. 素质要求

（1）热爱烧伤护理工作，有较强的职业责任感和职业道德。

（2）举止端庄，文明礼貌，态度和蔼，自尊自强。

（3）严谨求实，奋发进取，精益求精，虚心好学，不断提高护理技术水平。

（4）尊重和维护烧伤患者的合法权益，不泄露护理对象的隐私。

（5）具有良好的团队协作精神和奉献精神。

3. 申请条件

符合下列条件之一，无从业不良记录，可申请相应等级的烧伤科护士职业鉴定考试。

（1）初级烧伤科护士：具有护理专业中专及以上学历证书，经过初级烧伤科护士培训且考核合格者；具有护理和相关专业中专及以上学历证书且实际从事烧伤护理工作3年及以上者。

（2）中级烧伤科护士：取得初级烧伤科护士资格后从事烧伤护理工作5年及以上，经中级烧伤科护士培训且考核合格者；具有护理和相关专业中专及以上学历证书且实际从事烧伤护理工作10年及以上者。

（3）高级烧伤科护士：取得中级烧伤科护士资格后从事烧伤护理工作5年及以上，经高级烧伤科护士培训且考核合格者；具有护理和相关专业中专及以上学历证书且实际从事烧伤护理工作15年及以上者。

三、职业要求

烧伤科护士需要满足以下职业要求。

（1）掌握烧伤科基本护理技能，协助患者进食、更衣、排便等生活护理，为患者提供五官护理、皮肤清洁、翻身换垫等基础护理。

（2）熟悉烧伤科不同病种的临床表现，了解与疾病相关的医学知识，为患者提供创面、用药、围手术期、营养、疼痛、心理、康复等护理。

（3）掌握患者的病情观察要点。如神志、生命体征、尿量、伤口、管道等，及时发现异常情况并通知医师。

（4）熟悉烧伤科疾病护理常规，为患者及家属提供健康教育。

（5）掌握烧伤科常见的护理操作技术、急救技能，如吸痰、鼻饲、翻身床治疗、心肺复苏等。

（6）熟悉烧伤科疾病的用药知识，包括用药种类、名称、用法、剂量和不良反应，遵医嘱用药并观察不良反应。

（7）掌握专科常见设备、仪器的使用方法，如悬浮床、烧伤辐射治疗仪、护架、小儿床等，熟悉其维修与保养。

（8）掌握护理风险（如跌倒/坠床、压力性损伤、非计划拔管、血栓、窒息、皮瓣血运障碍、大出血等）的正确评估及预防、处理技能制度。

（9）熟悉护理工作制度（包括职业安全制度），认真执行岗位职责。

（10）熟悉医院感染的相关知识，严格执行医院感染与消毒隔离制度。

（11）了解患者的心理状况，与患者及家属交流沟通，给予心理支持。

（12）熟悉康复的相关知识，协助、指导烧伤患者进行功能锻炼、康复训练。

（13）掌握护理文书书写规范，及时、准确地完成记录。

（14）具有临床带教能力，能圆满完成教学任务。

（15）了解相关法律、法规知识，如《护士管理办法》《护士条例》等，以及其他相关法律、法规。

（16）不断更新烧伤专科护理的知识与技能，为患者提供更优质的服务。

四、技能要求

本标准对各级别的工作要求依次递进，高级别涵盖低级别的要求。

1. 初级烧伤科护士的技能要求

掌握烧伤科的基本护理技能，主要包括基础护理、基本操作及健康教育等。

（1）掌握烧伤科患者的基础护理技能，协助患者穿衣、进食、排便、清洁、翻身换垫等。

（2）掌握烧伤科的基本药物知识，了解药物的使用方法及注意事项。

（3）掌握烧伤科常见护理风险的预防与处理技能，如跌倒/坠床、压力性损伤、窒息、导管脱落等的预防与处理。

（4）熟悉烧伤科的一般护理常规，为患者及家属提供健康教育。如常见疾病护理、创面护理、围手术期护理、饮食护理等。

（5）掌握烧伤科基本护理操作，如吸氧、吸痰、静脉输液、雾化吸入、五官护理、保护性约束等。

（6）掌握烧伤科治疗基本仪器与设备的使用，如输液泵、注射泵、营养泵、血糖仪、心电监护仪等的使用。

（7）熟悉烧伤科常见生化检验和检查的护理要点、注意事项、指标意义，如血、尿、粪常规检查，肝、肾功能检查，血气分析，痰培养和床旁 X 线检查等的护理要点、注意事项、指标意义。

（8）严格执行医院感染消毒隔离制度，如无菌操作、手卫生等。

（9）熟悉疼痛的相关知识并进行有效干预来减轻疼痛。

（10）关注烧伤患者的营养，了解相关营养知识。

（11）具备基本临床沟通技巧，理解、尊重烧伤患者，减轻其心理压力。

（12）掌握护理文书书写规范，正确及时地完成护理记录，如生命体征、出入量、神志、瞳孔、创面、病情变化及护理措施等的记录。

（13）积极参与科研工作，提升科研能力。

2. 中级烧伤科护士的技能要求

掌握烧伤科常用的护理技能、急救基本技能。在掌握基础护理、基本操作的基础上，增加急救知识、康复护理、心理护理等。

（1）掌握烧伤科的常规护理操作，如鼻饲、吸痰、口腔护理、会阴擦洗等。

（2）掌握烧伤科的常用药物知识，了解药物的种类、名称、剂量和主要不良反应。

（3）掌握休克期补液原则，合理安排输液的种类和速度，观察液体复苏效果，准确记录 24 小时出入量。

（4）掌握烧伤科危急护理风险（如过敏性休克、血栓、血管危象等）的预防及处理技能。

（5）熟悉各类复杂、疑难创面（如溃疡、糖尿病足、压力性损伤等）的护理。

（6）掌握烧伤科重症护理操作，如气管切开护理、PICC/中心静脉置管维护、中心静脉压监测、有创血压和脉搏轮廓心排血量监测等。

（7）掌握烧伤科常见仪器及设备的使用，如翻身床、悬浮床、排痰仪、红外线治疗仪、光子治疗仪、血栓防治仪等的使用。

（8）协助医师使用烧伤科的仪器及设备，如负压引流装置、清创刀、支气管镜、激光治疗仪等。熟练配合医师完成气管切开、深静脉置管、焦痂减张等技术操作。

（9）熟练掌握烧伤专科常见的镇静镇痛护理，如镇静镇痛评估、药物选择、观察及护理重点。

（10）熟悉烧伤患者的常见并发症（如肺部感染、应激性溃疡、急性肾衰竭、肺水肿、脑水肿等）的预防及处理技能。

（11）掌握烧伤科急危重症的临床表现及急救技能，如心搏骤停、窒息、大出血、休克、心力衰竭等的临床表现及急救。

（12）熟悉烧伤科常见的生化检验和检查（如血气分析、内毒素检测、脑钠肽测定等）的护理要点、注意事项、指标意义。

（13）熟悉多重耐药菌（如耐甲氧西林金黄色葡萄球菌、碳青霉烯耐药肠杆菌科细菌、耐万古霉素肠球菌等）的预防与控制，保障患者安全。

（14）运用疼痛评估量表对疼痛进行评分，并评价疼痛干预效果。

（15）具备良好的沟通能力，提供个体化的心理支持，协助实施心理健康计划。

（16）掌握正确的营养评估方法，给予营养支持（如肠内营养、肠外营养）。

（17）尽早指导与协助患者进行功能锻炼，减少由瘢痕增生等引起的功能障碍。

（18）做好临床带教工作，注重学生实际能力的培养。

（19）不断更新知识与技能，具有独立完成科研论文的能力。

3. 高级烧伤科护士的技能要求

掌握烧伤科急危重症的护理技能。在提供基础护理、基本操作及专科护理、康复护理的基础上，增加急危重症患者的护理，提高护理管理能力、科研能力等，促进患者康复。

（1）掌握烧伤科的整体护理知识，能够运用护理程序制订个性化的护理方案，提供优质护理。

（2）掌握急危重症患者抢救药物的使用知识，包括药理作用、用法用量和注意事项等。

（3）掌握烧伤科重症患者的护理，如大面积烧伤、重度吸入性损伤、化学烧伤、严重电烧伤、脓毒血症以及烧伤合并多脏器功能衰竭等的护理。

（4）熟练掌握成批患者收治的流程及预案，具有指挥、协调能力。

（5）掌握重症及康复仪器、设备的使用，如呼吸机、持续肾脏替代治疗仪、膝关节活动仪、上肢推举训练器、超短波治疗仪等的使用。

（6）熟练掌握烧伤科常见急危重症的临床意义、观察要点及处理方法。

（7）熟悉导管常见并发症的预防及处理，如呼吸机相关性肺炎、导管相关性感染和血栓等。

（8）熟悉烧伤科康复评定和常用的康复疗法，如加压疗法、瘢痕内注射、可塑夹板的使用等。

（9）熟悉营养风险筛查与评估，为患者提供营养测评、营养咨询及营养指导。

（10）熟悉病房管理制度，协助或参与病房管理。

（11）主持或指导护理查房、疑难病例讨论，提高护理团队业务水平及护理质量。

（12）掌握烧伤专业国内外发展动态，能解决本专业的疑难问题，能组织和指导急危重症患者的抢救护理。

（13）具有临床教学管理、为护士提供继续教育的能力，能促进学科发展。

（14）熟悉计算机信息管理系统，创新护理服务模式，从而提高护理服务能力和水平。

（15）具备牵头开展烧伤专科领域护理科研的能力，促进烧伤专科护理的发展。

（16）具有向患者和社会人群普及保健知识的能力，维护和促进人类健康。

五、培训要求

1. 培训机构及职责

烧伤科护士培训基地需要具备医学人才培养资质，原则上应该是国家或地方政府认定的医学院校或专科培训基地。学校需有丰富的教学资源、完善的教学体系、先进的实验教学环境设备及临床技能训练中心。学校还需有高水平的临床教学基地，且基地需具备良好的带教能力、充足的实践动手机会等，课程应该包含烧伤相关基础理论和烧伤专业理论两大部分。

2. 培训内容及开展

（1）培训教材。采用相关规划教材，选取与教学目标和课程特点相适应的培训内容。各级烧伤科人才培训基地制订标准化统一培训计划，设置培训课程。

（2）培训地点。配备多媒体教学设施的标准教室和实操训练室。

（3）培训期限。初级烧伤科护士不少于6个月；中级烧伤科护士不少于3个月；高级烧伤科护士不少于1个月。

六、考试、考核及颁证

经考试、考核合格的参训人员，由国家认定的权威机构统一颁发烧伤科护士等级职业证书。烧伤科护士等级职业证书信息在国家认定的权威机构网站发布。获得烧伤科护士等级职业证书后，人员如有违法行为，则将取消其所获资质证书并予以公布。

对已取得烧伤科护士等级职业证书者，应与时俱进，不断更新专科知识及技能，同时每年须参与国家级的烧伤专科培训或继续教育学习，且不少于1次，每2年根据相关规定进行资质审核。

参考文献

［1］陈孝平，汪建平，赵继宗．外科学［M］．9 版．北京：人民卫生出版社，2018．

［2］李乐之，路潜．外科护理学［M］．6 版．北京：人民卫生出版社，2017．

［3］李小寒，尚少梅．基础护理学［M］．6 版．北京：人民卫生出版社，2017．

［4］尤黎明，吴瑛．内科护理学［M］．6 版．北京：人民卫生出版社，2017．

［5］葛均波，徐永健，王辰．内科学［M］．9 版．北京：人民卫生出版社，2019．

［6］丁文龙，刘学政．系统解剖学［M］．9 版．北京：人民卫生出版社，2018．

［7］柴家科．实用烧伤外科学［M］．北京：人民军医出版社，2014．

［8］王炜．中国整形外科学［M］．杭州：浙江科学技术出版社，2019．

［9］胡大海，易南，朱雄翔．实用烧伤康复治疗学［M］．北京：人民卫生出版社，2016．

［10］杨宝峰，陈建国．药理学［M］．9 版．北京：人民卫生出版社，2018．

［11］胡大海，周琴．烧伤临床护理实践［M］．西安：第四军医大学出版社，2013．

［12］李荟元，鲁开化，郭树忠．新编瘢痕学［M］．西安：第四军医大学出版社，2003．

［13］付小兵，程飚，唐金树．中华战创伤学　第 10 卷　战创伤修复、再生与康复［M］．郑州：郑州大学出版社，2016．

［14］侯春林，顾玉东．皮瓣外科学［M］．上海：上海科学技术出版社，2013．

［15］王泠，胡爱玲．伤口造口失禁专科护理［M］．北京：人民卫生出版社，2018．

［16］胡必杰，高晓东，韩玲样，等．医院感染预防与控制标准操作规程［M］．上海：上海科学技术出版社，2019．

［17］姜丽华．临床烧伤科护理细节［M］．北京：人民卫生出版社，2008．

［18］汪新，钱培芬．临床烧伤护理手册［M］．上海：世界图书出版公司，2003．

［19］樊星，李跃军，范荣辉，等．新编烧伤整形外科学［M］．北京：科学技术文献出版社，2015．

［20］阮瑞霞．创面的护理［M］．郑州：郑州大学出版社，2019．

［21］连建奇，郎红娟，李沛．传染科专科护士手册［M］．西安：世界图书出版公司，2017．

［22］丁炎明．伤口护理学［M］．北京：人民卫生出版社，2017．

［23］张学军，郑捷．皮肤性病学［M］．9 版．北京：人民卫生出版社，2018．

［24］李婷．最新烧伤科专科护理技术创新与质量安全管理及临床护理岗位管理指导［M］．北京：人民卫生出版社，2014．

［25］谭军．激光皮肤再生美容［M］．长沙：湖南科学技术出版社，2014．

［26］周芸．临床营养学［M］．5 版．北京：人民卫生出版社，2017．

［27］杨宗城．烧伤治疗学［M］．3 版．北京：人民卫生出版社，2006．

[28] 刘长庭. 纤维支气管镜诊断治疗学[M]. 北京：北京大学医学出版社，2003.

[29] 赵耀华，牛希华，刘道功，等. 特殊部位与特殊原因烧伤[M]. 北京：北京科学技术出版社，2010.

[30] 中国老年医学学会烧创伤分会. 烧伤儿童心理康复治疗全国专家共识（2020 版）[J]. 中华烧伤杂志，2020，36（11）：987 - 992.

[31] 中国老年医学学会烧创伤分会. 烧伤休克防治全国专家共识（2020 版）[J]. 中华烧伤杂志，2020，36（09）：786 - 792.

[32] 张丕红，黄晓元，黄跃生. 深度电烧伤创面早期修复专家共识（2020 版）[J]. 中华创伤杂志，2020，36（10）：865 - 871.

[33] 吴英，姜玉峰，吴红，等. 烧伤科护士职业标准的全国专家共识[J]. 中华损伤与修复杂志（电子版），2020，15（4）：252 - 255.

[34] 彭毅志，袁志强，李晓鲁，等. 烧伤感染的诊断标准与治疗指南（2012 版）[J]. 中华烧伤杂志，2012，28（06）：401 - 403.

[35] 韩春茂，周业平，孙永华，等. 成人烧伤营养支持指南[J]. 中华烧伤杂志，2009，25（03）：238 - 240.

[36] 胡大海，黄跃生，郇京宁，等. 负压封闭引流技术在烧伤外科应用的全国专家共识（2017 版）[J]. 中华烧伤杂志，2017，33（03）：129 - 135.

[37] 中华医学会烧伤外科学分会，中国医师协会烧伤科医师分会. 烧伤康复治疗指南（2013 版）[J]. 中华烧伤杂志，2013，29（06）：497 - 504.

[38] 夏照帆，吕开阳. 中国临床瘢痕防治专家共识[J]. 中华损伤与修复杂志（电子版），2017，12（06）：401 - 408.

[39] 明志国，雷晋，段鹏，等. 烧伤患者气管切开置管全国专家共识（2018 版）[J]. 感染、炎症、修复，2018，19（04）：216 - 220.

[40] 郭光华，朱峰，黄跃生，等. 吸入性损伤临床诊疗全国专家共识（2018 版）[J]. 感染、炎症、修复，2018，19（04）：204 - 209.

[41] 汤苏阳.《成批严重烧伤伤员的转运方案（2016 版）》解读[J]. 创伤与急危重病医学，2017，5（01）：1 - 3.

[42] 袁志强，罗高兴，彭毅志. 成批严重烧伤伤员的转运方案（2016 版）[J]. 中华烧伤杂志，2016，32（08）：449 - 451.

[43] 孙林利，刘文军，桂倩娥，等. 2019 版《荒野医学协会冻伤预防和治疗实践指南》解读[J]. 中华烧伤杂志，2020，36（07）：631 - 635.

[44] 张家平，王唯依，黄跃生. 脉搏轮廓心排血量监测技术在严重烧伤治疗中应用的全国专家共识（2018 版）[J]. 感染、炎症、修复，2018，19（04）：210 - 214.

[45] 中华医学会感染病学分会艾滋病丙型肝炎学组，中国疾病预防与控制中心. 中国艾滋病诊疗指南（2018 版）[J]. 中华传染病杂志，2018，36（12）：705 - 724.

[46] 罗高兴，彭毅志，吴军. 成人烧伤疼痛管理指南（2013 版）[J]. 中华烧伤杂志，2013（03）：225 - 231.

[47] 马捷，邓津菊，吴健，等．氢氟酸烧伤的临床表现及治疗进展[J]．中华损伤与修复杂志(电子版)，2019，14(06)：466-470．

[48] 谢卫国．电烧伤防治：百尺竿头仍需努力[J]．中华烧伤杂志，2017，33(12)：728-731．

[49] 沈余明．高压电烧伤创面修复与功能重建[J]．中华烧伤杂志，2018，34(05)：257-262．

[50] 金润女，洪原城，范军华，等．成批烟雾吸入性损伤患者的分级气道管理[J]．中华护理杂志，2017，52(01)：75-79．

[51] 黄纯全，余恩旭．烧伤并发化脓性耳软骨炎15例治疗体会[J]．海军医学杂志，2001(01)：42-43．

[52] 刘小龙，张兆新，吕磊，等．休克期补液量对小儿大面积烧伤合并脑水肿预后的影响[J]．中华损伤与修复杂志(电子版)，2011，6(04)：528-532．

[53] 邓彪．小儿严重烧伤并发脑水肿的临床治疗[J]．吉林医学，2010，31(27)：4800．

[54] 翁旭豪，马小亚，杨学荣．重度及特重度烧伤合并急性肾功能不全的治疗分析[J]．临床军医杂志，2013，41(01)：53-54．

[55] 王宇朋，王萍，李虹伟．老年急性心力衰竭的研究进展[J]．中华老年心脑血管病杂志，2017，12(19)：1342-1344．

[56] 钱桂生．急性肺损伤和急性呼吸窘迫综合征研究现状与展望[J]．解放军医学杂志，2009，34(04)：371-373．

[57] 金发光．急性肺损伤的诊治研究现状及进展[J]．中华肺部疾病杂志(电子版)，2013，6(01)：1-3．

[58] 马李来，李王平，金发光．急性肺损伤/急性呼吸窘迫综合征发病机制的研究进展[J]．中华肺部疾病杂志(电子版)，2013，6(01)：65-68．

[59] 闫柏刚，杨宗城，黄跃生，等．快速补液对烧伤休克延迟复苏病人脏器损害的防治作用[J]．中国现代医学杂志，2001，11(05)：8-10．

[60] 吕广平，陶白江，曾丁，等．特大面积烧伤后期顽固性残余创面的治疗体会[J]．中华损伤与修复杂志(电子版)，2019，14(04)：297-299．

[61] 郭振荣．我国烧伤康复的现状与展望[J]．中华损伤与修复杂志(电子版)，2018，13(03)：161-164．

[62] 刘锐，翟明翠，曹卫红．烧伤康复治疗重要性的再认识[J]．中华损伤与修复杂志(电子版)，2018，13(03)：165-168．

[63] 李秀梅．严重烧伤者浸浴治疗的护理[J]．天津护理，2012，20(04)：224-225．

[64] 周敏，黄建琼，钟艳，等．大面积合并面颈部烧伤患者使用翻身床发生窒息的原因及对策[J]．华西医学，2012，27(11)：1682-1684．

[65] 祝红娟，王淑君，李方容，等．大面积烧伤患者使用翻身床的安全管理[J]．中华护理杂志，2014，49(01)：16-19．

[66] 鲁虹言，王淑君，李方容，等．大面积烧伤患者卧翻身床尿袋放置方法的改进[J]．护理学杂志，2016，31(10)：66－67．

[67] 吴巍巍，蔡夺，程丹，等．烧伤翻身床的改进及应用研究[J]．中华护理杂志，2015，50(04)：482－484．

[68] 冯可，景福琴，李晓蕊，等．脉搏指示连续心排血量监测技术在大面积烧伤患者中的应用效果及护理[J]．中国实用护理杂志，2019，35(06)：421－425．

[69] 陈丽映，胡蓉丽，余惠，等．特重度烧伤合并肌红蛋白尿性急性肾功能衰竭患者应用PICCO技术1例的护理[J]．护理与康复，2018，17(02)：97－99．

[70] 郭啊玲．红光治疗Ⅱ度烧伤创面的疗效观察[J]．吉林医学，2017，38(02)：235－236．

[71] 谢南珍．红光辅助伤口治疗的研究进展及应用[J]．重庆医学，2015，44(19)：2686－2687．

[72] 刘诗琪，刘智平，程庆丰．光子治疗对糖尿病足溃疡临床疗效的影响[J]．重庆医学，2016，45(01)：91－93．

[73] 祝红娟，王淑君，申传安．烧伤患者头部供皮区行红光治疗护理的效果观察[J]．中华护理杂志，2012，47(09)：784．

[74] 李正兰，张江霞．医务人员职业暴露现状分析与安全防护[J]．解放军预防医学杂志，2016，34(02)：270．

[75] 孙晓玲，徐桂强，刘均凤，等．医务人员血源性职业暴露调查及其对策[J]．中国感染控制杂志，2018，17(05)：440－443．

[76] 何庆，黄煜．2020AHA心肺复苏指南解读(一)——概述[J]．心血管病学进展，2020，41(11)：1111－1115．

[77] 医务人员手卫生规范 WS/T 313—2019[J]．中国感染控制杂志，2020，19(01)：93－98．

[78] 职业暴露感染艾滋病病毒处理程序规定[J]．首都公共卫生，2015，9(04)：191－192．

[79] 病区医院感染管理规范 WS/T 510—2016[J]．中国感染控制杂志，2017，16(03)：289－292．

[80] 孙晓玲，徐桂强，刘均凤，等．医务人员血源性职业暴露调查及其对策[J]．中国感染控制杂志，2018，17(05)：440－443．

[81] 吴桂芬，宁艳超，周广红，等．四肢皮肤软组织缺损感染患者应用封闭负压引流的研究[J]．中华医院感染学杂志，2016，26(04)：886－887．

[82] 黄守春，黎艳，肖榕婵，等．持续冲洗并负压引流在四肢软组织损伤创面中的应用及护理[J]．实用医学杂志，2011，27(16)：3057－3058．

[83] 丛美玲．应用负压封闭引流技术治疗小腿筋膜室综合征护理体会[J]．齐鲁护理杂志，2019，25(15)：119－121．

[84] 王立军，高洋，杨庆艳．VSD应用于感染创面的围手术期护理[J]．中华医院感染学杂志，2014，24(18)：4604－4605．

［85］张丽华，刘佳佳，徐淑娟．负压封闭引流技术治疗骨科创伤及感染创面的护理对策［J］．中华医院感染学杂志，2012，22（07）：1384－1385．

［86］孙岩，邵林静，张杰，等．封闭式持续冲洗引流技术用于腹部手术切口感染的临床效果观察［J］．护理研究，2019，33（09）：1631－1632．

［87］蒋南红，王德运，席毛毛，等．纤维支气管镜气道灌洗治疗特重度烧伤合并重度吸入性损伤患者的回顾性研究［J］．中华烧伤杂志，2020，36（04）：252－259．

［88］裴炜娜，孙国栋，吴静，等．经纤维支气管镜肺泡灌洗联合布地奈德局部给药治疗小儿重度肺炎的临床分析［J］．兰州大学学报（医学版），2021，47（01）：59－69．

［89］唐洪泰，马兵，夏照帆．重视火灾事故成批烧伤的救治［J］．中华烧伤杂志，2012，28（03）：161－164．

［90］马兵，夏照帆．昆山"8·2"特重大爆炸事故成批特重度烧伤救治的几点思考［J］．中华损伤与修复杂志（电子版），2015，3（10）：194－197．

［91］韩春茂，付小兵，夏照帆，等．群体烧/创伤应急救治杭州预案（2016版）［J］．中华烧伤杂志，2016，32（02）：65－66．

［92］中华人民共和国国家卫生健康委员会．医务人员医德规范及实施办法［S］．2012－01－05．

［93］曾庆玲，王庆梅，黎宁，等．尿量监测应用于烧伤休克防治的研究进展［J］．中华烧伤杂志，2018，34（01）：29－31．

［94］黄跃生，肖光夏，汪仕良，等．我国烧伤医学60年回顾与展望［J］．中华烧伤杂志，2018，34（07）：437－441．

［95］于洋，李青栋．烧伤休克患者的血流动力学特点及目标导向性镇痛的研究进展［J］．中华烧伤杂志，2018，34（05）：318－320．

［96］骆婧，宁金斌，赵红维，等．脉冲染料激光联合CO_2点阵激光治疗烧伤后增生性瘢痕疗效评价［J］．中国美容医学，2020，29（12）：43－46．

［97］赵卓伟，华振，霍君艺，等．弹力压迫硅胶喷剂外用联合强脉冲光治疗烧伤后瘢痕增生疗效及安全性研究［J］．陕西医学杂志，2020，49（08）：951－954．

［98］潘泽平，荆银磊，李明，等．吸入性损伤对大面积烧伤患者休克期液体复苏的影响［J］．中华烧伤杂志，2020，36（05）：370－377．

［99］袁亚翠，刘琳娜，刘喜文，等．吸盘型封闭式负压引流护创系统临床有效性和安全性评价：一项前瞻性、随机、开放、平行对照、非劣效性临床试验［J］．中国组织工程研究，2019，23（35）：5676－5681．

［100］袁亚翠．两种不同封闭负压引流材料对创面负压治疗效果的研究［D］．西安：中国人民解放军空军军医大学，2019．

［101］郑婉君，徐晓丽，袁琰琴．微信公众号在整形美容患者围手术期护理中的应用［J］．中国美容医学，2018，27（09）：137－139．

［102］孙超锋，冯剑，李跃军，等．人工真皮联合自体刃厚皮片移植治疗功能部位全层皮肤缺损疗效观察［J］．陕西医学杂志，2018，47（07）：827－829＋845．

[103] 刘代宏，冯剑. 复合皮移植与皮肤软组织扩张术对烧伤患者的整形效果和安全性对比[J]. 陕西医学杂志，2018，47(07)：836-838.

[104] 陈孝强，张伟，李学拥. 负压伤口疗法促进创面愈合的生物力学效应研究进展[J]. 中华烧伤杂志，2018，34(04)：243-246.

[105] 杨琴，李靖，李学拥，等. 彩色多普勒超声在穿支皮瓣术前定位中的应用[J]. 中国美容整形外科杂志，2018，29(02)：101-104.

[106] 冯剑，刘代宏. 负压引流技术对瘢痕切除复合植皮术患者创面细胞增殖活性及血管生成的影响[J]. 中国美容医学，2017，26(11)：34-37.

[107] 孟祥海，王晓琳，华振，等. 烧伤后残余创面外用 rhEGF 和 rhGM-CSF 的疗效对比[J]. 现代生物医学进展，2016，16(35)：6888-6890.

[108] 孟祥海，孙超峰，王晓琳，等. 曲尼司特治疗深Ⅱ度烧伤患者瘢痕增生的效果观察[J]. 西南国防医药，2016，26(11)：1268-1271.

[109] 梁锋，李靖，陈昂，等. CO_2点阵激光联合湿润烧伤膏对创伤性瘢痕的疗效分析[J]. 现代生物医学进展，2016，16(28)：5508-5510+5563.

[110] 孙超锋，李跃军，李望舟，等. 中厚皮供区创面愈合临床研究[J]. 兰州大学学报(医学版)，2016，42(04)：8-13.

[111] 孙超锋，吕晓星，冯剑，等. 几种不同手术方法在前额部缺损修复重建中的临床应用[J]. 中国美容医学，2016，25(07)：8-10.

[112] 袁亚翠. 体验式服务在整形科护理服务过程中的效果观察[J]. 中国妇幼健康研究，2016，27(S2)：488.

[113] 董毓敏，袁琰琴，杨洋. 1例早产儿臀部烫伤Ⅲ°创面护理[J]. 中国煤炭工业医学杂志，2015，18(08)：1383-1384.

[114] 袁琰琴，赵聪颖，王线妮，等. 护士职业暴露危害研究进展[J]. 中国煤炭工业医学杂志，2013，16(12)：2092-2095.

[115] 冯剑，李学拥，吕小星，等. 腓肠神经营养血管蒂逆行岛状皮瓣修复足末端深度冻伤创面[J]. 中国修复重建外科杂志，2013，27(03)：376-377.

[116] 袁亚翠. 护理工作中影响患者满意度的主要原因及对策建议[J]. 中国美容医学，2012，21(16)：442-443.

[117] 袁琰琴，李金清，王线妮，等. 烧伤患儿父母心理健康状况调查及心理干预[J]. 中国健康心理学杂志，2012，20(05)：671-672.

[118] 袁琰琴，王线妮，余咏，等. 吸入性损伤行气管切开患者持续气道湿化的效果观察[J]. 现代生物医学进展，2012，12(10)：1952-1954.